国家级预防医学实验教学示范中心

U0879081

# 预防医学与公共卫生综合实验

## Preventive Medicine and Public Health Comprehensive Experiment


**主　编**　张　欣　黄国伟

**副主编**　吕　严　职心乐

**编　委**　（按姓氏笔画排序）

马　菲　王　璇　王志静　吕　严
朱　红　任大林　刘　欢　刘永哲
汤乃军　孙　忠　孙增荣　杨　昆
吴丽娜　吴蕴棠　沈　钧　张　欣
张利文　张绪梅　赵力军　俞　鸣
席　薇　桑仲娜　职心乐　黄国伟
崔　壮　赛　娜



**北京大学医学出版社**

YUFANG YIXUE YU GONGGONG WEISHENG ZONGHE SHIYAN

**图书在版编目（CIP）数据**

预防医学与公共卫生综合实验/张欣，黄国伟主编.
—北京：北京大学医学出版社，2015.9
ISBN 978-7-5659-1189-7

Ⅰ.①预… Ⅱ.①张… ②黄… Ⅲ.①预防医学-实验②公共卫生学-实验 Ⅳ.①R192.3－33

中国版本图书馆 CIP 数据核字（2015）第 182197 号

**预防医学与公共卫生综合实验**

**主　　编**：张　欣　黄国伟
**出版发行**：北京大学医学出版社
**地　　址**：（100191）北京市海淀区学院路 38 号　北京大学医学部院内
**电　　话**：发行部 010－82802230；图书邮购 010－82802495
**网　　址**：http：//www. pumpress. com. cn
**E - mail**：booksale@bjmu. edu. cn
**印　　刷**：北京瑞达方舟印务有限公司
**经　　销**：新华书店
**责任编辑**：董采萱　**责任校对**：金彤文　**责任印制**：李　啸
**开　　本**：787mm×1092mm　1/16　**印张**：12.5　**字数**：317 千字
**版　　次**：2015 年 9 月第 1 版　2015 年 9 月第 1 次印刷
**书　　号**：ISBN 978-7-5659-1189-7
**定　　价**：28.00 元

本书由
北京大学医学科学出版基金
资助出版

# 前 言

预防医学与公共卫生是应用和实践性很强的学科，在教学过程中必须注重培养学生分析问题和解决问题的能力。我国进入 21 世纪以来发生了多起危害公共卫生安全的事件，其中包括生物性有害因素引起的疾病流行［如传染性非典型肺炎（SARS）、禽流感、H7N9 流感、埃博拉出血热等］、化学性污染引起健康方面的问题（如镉米、塑化剂事件、三聚氰胺事件等）。这对预防医学与公共卫生领域提出了新的挑战，同时也为培养高级预防医学人才提出了新的要求。因此，在预防医学实验教学改革中应坚持三个适应，即适应医学模式的改变、适应社会经济发展的需要、适应新世纪公共卫生面临的挑战。

本教材打破了原有传统“验证性”实验教学模式，将实验教学、理论教学与实际工作相结合，并在编写中注意保持学科发展的连续性和教学秩序的稳定性，尽可能体现科学性、先进性和实用性；同时还将预防医学与公共卫生下二级学科的知识横向的融会贯通，尽力引导和培养学生以问题为导向，应用多学科的知识解决问题的能力。实验教材中包括综合性实验、设计性实验和案例分析教学的内容，有助于提高学生动手能力和综合解决问题的能力。该教材涵盖了当今典型的公共卫生突发事件处理案例，不仅注重传授基础理论、基本知识，训练基本技能，而且更注重培养学生创新能力及实际运用能力。

本实验教材可供预防医学、基础医学、临床医学本科生以及公共卫生硕士和七年制临床医学生等使用，也可作为疾病预防与控制机构的公共卫生医师，以及部分基础医学、临床医学工作者的参考书籍。

在编写过程中还有很多教师和研究生付出了辛苦的劳动，已退休的天津医科大学预防医学实验教学中心副主任任大林副主任技师对本教材的组稿做了大量工作，在此我们对他们的付出表示深深的感谢！本书编写者均为天津医科大学预防医学实验教学中心教师。尽管编者们尽了最大努力，但仍难免因认识水平有限等原因，使本教材存在缺点和错误。也希望广大教师、学生和读者在使用本教材中给予批评指正。

张 欣　黄国伟

# 前言

# 目　录

# 目 录

# 第一章 绪 论

## 一、预防医学面临的挑战

公共卫生与预防医学是研究疾病发生与分布规律以及影响健康的各种因素，制订预防对策和措施，通过有组织地改善环境卫生和干预，达到预防疾病、促进健康和提高生命质量的目的的学科。预防为主是我国卫生工作的一贯方针，随着社会经济发展和医学模式转变，公共卫生与预防医学在社会经济发展中变得更为重要，在构建和谐社会、促进全民健康和促进社会经济可持续发展方面具有重大的作用。

我国目前面临着传染病和慢性非传染性疾病的双重负担，人口老化、工业污染、环境问题、营养与食品安全等问题，使公共卫生与预防医学的发展充满了机遇和挑战。新的医改方案中提出“建设四体系”，即建设覆盖城乡居民的公共卫生服务体系、医疗服务体系、医疗保障体系、药品供应保障体系。就建设覆盖城乡居民的公共卫生服务体系而言，社会迫切需要高层次、应用型预防医学专门人才。预防医学是一门科学性、实践性和社会性很强的专业，预防医学专业主要培养能在疾病控制、卫生防疫、环境卫生及食品卫生监测等机构从事预防医学工作的医学高级专门人才。公共卫生与预防医学是社会事业发展的重要组成部分，为和谐社会发展提供高素质人力资源，承担政府和社会促进及维护健康的责任和义务。根据预防医学学科的特点，只有在教学中加强实验与实践教学，培养学生动手、设计、解决问题的能力，才能培养出符合社会要求的合格人才。在预防医学实验教学改革中应坚持三个适应，即适应医学模式的改变、适应社会经济发展的需要、适应新世纪公共卫生面临的挑战。

## 二、综合性实验课程在预防医学教学中的作用和意义

预防医学与其他医学学科具有显著不同的特点，它的内容涉及面广，实用性强，每个专业在其从事科研及临床实践时，都用到预防医学的原理、方法。预防医学实验教学是预防医学教学的重要组成部分，是学生掌握预防医学原理、方法，锻炼学生操作能力、分析能力、运用能力的一个重要途径。传统的预防医学实验教学以验证性实验为主，学生机械地重复便可完成实验，达不到启发思维、激发创造力的目的。预防医学综合性、设计性实验和案例分析，其实验内容涉及学科间或学科内的知识与技术的综合；由教师引导，学生自主完成，以课堂为主，课外实验为辅。具有基础与专业结合、学科整合、学科内知识技术整合的特点。强化学生预防医学整体性的概念，达到面向社会、强化动手、训练思维、提高能力的目的。

预防医学实验教学的理念是注重实践，突出创新，提高学生综合素质和解决实际问题的能力，强化动手能力，培养学生分析和解决实际问题的能力，锻炼学生的创新能力和实际动手能力。而开设综合性实验则是实现这一教学培养目标的重要措施。但目前为止，我国只有少数医学院校开设了预防医学专业的综合性实验。

## 三、综合性、设计性实验和案例分析内涵说明

从预防医学的理论发展来看，我们需要培养和完善学生的能力，使其能将预防医学各支柱学科的实践和实验技能融汇一处；从学生学成走出校门，走上预防医学或公共卫生相关工作岗位的角度来看，我们更需要注重和引导学生从学习阶段就具有善于综合，善于创新思考和自主设计，善于根据实际情况灵活运用理论知识解决各种问题的能力。鉴于此，本教材以“综合性实验”“设计性实验”和“案例分析”为主线，形成了一套创新、实用的综合实验教材。

### （一）综合性实验

综合性实验是指经过一个阶段的学习后，在学生具有一定的基本知识和基本技能的基础上，运用一门课程或多门课程的知识对学生实验技能和方法进行综合训练的一种复合型实验。综合性实验一般可以在一门课程的一个循环之后开设，也可以在几门课程之后安排一次有一定规模的、时间较长的实验。其基本要求是覆盖本学科的不同知识点，最好是涵盖交叉学科的不同知识。开设综合性实验的目的在于培养学生的综合分析能力、实验动手能力、数据处理能力及查阅中外文资料的能力。综合性实验一般具有以下几个特征：

**1. 实验内容的复合性** 综合性实验涵盖若干知识点，实验内容具有复合性，旨在培养学生综合应用知识的能力。对基础课而言，实验内容一般涉及本课程的综合知识或系列课程综合知识，而专业课则常常涉及相关课程或学科交叉的综合知识。

**2. 实验方法、手段的多样性** 综合性实验一般需要综合运用两种或两种以上的基本实验方法完成同一个实验，培养学生运用知识的综合实践能力。

**3. 人才培养的综合性** 综合性实验目的在于通过实验内容、方法、手段的综合性，培养学生的实践能力、创新意识和深入学习的能力。

### （二）设计性实验

设计性实验是结合各自教学或独立于各种教学而进行的一种探索性的实验。它不但要求学生综合多门学科的知识和各种实验原理来设计实验方案，而且要求学生能充分运用已学到的知识，去发现问题、解决问题。设计性实验一般是在学生常规或综合性实验训练的基础上，经历了一个由浅入深的过程之后开设的。开设时可由指导教师出题目、给方案、给实验目的要求和实验条件，由学生自己拟订步骤、选定仪器设备、绘制图表等。更进一步的设计性实验则是在指导教师出题后，全部由学生自己组织实验，甚至可以让学生自己选题、自己设计，在教师的指导下进行，以最大限度发挥学生学习的主动性。开设设计性实验的目的在于着重培养学生独立解决实际问题的能力、创新能力、组织管理能力和科研能力。

设计性实验是指给定实验目的、要求和实验条件，由学生自行设计实验方案并加以实现的实验。与传统的验证性实验相比，设计性实验应有如下几个特点：

**1. 学生学习的主动性** 设计性实验在给定实验目的和实验条件的前提下，由学生自主设计实验方案、选择实验器材、制订操作程序、完成整个实验过程。学生必须主动运用所学的知识分析问题、研究分析、解决问题。

**2. 实验内容的探索性** 设计性实验的实验内容一般尚未为学生所系统了解，需要通过

实验去学习、去认识，打破实验依附理论的传统教学模式，让实验教学真正成为学生学习知识、培养能力的基本方法和有效途径。

**3. 实验方法的多样性** 设计性实验实施过程中，实验目的是明确的，但实验方案是可以选择的，学生往往可以通过不同的途径和方法达到实验目的。实验过程常常还需要几个人合作，有利于创新人才素质和能力的培养。

### （三）案例分析

案例分析教学是以真实案例为基础，学生对案例中涉及的问题进行讨论，逐步解答（解决）问题。案例分析教学可提高学生学习的主动性和参与性，同时也可提高学生发现问题和解决问题的能力。在案例分析教学中，由于大多数问题没有明确（确切）的标准答案，因此，对教师组织能力、控制能力要求较高。

**1. 学生自学** 案例分析教学一般在课前一周将案例材料发放给学生，并要求学生根据案例材料搜集相关文献，初步形成关于案例中问题的原因分析和解决方案。

**2. 案例选择** 案例分析教学的关键之一是选择适宜教学的案例。案例应来源于实践，决不可由教师主观臆测，虚构而作。当面对有实践经验的学员时，一旦案例被发现是假的、虚拟的，学员便以假对假，把角色扮演变成角色游戏，那时锻炼能力就无从谈起了。另外，案例应客观、生动。

（张欣　黄国伟）

# 第二章　综合性实验

## 一、中式快餐及西式快餐的营养学价值评价

## Evaluation of Chinese and Western fast food nutritional value

### （一）实验目的

如今，快餐在世界各地广受欢迎，各式各样的快餐店不断涌现而且越来越普及。中式快餐主要包括以传统面点为主的中式快餐（如包子、饺子、馄饨面等），以套餐形式饭菜混合为特点的中式快餐（如咖喱牛肉饭、大排饭等），另一类就是荤素搭配的炒菜盒饭。

大家对西式快餐的危害了解较多，油炸类食品是心血管疾病的元凶，油炸过程会破坏食物中的维生素，使蛋白质变性。此外，食品在高温下会产生苯并(a)芘［benzo(a)pyrene，B(a)P］等致癌物质。特别是炸薯条，属于高脂肪食品，土豆原本脂肪含量低于1%，但油炸后脂肪含量可达40%左右。汉堡所用白面粉多是精白粉，维生素含量极低，对人体的生理效应主要在于产生能量。碳酸饮料含有碳酸、磷酸，会使人体钙大量流失，很容易造成缺钙。此外，汉堡中的奶油和冰激凌脂肪及糖含量非常高，即使汉堡中有少许的生菜或酸黄瓜，又能含有多少维生素呢？

快餐快捷，给消费者带来方便。但是快餐食品的危害也在不断增加，其加工过程不可避免地会降低快餐食品的营养价值。那么中式快餐与西式快餐的营养价值是否有差异呢？本实验目的在于复习食物营养学价值的概念、意义、影响因素，了解食物的种类及各类食物的营养学价值。通过实验学习食物中各类营养素的检测方法，掌握食物中常见营养素测定的原理、方法与步骤，学会对不同种类的中式快餐及西式快餐的营养学价值进行评价，并对人群快餐选择提出建议。

### （二）实验安排和涉及的知识点

1. 快餐种类的确定

中式快餐：牛肉拉面、包子、鸡腿饭、排骨饭、鱼香肉丝饭等。

西式快餐：汉堡、炸薯条、比萨饼等。

2. 营养素的测定与计算方法

（1）食物成分表法：确定快餐种类，分析快餐食物种类，查阅食物成分表中对应食物所含营养素含量，每种营养素汇总求和，最后计算快餐总能量和各种营养素含量。

（2）化学测定法：按照GB/T 5900系列国家标准方法测量。

3. 主要营养素的测定与计算

（1）蛋白质含量的测定与计算

（2）脂肪含量的测定与计算

（3）糖类（碳水化合物）含量的测定与计算

（4）主要维生素含量的测定与计算

（5）能量的计算

4. 对所选快餐的营养学价值进行综合评价（如不同快餐的对比、同一快餐不同方法的对比等）及对某些人群选择快餐提出建议。

### （三）实验任务与要求

测定不同种类中式快餐及西式快餐主要营养素的含量，对不同种类的中式快餐及西式快餐的营养学价值作出评价，以实验报告的形式上交。

### （四）要求学生做的工作

1. 复习教材中各类食物的营养价值的相关内容，掌握食物营养学价值的概念、意义、影响因素、食物的种类及各类食物的营养学价值。

2. 完成实验，测定不同种类中式快餐及西式快餐主要营养素的含量。

3. 上交实验报告。

### （五）学时

分 5 次课完成，共 20 学时。

### （六）实验内容

**1. 食物中蛋白质的测定**

国家标准 GB/T 5009.5—2010 中提供了三种测定蛋白质的方法，分别为凯氏定氮法、分光光度法和燃烧法。前两者适用于各种食物中蛋白质的测定，第三种方法适用于蛋白质含量在 10 g/100 g 以上的食物，如谷类、豆类、奶粉、蛋白质粉等固体样本的筛选测定。在此仅介绍凯氏定氮法和分光光度法。其中凯氏定氮法为最经典的检测食物中蛋白质的方法。

（1）凯氏定氮法

1）原理：食物中的蛋白质在催化加热条件下被分解，产生的氨与硫酸结合生成硫酸铵。碱化蒸馏使氨游离，用硼酸吸收后以硫酸或盐酸标准滴定溶液滴定，根据酸的消耗量乘以换算系数，即为蛋白质的含量。

2）实验仪器：分析天平、定氮蒸馏装置、自动凯氏定氮仪。

3）实验试剂：硫酸铜（$CuSO_4 \cdot 5H_2O$），硫酸钾（$K_2SO_4$），硫酸（密度为 1.84 g/L），硼酸，甲基红指示剂，溴甲酚绿指示剂，亚甲基蓝指示剂，氢氧化钠（NaOH），95%乙醇，硼酸溶液（20 g/L），氢氧化钠溶液（400 g/L），硫酸标准滴定溶液（0.0500 mol/L）或盐酸标准滴定溶液（0.0500 mol/L），甲基红乙醇溶液（1 g/L），亚甲基蓝乙醇溶液（1 g/L），溴甲酚绿乙醇溶液（1 g/L），混合指示液（2∶1 的甲基红乙醇溶液与亚甲基蓝乙醇溶液或 1∶5的甲基红乙醇溶液与溴甲酚绿乙醇溶液临用时混合）。所用试剂均为分析纯。

4）实验步骤

①样本处理：称取充分混匀的固体样本 0.2～2 g、半固体样本 2～5 g 或液体样本 10～25 g（相当于 30～40 mg 氮），精确至 0.001 g，移入干燥的 100 ml、250 ml 或 500 ml 定氮瓶中，加入 0.2 g 硫酸铜、6 g 硫酸钾及 20 ml 硫酸，轻摇后于瓶口放一小漏斗，将瓶以 45°角斜支于有小孔的石棉网上。小心加热，待内容物全部炭化、泡沫完全停止后，加强火力，并保持瓶内液体微沸，至液体呈蓝绿色并澄清透明后，再继续加热 0.5～1 h。取下放冷，小心加入 20 ml 水。放冷后，移入 100 ml 容量瓶中，并用少量水洗定氮瓶，洗液并入容量

瓶中，再加水至刻度，混匀备用。同时做试剂空白试验。

②测定：组装好定氮蒸馏装置后，向水蒸气发生器内装水至2/3处，加入数粒玻璃珠，加甲基红乙醇溶液数滴及数毫升硫酸，以保持水呈酸性，加热煮沸水蒸气发生器内的水并保持沸腾。

③向接收瓶内加入10 ml硼酸溶液及1～2滴混合指示液，并使冷凝管的下端插入液面下，根据样本中氮含量，准确吸取2～10 ml样本处理液，由小玻杯注入反应室，以10 ml水洗涤小玻杯并使之流入反应室内，随后塞紧棒状玻塞。将10 ml氢氧化钠溶液倒入小玻杯，提起玻塞使其缓缓流入反应室，立即将玻塞盖紧，并加水于小玻杯以防漏气。夹紧螺旋夹，开始蒸馏。蒸馏10 min后移动蒸馏液接收瓶，液面离开冷凝管下端，再蒸馏1 min。然后用少量水冲洗冷凝管下端外部，取下蒸馏液接收瓶。以硫酸或盐酸标准滴定溶液滴定至终点，其中2份甲基红乙醇溶液与1份亚甲基蓝乙醇溶液指示剂，颜色由紫红色变成灰色，pH 5.4；1份甲基红乙醇溶液与5份溴甲酚绿乙醇溶液指示剂，颜色由酒红色变成绿色，pH 5.1。同时做试剂空白试验。

④如有自动凯氏定氮仪，则称取固体样本0.2～2 g、半固体样本2～5 g或液体样本10～25 g（相当于30～40 mg氮），精确至0.001 g，按照仪器说明书的要求进行检测。

⑤计算：样本中蛋白质的含量按式（2-1）进行计算。

$$X=\frac{(V_1-V_2)\times c\times 0.0140}{m\times V_3/100}\times F\times 100 \qquad (2\text{-}1)$$

式中：$X$——样本中蛋白质的含量，单位为g/100 g。

$V_1$——样液消耗硫酸或盐酸标准滴定液的体积，单位为ml。

$V_2$——空白对照消耗硫酸或盐酸标准滴定液的体积，单位为ml。

$V_3$——吸取消化液的体积，单位为ml。

$c$——硫酸或盐酸标准滴定溶液浓度，单位为mol/L。

0.0140——1.0 ml硫酸［$c(1/2\ H_2SO_4)=1.000$ mol/L］或盐酸［$c(HCl)=1.000$ mol/L］标准滴定溶液相当的氮的质量，单位为g。

$m$——样本的质量，单位为g。

$F$——氮换算为蛋白质的系数。不同蛋白质的含氮量是有差别的，故折算系数不尽相同，需要准确计算时，要选择合适的换算系数，否则会引起较大的偏差。大多数蛋白质的含氮量相当接近，平均约为16%。在任何生物样品中，每克氮相当于6.25（即100/16）克蛋白质，所以一般食物折算系数为6.25；纯乳与纯乳制品为6.38；面粉为5.70；玉米、高粱为6.24；花生为5.46；大米为5.95；大豆及其粗加工制品为5.71；大豆蛋白制品为6.25；肉与肉制品和鱼类为6.25；大麦、小米、燕麦、裸麦为5.83；芝麻、向日葵为5.30；鸡蛋（全）6.25；复合配方食品为6.25。

（2）分光光度法

1）原理：食物中的蛋白质在催化加热条件下分解产生的氨与硫酸结合生成硫酸铵，在pH 4.8的乙酸钠-乙酸缓冲溶液中与乙酰丙酮和甲醛反应生成黄色的3,5-二乙酰-2,6-二甲基-1,4-二氢化吡啶化合物。在波长400 nm下测定吸光度值，与标准系列比较定量，结果乘以换算系数，即为蛋白质含量。

2）实验仪器：分光光度计、电热恒温水浴锅（100±0.5 ℃）、10 ml带塞玻璃比色管、分析天平。

3）实验试剂：硫酸铜（$CuSO_4 \cdot 5H_2O$），硫酸钾（$K_2SO_4$），硫酸（密度为 1.84 g/L，优级纯），氢氧化钠（NaOH），对硝基苯酚，乙酸钠，无水乙酸钠，乙酸（优级纯），37%甲醛，乙酰丙酮，氢氧化钠溶液（300 g/L），对硝基苯酚指示剂溶液（1 g/L），乙酸溶液（1 mol/L），乙酸钠溶液（1 mol/L：取 41 g 无水乙酸钠或 68 g 乙酸钠加水溶解后并稀释至 500 ml），乙酸钠-乙酸缓冲溶液（60 ml 乙酸钠溶液与 40 ml 乙酸溶液混合，该溶液 pH 4.8），显色剂（15 ml 甲醛与 7.8 ml 乙酰丙酮混合，加水稀释至 100 ml，剧烈振摇混匀，室温下放置稳定 3d），氨氮标准储备溶液（1.0 g/L：称取 105 ℃干燥 2 h 的硫酸铵 0.4720 g 加水溶解后移于 100 ml 容量瓶中，并稀释至刻度，混匀，此溶液每毫升相当于 1.0 mg 氮），氨氮标准使用溶液（0.1 g/L：用移液管吸取 10.00 ml 氨氮标准储备液于 100 ml 容量瓶内，加水定容至刻度，混匀，此溶液每毫升相当于 0.1 mg 氮）。

4）实验步骤

①样本消解：称取经粉碎混匀、过 40 目筛的固体样本 0.1～0.5 g（精确至 0.001 g）、半固体样本 0.2～1 g（精确至 0.001 g）或液体样本 1～5 g（精确至 0.001 g），移入干燥的 100 ml 或 250 ml 定氮瓶中，加入 0.1 g 硫酸铜、1 g 硫酸钾及 5 ml 硫酸，摇匀后于瓶口放一小漏斗，将定氮瓶以 45°角斜支于有小孔的石棉网上。缓慢加热，待内容物全部炭化、泡沫完全停止后，加强火力，并保持瓶内液体微沸，至液体呈蓝绿色澄清透明后，再继续加热半小时。取下放冷，慢慢加入 20 ml 水，放冷后移入 50 ml 或 100 ml 容量瓶中，并用少量水洗定氮瓶，洗液并入容量瓶中，再加水至刻度，混匀备用。按同一方法做试剂空白试验。

②样本溶液的制备：吸取 2.00～5.00 ml 样本或试剂空白消化液于 50 ml 或 100 ml 容量瓶内，加 1～2 滴对硝基苯酚指示剂溶液，摇匀后滴加氢氧化钠溶液中和至黄色，再滴加乙酸溶液至溶液无色，用水稀释至刻度，混匀。

③标准曲线的绘制：吸取 0.00 ml、0.05 ml、0.10 ml、0.20 ml、0.40 ml、0.60 ml、0.80 ml 和 1.00 ml 氨氮标准使用溶液（相当于 0.00 μg、5.00 μg、10.0 μg 、20.0 μg、40.0 μg、60.0 μg、80.0 μg 和 100.0 μg 氮），分别置于 10 ml 比色管中。加 4.0 ml 乙酸钠-乙酸缓冲溶液（pH 4.8）及 4.0 ml 显色剂，加水稀释至刻度，混匀。置于 100 ℃水浴中加热 15 min。取出，用水冷却至室温后，移入 1 cm 比色杯内，以零管为参比，于波长 400 nm 处测量吸光度值，根据各点吸光度值绘制标准曲线或计算线性回归方程。

④试样测定：吸取 0.50～2.00 ml（相当于氮＜100 μg）试样溶液和同量的试剂空白溶液，分别于 10 ml 比色管中。以下按上文“标准曲线绘制”部分自“加 4.0 ml 乙酸钠-乙酸缓酸溶液（pH 4.8）及 4.0 ml 显色剂……”起操作。试样吸光度值与标准曲线比较定量或代入线性回归方程求出含量。

⑤计算：试样中蛋白质的含量按式（2-2）进行计算。

$$X=\frac{(c-c_0)}{m\times\frac{V_2}{V_1}\times\frac{V_4}{V_3}\times 1000\times 1000}\times F\times 100 \tag{2-2}$$

式中：$X$——试样中蛋白质的含量，单位为 g/100 g；

$c$——试样测定液中氮的含量，单位为 μg；

$c_0$——试剂空白测定液中氮的含量，单位为 μg；

$V_1$——试样消化液定容体积，单位为 ml；

$V_2$——制备试样溶液的消化液体积，单位为 ml；

$V_3$——试样溶液总体积，单位为 ml；

$V_4$——测定用试样溶液体积，单位为 ml；

$m$——试样质量，单位为 g；

$F$——氮换算为蛋白质的系数。

**2. 食物中脂肪的测定方法**

GB/T 5009.6—2003 中提供了索氏提取法和酸水解法两种测定脂肪的方法。这两种方法适用于肉制品、豆制品、谷物、坚果、油炸果品以及中西式糕点等粗脂肪含量的测定，但均不适用于奶及奶制品。关于奶及奶制品中脂肪的测定有其特殊的方法。GB/T 5009.46—2003 中规定，可用哥特里-罗兹法或盖勃法，两者适用对象有所不同，原理亦有所差别。前者利用有机溶剂抽提样品，通过蒸馏去除溶剂，再测定溶于溶剂中的抽提物的质量；后者则通过硫酸破坏乳胶质性及覆盖在脂肪球上的蛋白质外膜，离心分离脂肪后测量其体积。因索氏提取法比较常用，在此仅介绍索氏提取法。

（1）原理：利用脂肪能溶于有机溶剂的性质，在索氏提取器中将样品用无水乙醚或石油醚等溶剂反复萃取，提取样品中的脂肪后，蒸去溶剂，所得的物质即为粗脂肪。此方法所测得的脂肪为游离脂肪。

（2）实验仪器：索氏提取器、滤纸筒、电热恒温鼓风干燥箱、干燥器、恒温水浴箱、分析天平。

（3）实验试剂：无水乙醚或石油醚，海砂或河砂（用水洗去泥土后，先用盐酸煮沸 30 min，用水洗至中性，再用氢氧化钠煮沸 30 min，用水洗至中性，经 100±5℃干燥后备用）。

（4）实验步骤

1）样本处理

①固体样品：经粉碎处理后，准确称取均匀样品 2.00～5.00 g，装入滤纸筒内。

②液体或半固体样品：准确称取均匀样品 5～10 g，置于蒸发皿中，加入海砂约 20 g，搅匀后于沸水浴上蒸干，然后在 100±5℃下干燥。研细后全部转入滤纸筒内，用沾有乙醚的脱脂棉擦净所用器皿，并将棉花也放入滤纸筒内。

2）抽提：将滤纸筒放入索氏提取器的抽提筒内，连接已干燥至恒重的脂肪接收烧瓶，由抽提器冷凝管上端加入乙醚或石油醚至瓶内容积的 2/3 处，通入冷凝水，将底瓶浸没在水浴中加热，用一小团脱脂棉轻轻塞入冷凝管上口。水浴温度应控制在使提取液在每 8～10 min 回流一次为宜。一般样品提取 6～12 h，坚果样品约 16 h。提取结束时，用毛玻璃板接取一滴提取液，如无油斑，则表明提取完毕。

3）称重：取下脂肪接收烧瓶，回收乙醚或石油醚。待瓶内乙醚仅剩下 1～2 ml 时，在水浴上蒸干残留的溶剂，于 100±5℃下干燥 2 h 后，置于干燥器中冷却至室温，称量。继续干燥 30 min 后冷却称量，反复干燥至恒重（前后两次称量差不超过 2 mg）。

4）计算：试样中脂肪的含量按公式（2-3）进行计算。

$$X=\frac{m_1-m_0}{m_2}\times 100 \tag{2-3}$$

式中：X——样品中粗脂肪的含量（%）；

$m_0$——脂肪接收烧瓶的质量，单位为 g；

$m_1$——脂肪接收烧瓶和样品的质量，单位为 g；

$m_2$——样品的质量，单位为 g。

**3. 食物中碳水化合物的测定**

食物中的碳水化合物可分为单糖、双糖、寡糖和多糖，如果要进行化学测定，就需要用到其化学特性。一些低分子糖具有还原性，因此，可以利用这一点检测食物中的还原糖。然而，蔗糖由于没有半缩醛羟基，因此，不具有还原性，就需要用其他方法来测定。国家标准中详述了食品中还原糖的测定方法（GB/T 5009.7—2008）、蔗糖的测定方法（GB/T 5009.8—2008）以及淀粉的测定方法（GB/T 5009.9—2008）等。在此仅介绍还原糖的直接滴定法。

（1）原理：样品去除蛋白质后，在加热的条件下，用亚甲基蓝作指示剂，滴定标定过的碱性酒石酸铜溶液，根据样品液的消耗体积来计算还原糖含量。

（2）仪器：酸式滴定管，可调电炉（带石棉板），250 ml 容量瓶。

（3）试剂：盐酸，碱性酒石酸铜溶液 1（称取 15 g 硫酸铜及 0.05 g 次甲基蓝，溶于水中并稀释至 1000 ml），碱性酒石酸铜溶液 2（称取 50 g 酒石酸钾钠与 75 g 氢氧化钠，溶于水中，再加入 4 g 亚铁氰化钾，完全溶解后，用水稀释至 1000 ml，贮存于橡胶塞玻璃瓶内），乙酸锌溶液（称取 21.9 g 乙酸锌，加 3 ml 冰乙酸，加水溶解并稀释至 100 ml），亚铁氰化钾溶液，葡萄糖标准溶液（浓度 1 mg/ml，其中 1000 L 中含有 5 ml 盐酸），果糖标准溶液（浓度 1 mg/ml，其中 1000 L 中含有 5 ml 盐酸），乳糖标准溶液（浓度 1 mg/ml，其中 1000 L 中含有 5 ml 盐酸），转化糖标准溶液[浓度 1 mg/ml，用 100 ml 水溶解 1.0526 g 纯蔗糖，置于具塞三角瓶中，加 5 ml 盐酸（1＋1），在 68～70℃水浴中加热 15 min，冷却至室温定容至 1000 ml]。

（4）实验步骤

1）样品处理

①乳类、乳制品及含蛋白质的食品：称取 2.5～5 g 固体样品或吸取 5～25 g 液体样品，精确至 0.001 g，置于 250 ml 容量瓶中，加 50 ml 水，摇匀。边摇边慢慢加入 5 ml 乙酸锌溶液及 5 ml 亚铁氢化钾溶液，加水至刻度，混匀，静置 30 min，用干燥滤纸过滤，弃去初滤液，取续滤液备用。（注意：乙酸锌可去除蛋白质、鞣质、树脂等，使它们形成沉淀，经过滤除去。如果钙离子过多，易与葡萄糖、果糖生成络合物，使滴定速度缓慢，从而使结果偏低；可向样品中加入草酸粉，与钙结合，形成沉淀并过滤。）

②含淀粉量多的食品：称取 10～20 g 样品，精确至 0.001 g，置于 250 ml 容量瓶中，加 200 ml 水，在 45℃水浴中加热 1 h，并时时振摇（注意：此步骤是使还原糖溶于水中，切忌温度过高，因为淀粉在高温条件下可糊化、水解，影响检测结果）。冷却后加水至刻度，混匀，静置，沉淀。吸取 200 ml 上清液于另一 250 ml 容量瓶中，慢慢加入 5 ml 乙酸锌溶液及 5 ml 亚铁氢化钾溶液，加水至刻度，混匀，沉淀，静置 30 min，用干燥滤纸过滤，弃去初滤液，续滤液备用。

③碳酸饮料：吸取 100 ml，精确至 0.001 g，样品置于蒸发皿中，在水浴上除去二氧化碳后，移入 250 ml 容量瓶中，并用水洗涤蒸发皿，洗液并入容量瓶中，再加水至刻度，混匀后备用。（注意：样品中稀释的还原糖最终浓度应接近于葡萄糖标准液的浓度。）

2）标定碱性酒石酸铜溶液：吸取碱性酒石酸铜溶液 1 和溶液 2 各 5 ml，置于 150 ml 锥形瓶中（注意：溶液 1 与溶液 2 混合可生成氧化亚铜沉淀，应将溶液 1 加入溶液 2，使开始生成的氧化亚铜沉淀重溶），加水 10 ml，加入玻璃珠 2 粒，从滴定管滴加约 9 ml 葡萄糖标准溶液或其他还原糖标准溶液，直至溶液蓝色刚好退去为终点，记录消耗的葡萄糖标准溶液或其他还原糖标准溶液总体积，平行操作三份，取其平均值，计算每 10 ml（溶液 1 和溶液 2 各半）碱性酒石酸铜溶液相当于葡萄糖的质量或其他还原糖的质量（mg）。（注意：还原的次甲基蓝易被空气氧化，恢复成原来的蓝色，所以滴定过程中必须保持溶液成沸腾状态，并且避免滴定时间过长。）

3）样品溶液预测：吸取 5 ml 碱性酒石酸铜溶液 1 及 5 ml 溶液 2，置于 150 ml 锥形瓶中，加水 10 ml，加入玻璃珠 2 粒，控制在 2 min 内加热至沸，趁沸以先快后慢的速度，从滴定管中滴加样品溶液，并保持溶液沸腾状态，待溶液颜色变浅时，以每两秒 1 滴的速度滴定，直至溶液蓝色退去，出现亮黄色为终点。如果样品液颜色较深，滴定终点则为蓝色退去，出现明亮颜色（如亮红），记录消耗样液的总体积。（注意：如果滴定液的颜色变浅后复又变深，说明滴定过量，需重新滴定。）当试样溶液中还原糖浓度过高时，应适当稀释，再进行正式测定，使每次滴定消耗试样溶液的体积控制在与标定碱性酒石酸酮溶液时所消耗的还原糖标准溶液的体积相近，在 10 ml 左右。当浓度过低时，则直接加入 10 ml 样品溶液，免去加水 10 ml，再用还原糖标准溶液滴定至终点，记录消耗的体积与标定时消耗的还原糖标准溶液体积之差，即可计算相当于 10 ml 试样溶液中所含还原糖的量。

4）样品溶液测定：吸取 5 ml 碱性酒石酸铜溶液 1 及 5 ml 溶液 2，置于 150 ml 锥形瓶中，加水 10 ml，加入玻璃珠 2 粒，在 2 min 内加热至沸，快速从滴定管中滴加比预测体积少 1 ml 的样品溶液，然后趁沸继续以每两秒 1 滴的速度滴定直至终点。记录消耗样液的总体积，同法平行操作 2～3 份，得出平均消耗体积。

5）计算：样品中还原糖的含量（以某种还原糖计）按公式（2-4）计算。

$$X = \frac{A}{m \times V/250 \times 1000} \times 100 \qquad (2\text{-}4)$$

式中：$X$——样品中还原糖的含量（以某种还原糖计），单位为 g/100 g；

$A$——碱性酒石酸铜溶液（溶液 1、溶液 2 各半）相当于某种还原糖的质量，单位为 mg；

$m$——样品质量，单位为 g；

$V$——测定时平均消耗样品溶液的体积，单位为 ml。

计算结果保留小数点后一位。

6）注意事项

①盐酸具有腐蚀性，在配制试剂时要遵守操作规程，注意安全。

②在溶液沸腾状态下，滴定时要注意避免试剂溅入眼睛。

7）思考题

①食品采样时要注意哪些问题?

②食品样品处理时要注意些什么?

**4. 食物中维生素的测定**

维生素是维持机体正常代谢和生理功能所必需的一类有机化合物，虽然人体需要量很少，但绝不能缺少。维生素种类很多，根据其溶解性可分为脂溶性的维生素 A、D、E、K 和水溶性的 B 族维生素及维生素 C。维生素一般不能在体内合成，而必须从食物中摄取。国家标准 GB/T 5900—2003 系列介绍了食品中维生素 A 和 E、β-胡萝卜素、还原型抗坏血酸以及 B 族维生素中 $VB_1$、$VB_2$、$VB_6$ 的测定，同时介绍了蔬菜中 $VK_1$，蔬菜、水果及其制品中总抗坏血酸的测定方法；GB/T 9695.25～30—2008 介绍了肉及肉制品中部分维生素的测定方法；GB 5413.9～18—2010 介绍了婴幼儿食品和乳品中各种维生素的测定方法；GB/T 6195—86 介绍了水果、蔬菜中维生素 C 含量的测定方法；农业行业标准中介绍了食用植物油中维生素 E 组分和含量的测定。在此仅介绍几种主要维生素的常用测定方法。

（1）高效液相色谱法测定食物中维生素 A（VA）和维生素 E（VE）（GB/T 5900.82—2003）

1）原理：样品中的 VA 和 VE 经皂化处理后，可将其从不可皂化部分提取至有机溶剂中。用高效液相色谱法将 VA 和 VE 分离，经紫外检测器检测，并用内标法定量。

2）实验仪器：带紫外分光检测器的高压液相色谱仪、旋转蒸发器、高速离心机、高纯氮气、恒温水浴锅、紫外分光光度计及实验室常用设备。

3）实验试剂：无水乙醚（不含过氧化物）、无水乙醇（不含醛类物质），无水硫酸钠，甲醇（重蒸），重蒸水（加少量高锰酸钾，临用前蒸馏），10%维生素 C 溶液（现用现配），1∶1 氢氧化钾溶液，10%氢氧化钠溶液，5%硝酸银溶液，pH 试纸。

银氨溶液配制：加氨水至 5%硝酸银溶液中，直至生成的沉淀重新溶解为止，再加数滴 10%氢氧化钠溶液，如发生沉淀，再加氨水直至溶解。

维生素 A（视黄醇）标准液：纯度 85%的视黄醇或纯度 90%的视黄醇乙酸酯经皂化处理后作为维生素 A 标准品，用脱醛乙醇溶解，使其浓度相当于视黄醇 1 mg/ml。临用前用紫外分光光度计标定其准确浓度。

维生素 E（生育酚）标准液：用脱醛乙醇分别溶解纯度 95%的 α-生育酚、γ-生育酚、δ-生育酚，使其浓度约为 1 mg/ml。临用前用紫外分光光度计标定其准确浓度。

内标溶液：用脱醛乙醇溶解纯度 98%的苯并(e)芘，制成相当于 10 μg/ml 的内标溶液。

4）操作步骤

①样品处理

a. 皂化：称取 1～10 g 样品于皂化瓶中，加 30 ml 无水乙醇，搅拌至颗粒物分散均匀为止。加 5 ml 10%维生素 C 溶液、2 ml 苯并(e)芘标准液，混匀。加 10 ml 1∶1 氢氧化钾溶液，混匀。于沸水浴上回流 30 min 使其皂化完全。皂化后立即用冰水冷却。

b. 提取：将皂化后的样品移入分液漏斗后，用 50 ml 水分 2～3 次洗皂化瓶，洗液一并倒入分液漏斗。用约 100 ml 乙醚分两次洗皂化瓶及其残渣，乙醚液也入分液漏斗。如有残渣，可将此液通过有少许脱脂棉的漏斗滤入分液漏斗。轻轻振摇分液漏斗 2 min，静置分层后弃去水层。

c. 洗涤：用约 50 ml 水洗分液漏斗中的乙醚层，用 pH 试纸检验水层不显碱性（最初水洗轻摇，逐次振摇强度可增加）。

d. 浓缩：将乙醚提取液经过无水硫酸钠（约 5 g）滤入与旋转蒸发器配套的 250～300 ml 球形蒸发瓶内，用约 100 ml 乙醚冲洗分液漏斗及无水硫酸钠 3 次，并入蒸发瓶内，并将其接至旋转蒸发器上，于 55℃水浴中减压蒸馏并回收乙醚，待瓶中剩下约 2 ml 乙醚时，取下蒸发瓶，立即用氮气吹掉乙醚。立即加入 2 ml 乙醇，充分混合，溶解提取物。

e. 将乙醇液移入一小离心管中，5000 r/min 离心 5 min。上清液供色谱分析。如果样品中维生素含量过少，可用氮气将乙醇液吹干后，再用乙醇重新定容，并记下体积比。

②标准曲线的制备

a. 维生素 A 和维生素 E 标准浓度的标定方法：取维生素 A 和各维生素 E 标准液若干微

升，分别稀释至 3 ml 乙醇中，并分别按给定波长测定各维生素的吸光值。用比吸光系数计算出该维生素的浓度。测定条件如表 2-1 所示。

**表 2-1　标准曲线的制备**

| 标准 | 加入标准的量 V/ μl | 比吸光系数 $E_{cm}^{1\%}$ | 波长 λ/nm |
|---|---|---|---|
| 视黄醇 | 10.00 | 1835 | 325 |
| α-生育酚 | 100.0 | 71 | 294 |
| γ-生育酚 | 100.0 | 92.8 | 298 |
| δ-生育酚 | 100.0 | 91.2 | 298 |

浓度计算按公式（2-5）进行：

$$X_1 = \frac{A}{E} \times \frac{1}{100} \times \frac{3.00}{V \times 10^{-3}} \tag{2-5}$$

式中：$X_1$——某维生素浓度，单位为 g/ml；

A——维生素的平均紫外吸光值；

V——加入标准的量，单位为 μl；

E——某种维生素 1%比吸光系数；

$\frac{3.00}{V \times 10^{-3}}$——标准液稀释倍数。

b. 标准曲线的制备：本方法采用内标法定量。把一定量的维生素 A、α-生育酚、γ-生育酚、δ-生育酚及内标苯并(e)芘液混合均匀。选择合适灵敏度，使上述物质的各测量峰高约为满量程的 70%，为高浓度点。高浓度的一半为低浓度点［其内标苯并(e)芘的浓度值不变］，用此两种浓度的混合标准液进行色谱分析。标准曲线绘制是以维生素峰面积与内标物峰面积之比为纵坐标，以维生素浓度为横坐标，或计算直线回归方程。

③样品分析：取样品浓缩液 20 μl，待绘制出色谱图及得到色谱参数后，再进行定性和定量。定性：用标准物色谱峰的保留时间定性。定量：根据色谱图求出某种维生素峰面积与内标物峰面积的比值，以此值在标准曲线上查到其含量，或用回归方程求出其含量。

④计算：

$$X_2 = \frac{c}{m} \times V \times \frac{100}{1000} \tag{2-6}$$

式中：$X_2$——某种维生素的含量，单位为 mg/100 g；

$c$——由标准曲线上查到某种维生素含量，单位为 μg/ml；

$V$——样品浓缩定容体积，单位为 ml；

$m$——样品质量，单位为 g。

$\frac{100}{1000}$——将样品中核黄素含量由 μg/g 折算成 mg/100 g 的折算系数。

（2）荧光法测定食物中的维生素 $B_1$（硫胺素）（GB/T 5009.83—2003）

1）原理：硫胺素在碱性铁氰化钾溶液中被氧化成噻嘧色素，在紫外线下，噻嘧色素发出荧光。在给定的条件下，以及没有其他荧光物质干扰时，此荧光的强度与噻嘧色素量成正比，即与溶液中硫胺素的量成正比。

2）实验试剂：正丁醇（优级纯或分析纯重蒸后使用），无水硫酸钠，淀粉酶和蛋白酶，0.1 mol/L 盐酸，0.3 mol/L 盐酸，2 mol/L 乙酸钠溶液，25%氯化钾溶液，15%氢氧化钠溶液，1%铁氰化钾溶液，3%乙酸溶液，0.04%溴甲酚绿溶液。

25%酸性氯化钾溶液配制：8.5 ml 浓盐酸用 25%氯化钾溶液稀释至 1000 ml。

碱性铁氰化钾溶液配制：取 4 ml 1%铁氰化钾溶液，用 15%氢氧化钠溶液稀释至60 ml，现用现配，避光使用。

活性人造浮石：称取 100 g 经 40 目筛过滤的人造浮石，以 10 倍于其容积的 3%热乙酸搅洗 2 次，每次 10 min；再用 5 倍于其容积的 25%热氯化钾搅洗 15 min；然后再用 3%热乙酸搅洗 10 min；最后用热蒸馏水洗至没有氯离子。于蒸馏水中保存。

硫胺素标准贮备液：100 mg 硫胺素经氯化钙干燥 24 h 后溶于 0.01 mol/L 盐酸中，并稀释至 1000 ml，硫胺素浓度相当于 0.1 mg/ml。于冰箱中避光可保存数月。

硫胺素标准中间液：将硫胺素标准贮备液用 0.01 mol/L 盐酸稀释 10 倍。

硫胺素标准工作液：将硫胺素标准中间液用水稀释 100 倍，硫胺素浓度相当于 0.1 μg/ml，现用现配。

3）实验仪器：荧光分光光度计、Maizel-Gerson 反应瓶、盐基交换管及实验室常用仪器和设备。

4）操作步骤

①样品处理：样品采集后打成匀浆，于低温冰箱中冷冻保存，用时将其解冻后混匀。

②提取

a. 精确称取 2～10 g 样品，置于 150 ml 三角瓶中，加入 50 ml 0.1 mol/L 或 0.3 mol/L 盐酸使其溶解，高压锅中加热至 120℃，水解 30 min 后取出。

b. 用 2 mol/L 乙酸钠调其 pH 至 4.5（以 0.04%溴甲酚绿为外指示剂）。

c. 按每克样品加入 20 mg 淀粉酶的比例加入淀粉酶。于 45～50℃温箱过夜保温（约16 h）。

d. 取出后晾至室温，定容至 100 ml，混匀过滤，即为提取液。

③净化

a. 将少许脱脂棉铺于盐基交换管的交换柱底部，加水将棉纤维中气泡排出，再加约 1 g 活性人造浮石使之达到交换柱的 1/3 高度。保持盐基交换管中液面始终高于活性人造浮石。

b. 用移液管加入提取液 20～80 ml（使通过活性人造浮石的硫胺素总量为 2～5 μg）。

c. 加入约 10 ml 热水冲洗交换柱，弃去废液。如此重复 3 次。

d. 加入 25%酸性氯化钾（温度为 90℃左右）20 ml，收集此液于 25 ml 刻度试管内，冷至室温，用 25%酸性氯化钾定容至 25 ml，即为试样净化液。

e. 重复 a～d，将 20 ml 硫胺素标准使用液加入盐基交换管以代替样品提取液，即得到标准净化液。

④氧化

a. 将 5 ml 试样净化液分别加入 A、B 两个 Maizel-Gerson 反应瓶。

b. 在避光暗环境中将 3 ml 15%氢氧化钠加入反应瓶 A，振摇约 15s，然后加入 10 ml 正丁醇；将 3 ml 碱性铁氰化钾溶液加入反应瓶 B，振摇约 15s，然后加入 10 ml 正丁醇；将 A、B 两个反应瓶同时用力振摇，准确计时 1.5 min。

c. 重复 a、b，用标准净化液代替试样净化液。

d. 用黑布遮盖 A、B 反应瓶，静置分层后弃去下层碱性溶液，加入 2～3 g 无水硫酸钠使溶液脱水。

⑤荧光强度的测定

a. 荧光测定条件：激发波长 365 nm，发射波长 435 nm；激发波狭缝 5 nm，发射波狭缝 5 nm。

b. 依次测定下列荧光强度：a）试样空白荧光强度（试样反应瓶 A）；b）标准空白荧光强度（标准反应瓶 A）；c）试样荧光强度（试样反应瓶 B）；d）标准荧光强度（标准反应瓶 B）。

5）计算

$$X=(U-U_b)\times\frac{c\times V}{(S-S_b)}\times\frac{V_1}{V_2}\times\frac{1}{m}\times\frac{100}{1000} \tag{2-7}$$

式中：$X$——样品中硫胺素含量，单位为 mg/100 g；

$U$——试样荧光强度；

$U_b$——试样空白荧光强度；

$S$——标准荧光强度；

$S_b$——标准空白荧光强度；

$C$——硫胺素标准使用液浓度，单位为 μg/ml；

$V$——用于净化的硫胺素标准使用液体积，单位为 ml；

$V_1$——试样水解后定容之体积，单位为 ml；

$V_2$——试样用于净化的提取液体积，单位为 ml；

$M$——试样质量，单位为 g；

$\frac{100}{1000}$——样品含量由 μg/g 换算成 mg/100 g 的系数。

（3）荧光法测定食物中的维生素 $B_2$（核黄素）（GB/T 5009.84—2003）

1）原理：核黄素在 440～500 nm 波长光照射下发出黄绿色荧光。在稀溶液中其荧光强度与核黄素的浓度成正比。在波长 525 nm 下测定其荧光强度。试液再加入低亚硫酸钠（$Na_2S_2O_4$，也称连二亚硫酸钠），将核黄素还原为无荧光的物质，然后再测定试液中残余荧光杂质的荧光强度，两者之差即为食品中核黄素所产生的荧光强度。

2）仪器：高压消毒锅、电热恒温培养箱、核黄素吸附柱、荧光分光光度计以及实验室常用设备。

3）试剂：60～100 目硅镁吸附剂，2.5 mol/L 无水乙酸钠溶液，10％木瓜蛋白酶（用 2.5 mol/L 乙酸钠溶液配制，现用现配），10％淀粉酶（用 2.5 mol/L 乙酸钠溶液配制，现用现配），0.1 mol/L 盐酸，1 mol/L 氢氧化钠，0.1 mol/L 氢氧化钠，20％低亚硫酸钠溶液（用时现配，保存在冰水浴中，4 h 内有效），洗脱液［丙酮∶冰乙酸∶水（5∶2∶9）］，0.04％溴甲酚绿指示剂，3％高锰酸钾溶液，3％过氧化氢溶液，核黄素标准液。

标准液配制（纯度 98％）如下：

①核黄素标准贮备液（25 μg/ml）：将标准品核黄素粉状结晶置于真空干燥器或盛有硫酸的干燥器中。经过 24 h 后，准确称取 50 mg。置于 2 L 容量瓶中，加入 2.4 ml 冰乙酸和 1.5 L 水。将容量瓶置于温水中摇动，待其溶解，冷至室温，稀释至 2 L，移至棕色瓶内，加少许甲苯盖于溶液表面，于冰箱中保存。

②核黄素标准使用液：吸取 2 ml 核黄素标准贮备液，置于 50 ml 棕色容量瓶中，用水

稀释至刻度。避光，贮于4℃冰箱，或保存1周。此溶液每毫升相当于1 μg核黄素。

4）操作步骤：整个操作过程需避光进行。

①样品提取

a. 水解：称取2～10 g样品于100 ml锥形瓶中，加入50 ml 0.1 mol/L盐酸，搅拌直到颗粒物分散均匀。用40 ml瓷坩埚为盖扣住瓶口，置于高压锅内高压水解，$1.03\times10^4$ Pa 30 min。水解液冷却后，滴加1 mol/L氢氧化钠，取少许水解液，用0.04%溴甲酚绿检验呈草绿色，pH为4.5。

b. 酶解：含有淀粉的水解液，即加入10%淀粉酶溶液，于37～40℃保温约16 h。

c. 过滤：上述酶解液定容至100 ml，用干滤纸过滤。此提取液在4℃冰箱中可保存1周。

②氧化去杂质：视样品中核黄素的含量取一定体积的样品提取液及核黄素标准使用液（含1～10 μg核黄素）分别置于20 ml的带盖刻度试管中，加水至15 ml。各管加0.5 ml冰乙酸，混匀。加30 mg/L高锰酸钾溶液0.5 ml，混匀，放置2 min，使氧化去杂质。滴加3%双氧水溶液数滴，直至高锰酸钾的颜色退掉。剧烈振摇此管，使多余的氧气逸出。

③核黄素的吸附和洗脱

a. 核黄素吸附柱：硅镁吸附剂约1 g用湿法装入柱，占柱长1/2～2/3（约5 cm）为宜（吸附柱下端用一小团脱脂棉垫上），勿使柱内产生气泡，调节流速约为60滴/min。

b. 过柱与洗脱：将全部氧化后的样液及标准液通过吸附柱后，用约20 ml热水洗去样液中的杂质。然后用5 ml洗脱液，将样品中核黄素洗脱并收集于一带盖10 ml刻度试管中，再用水洗吸附柱，收集洗出液体并定容至10 ml，混匀后待测荧光。

④测定

a. 于激发光波长440 nm，发射光波长525 nm，测量样品管及标准管的荧光值。

b. 待样品管及标准管的荧光值测量后，在各管的剩余液（约5～7 ml）中加0.1 ml 20%低亚硫酸钠溶液，立即混匀，在20s内测出各管的荧光值，作为各自的荧光值。

⑤计算

$$X=\frac{(A-B)\times S}{(C-D)\times m}\times f\times\frac{100}{1000} \tag{2-8}$$

式中：$X$——样品中含核黄素的量，单位为mg/100 g；

$A$——样品管荧光值；

$B$——样品管空白荧光值；

$C$——标准管荧光值；

$D$——标准管空白荧光值；

$f$——稀释倍数；

$m$——样品的质量，单位为g；

$S$——标准管中核黄素含量，单位为μg；

$\frac{100}{1000}$——将样品中核黄素含量由μg/g折算成mg/100 g的折算系数。

（4）荧光法测定食物中总维生素C（抗坏血酸）（GB/T 5009.86—2003）

本方法适用于蔬菜、水果及其制品中总抗坏血酸的测定。

1）原理：样品中还原型抗坏血酸经活性炭氧化为脱氢抗坏血酸后，与邻苯二胺

(OPDA) 反应生成有荧光的喹喔啉（quinoxaline），其荧光强度与脱氢抗坏血酸的浓度在一定条件下成正比，以此测定食物中抗坏血酸的总量。

2）实验仪器：打碎机、荧光分光光度计及实验室常用设备。

3）试剂：0.15 mol/L 硫酸溶液，500 g/L 乙酸钠溶液，200 mg/ml 邻苯二胺溶液，1 mg/ml抗坏血酸标准溶液（现用现配），100 μg/ml 抗坏血酸标准使用液（由标准液配制），0.04%百里酚蓝指示剂溶液（变色范围：pH=1.2 时为红色，pH=2.8 时为黄色，pH>4 时为蓝色）。

偏磷酸-乙酸溶液的配制：取 15 g 偏磷酸，加入 40 ml 冰乙酸及 250 ml 水，加温，搅拌，溶解，冷却后加水至 500 ml，于 4℃可存放 7～10 d。

偏磷酸-乙酸-硫酸溶液的配制：以 0.15 mol/L 硫酸液为稀释液，其余同偏磷酸-乙酸溶液配制。

硼酸-乙酸钠溶液的配制：称取 3 g 硼酸，溶于 100 ml 乙酸钠溶液中，现用现配。

活性炭的活化：加 200 g 炭粉于 1 L 盐酸（1+9）中，加热回流 1～2 h，过滤，用水洗至滤液中无铁离子为止，置于 110～120℃烘箱干燥，备用。

4）操作方法

①样品液的制备：取新鲜样品 100 g，加 100 ml 偏磷酸-乙酸溶液，倒入打碎机内打成匀浆。用百里酚蓝指示剂调试匀浆酸碱度。如果呈现红色，则利用偏磷酸-乙酸溶液稀释；如果呈现黄色或蓝色，可用偏磷酸-乙酸-硫酸溶液稀释，使其 pH 达到 1.2。一般取 20 g 匀浆（估计样品液含量在 40～100 μg/ml），用偏磷酸-乙酸溶液稀释至 100 ml，过滤，滤液备用。

②测定步骤

a. 氧化处理：样品滤液及标准使用液各 100 ml 分别放入 200 ml 带盖锥形瓶中，加 2 g 活性炭，用力振摇 1 min，过滤，弃去最初数毫升滤液，分别收集其余全部滤液，即样品氧化液和标准氧化液，待测定。

b. 取 2 个 100 ml 容量瓶，分别注明“标准”和“标准空白”，加入 10 ml 标准氧化液。

c. 另取 2 个 100 ml 容量瓶，分别注明“样品”和“样品空白”，加 10 ml 样品氧化液。

d. 各将 5 ml 硼酸-乙酸钠溶液加入“标准空白”和“样品空白”溶液中，混合摇动 15 min，用水稀释至 100 ml，在 4℃冰箱中放置 2～3 h，取出备用。

e. 各将 5 ml 50%乙酸钠液加入“标准”和“样品”溶液中，用水稀释至 100 ml，备用。

③标准曲线的制备：取上述“标准”工作液 0.5 ml、1.0 ml、1.5 ml 和 2.0 ml 作为标准系列，取两份分别置于 10 ml 带盖试管中，再用水补充至 2 ml。

④荧光反应：取标准空白溶液、样品空白溶液和样品溶液各 2 ml，分别加至 10 ml 带盖试管中，在暗室迅速向各管中加入 5 ml 邻苯二胺溶液，振摇混合，在室温下反应 35 min，于激发光波长 338 nm、发射光波长 420 nm 处测定荧光强度。以标准系列荧光强度分别减去标准空白荧光强度为纵坐标，对应的抗坏血酸含量为横坐标，绘制标准曲线，用直线回归方程计算。

⑤计算

$$X=\frac{c\times V}{m}\times F\times\frac{100}{1000} \qquad (2\text{-}9)$$

式中：$X$——样品中总抗坏血酸含量，单位为 mg/100 g；

$c$——由标准曲线查得或由回归方程算得样品溶液浓度，单位为 μg/ml；

$m$——样品质量，单位为 g；

$F$——样品溶液的稀释倍数；

$V$——荧光反应所用样品体积，单位为 ml。

$\frac{100}{1000}$——将样品中核黄素含量由 μg/g 折算成 mg/100 g 的折算系数。

**5. 能量计算**

计算食物中能量的方法，最常用的就是查阅《食物成分表》所提供的各种食物所含能量，然后将各种食物所含能量相加，即得食物最终能量。

另外，还可根据化学测定法测得的数据，分析食物中三大热能营养素蛋白质、糖类（碳水化合物）、脂肪的含量。根据 1 g 蛋白质约产生 16.7 kJ 的能量，1 g 糖类（碳水化合物）约产生 16.7 kJ 的能量，1 g 脂肪约产生 39.7 kJ 的能量计算。三大热能营养素计算所的能量相加即为食物的总能量。

### （七）综合评价

1. 食物营养价值的评价

判定中、西式快餐食物的营养价值，应对其所含营养素的种类及含量进行分析。食物中所提供的营养素的种类及相对含量越接近人体需要或组成，该食物的营养价值就越高。如果食物缺乏某种营养素、某营养素含量很低、营养素相互之间比例不适当，就会影响食物的营养价值。

营养质量指数（index of nutrition quality，INQ）是常用的评价食物营养价值的指标，是基于营养素密度提出的，指某种食物中营养素能满足人体营养需要的程度与该食物能满足人体能量需要的程度之比。

$$\text{INQ}=\text{某营养素密度/能量密度}=\frac{\text{某营养素含量/该营养素参考摄入量}}{\text{所产生能量/能量参考摄入量}}$$

INQ=1，表示该食物营养素与能量的供给能力平衡；INQ>1，表示该食物营养素的供给能力高于能量的供给能力，说明营养价值较高；INQ<1，表示该食物中营养素的供给能力低于能量的供给能力，说明营养价值较低，长期摄入会导致营养素不足。

另外，食物在加工过程中也会有某些营养素的损失，如快餐加工后营养素损失严重，则食物营养价值就较低。食物的抗氧化能力也可以用来评价食物的营养价值，如果食物含有维生素 E、维生素 C 或硒等抗氧化营养素和植物化学物成分，则该食物营养价值也较高。

2. 运用统计学方法，比较不同中、西式快餐的营养价值差别，比较各种营养素在不同快餐中含量的差别。

3. 综合评价各类中、西式快餐的营养价值及影响食物营养价值的因素。

### （八）思考题

1. 预习凯氏定氮法测定蛋白质的原理及操作方法。
2. 蒸馏时为什么要加入氢氧化钠溶液？加入量对测定结果有何影响？
3. 在蒸气发生瓶水中加甲基红指示剂数滴及数毫升硫酸的作用是什么？若在蒸馏过程中才发现蒸气发生瓶中的水变为黄色，马上补加硫酸行吗？
4. 实验操作过程中，影响测定准确性的因素有哪些？

5. 简述索氏抽提器的提取原理及应用范围。
6. 潮湿的样品可否采用乙醚直接提取？为什么？
7. 使用乙醚作脂肪提取溶剂时，应注意的事项有哪些？为什么？

### （九）选用教材及参考书


1. 孙长颢. 营养与食品卫生学［M］. 北京：人民卫生出版社，2012.
2. 杜巍. 食物安全与疾病［M］. 北京：人民军医出版社，2007.
3. GB 5009.5—2010，食品安全国家标准 食品中蛋白质的测定［S］.
4. GB/T 5009.6—2003，食品中脂肪的测定［S］.
5. GB/T 5009.7—2008，食品中还原糖的测定［S］.
6. GB/T 5009.8—2008，食品中蔗糖的测定［S］.
7. GB/T 5009.9—2008，食品中淀粉的测定［S］.
8. GB/T 5900.82—2003，食品中维生素 A 和维生素 E 的测定［S］.
9. GB/T 5900.83—2003，食品中胡萝卜素的测定［S］.
10. GB/T 5009.84—2003，食品中硫胺素（维生素 $B_1$）的测定［S］.
11. GB/T 5009.85—2003，食品中核黄素的测定［S］.
12. GB/T 5009.86—2003，蔬菜、水果及其制品中总抗坏血酸的测定（荧光法和 2，4-二硝基苯肼法）［S］.
13. GB/T 6195—1986，水果、蔬菜维生素 C 含量测定法（2，6-二氯靛酚滴定法）［S］.
14. GB/T 5009.154—2003，食品中维生素 $B_6$ 的测定［S］.
15. GB/T 5009.158—2003，蔬菜中维生素 $K_1$ 的测定［S］.
16. GB/T 5009.159—2003，食品中还原型抗坏血酸的测定［S］.
17. GB/T 9695.25—2008，肉与肉制品维生素 PP 含量测定［S］.
18. GB/T 9695.26—2008，肉与肉制品维生素 A 含量测定［S］.
19. GB/T 9695.27—2008，肉与肉制品维生素 $B_1$ 含量测定［S］.
20. GB/T 9695.28—2008，肉与肉制品维生素 $B_2$ 含量测定［S］.
21. GB/T 9695.29—2008，肉制品维生素 C 含量测定［S］.
22. GB/T 9695.30—2008，肉与肉制品维生素 E 含量测定［S］.
23. GB 5413.9—2010，食品安全国家标准　婴幼儿食品和乳品中维生素 A、D、E 的测定［S］.
24. GB 5413.10—2010，食品安全国家标准　婴幼儿食品和乳品中维生素 $K_1$ 的测定［S］.
25. GB 5413.11—2010，食品安全国家标准　婴幼儿食品和乳品中维生素 $B_1$ 的测定［S］.
26. GB 5413.12—2010，食品安全国家标准　婴幼儿食品和乳品中维生素 $B_2$ 的测定［S］.
27. GB 5413.13—2010，食品安全国家标准　婴幼儿食品和乳品中维生素 $B_6$ 的测定［S］.
28. GB 5413.14—2010，食品安全国家标准　婴幼儿食品和乳品中维生素 $B_{12}$ 的测定［S］.
29. GB 5413.15—2010，食品安全国家标准　婴幼儿食品和乳品中烟酸和烟酰胺的测定［S］.
30. GB 5413.16—2010，食品安全国家标准　婴幼儿食品和乳品中叶酸（叶酸盐活性）的测定［S］.
31. GB 5413.17—2010，食品安全国家标准　婴幼儿食品和乳品中泛酸的测定［S］.
32. GB 5413.18—2010，食品安全国家标准　婴幼儿食品和乳品中维生素 C 的测定［S］.
33. 杨月欣. 食物成分表［M］. 北京. 北京医科大学出版社，2009.

34. 杨月欣. 食物成分表［M］. 北京：北京大学医学出版社，2004.

（王 璇）

## 二、市售熟肉制品及蔬菜中亚硝酸盐含量的测定

## Determination of nitrite in marketed meat products and vegetables

### （一）实验目的

亚硝酸盐作为一种熟肉制品的防腐剂和发色剂，在生产熟肉制品的过程中被广泛应用，但由于某些生产者缺乏相关食品卫生学知识，一味追求色泽和新鲜感等外观，在配料过程中往往加入过量的亚硝酸盐，会严重影响消费者健康。因此，亚硝酸盐含量作为一项主要卫生指标，可用来评价瘦肉制品的食品卫生状况。

蔬菜栽培过程中往往大量施用化学肥料，尤其是氮肥，植物吸收的多余氮肥以硝酸盐形式积存在叶片中。蔬菜采收之后，在硝酸还原酶的作用下，部分硝酸盐可被还原为亚硝酸盐，使蔬菜中亚硝酸盐含量升高；此外，不恰当的贮存方法也会使蔬菜中的亚硝酸盐含量增高。过量食用亚硝酸盐含量高的蔬菜可能引起食物中毒。

通过本次实验，要求学生掌握亚硝酸盐检测的常用方法、食品中残留量国家标准，调查市售熟肉制品的亚硝酸盐含量。通过探索不同贮存时间、贮存条件下蔬菜亚硝酸盐含量的变化，使学生建立起科学思维方式，综合运用食品卫生学、统计学等相关学科，将理论知识与实际研究相结合，提高其分析问题、解决问题的能力。

### （二）实验安排和涉及的知识点

1. 实验安排

（1）学生自行采集熟肉制品样品，对市售不同种类熟肉制品亚硝酸盐含量进行测定。

（2）学生自行采集蔬菜样品，设计不同贮存时间和贮存条件，测定各种处理条件下蔬菜中的亚硝酸盐含量。

（3）综合评价市售熟肉制品和蔬菜中的亚硝酸盐含量，以及贮存方式对蔬菜中亚硝酸盐含量的影响。

2. 涉及的知识点：化学性食物中毒的定义，亚硝酸盐理化特性，亚硝酸盐中毒的流行病学特点，食物中亚硝酸盐的检测，食物中亚硝酸盐含量的国家标准。

### （三）实验任务与要求

测定不同种类熟肉制品亚硝酸盐含量，以及不同贮存时间和贮存条件下各种蔬菜中的亚硝酸盐含量，以实验报告的形式上交。

### （四）要求学生做的工作

1. 查阅文献资料，了解食品中亚硝酸盐限量要求，掌握指标的测定方法。

2. 课题设计，包括立题依据、研究意义和内容、研究现状、技术路线、研究进度、人员组成及经费预算等。

3. 设计蔬菜贮存方法。根据研究目的，参考文献资料，学生自行设计蔬菜的贮存条件和时间，分小组进行指标的测定。

4. 结合国家标准，综合评价市售熟肉制品及蔬菜中的亚硝酸盐含量，以及贮存方式对蔬菜中亚硝酸盐含量的影响。

## （五）学时

分 2 次课完成，共 8 学时。

## （六）实验内容

**1. 样品采集及处理**

（1）熟肉制品采集：组织学生分组到市场对市售熟肉制品进行采样。采用分层随机抽样的方法，采集不同厂家、不同品牌的熟肉制品，样品种类可包括火腿肠、猪耳朵、猪舌头、酱牛肉等。

（2）蔬菜的采集：学生自行分组到市场采集不同种类蔬菜，蔬菜种类可包括茄果类、根茎类、叶菜类、豆芽类等。

（3）蔬菜的处理：学生自行设计蔬菜的不同贮存时间和贮存条件。以下条件可作为参考：

1）贮存条件：①室温下置于通风处；②室温下置于密闭容器；③4℃冰箱内直接存放；④4℃冰箱内密闭容器内存放。

2）贮存时间：①新鲜；②贮存 1 天；③贮存 2 天；④贮存 4 天；⑤贮存 6 天；⑥贮存 8 天；⑦贮存 10 天。

3）浸泡处理：①不浸泡；②清水浸泡 0.5 h；③浸泡 1 h；④浸泡 12 h；⑤浸泡 24 h。

4）分别对市售熟肉制品、蔬菜、不同处理贮存条件下的蔬菜中亚硝酸含量进行测定。

参考 GB 5009.33—2010，对样品中的亚硝酸盐含量进行测定。依据实验室条件，采用离子色谱法或分光光度法。

**2. 离子色谱法检测样品中亚硝酸盐含量**

（1）原理：样品经沉淀蛋白质、除去脂肪后，采用相应的方法提取和净化，以氢氧化钾溶液为淋洗液，用阴离子交换柱分离，电导检测器检测。以保留时间定性，外标法定量。

（2）仪器

1）离子色谱仪：包括电导检测器，配有抑制器、高容量阴离子交换柱、50 μl 定量环。

2）食物粉碎机。

3）超声波清洗器。

4）天平：感量为 0.1 mg 和 1 mg。

5）离心机：转速≥10000 r/min，配 5 ml 或 10 ml 离心管。

6）0.22 μm 水性滤膜针头滤器。

7）净化柱：包括 C18 柱、Ag 柱和 Na 柱或等效柱。

8）注射器：1.0 ml 和 2.5 ml。

注意：所有玻璃器皿使用前均需依次用 2 mol/L 氢氧化钾和水分别浸泡 4 h，然后用水冲洗 3～5 次，晾干备用。

（3）试剂和材料

1）超纯水：电阻率＞18.2 MΩ·cm。

2）乙酸（$CH_3COOH$）：分析纯。

3）氢氧化钾（KOH）：分析纯。

4）乙酸溶液（3%）：量取乙酸（上文“2)”）3 ml 于 100 ml 容量瓶中，以水稀释至刻度，混匀。

5）亚硝酸根离子（$NO_2^-$）标准溶液（100 mg/L，水基体）。

（4）分析步骤

1）样品预处理：①熟肉制品：用四分法取适量或取全部，用食物粉碎机制成匀浆备用。②蔬菜：将样品用去离子水洗净，晾干后，取可食部切碎混匀。将切碎的样品用四分法取适量，用食物粉碎机制成匀浆备用。如需加水，应记录加水量。

2）提取：①称取样品匀浆 5 g（精确至 0.01 g，可适当调整取样量），以 80 ml 水洗入 100 ml 容量瓶中，超声提取 30 min，每隔 5 min 振摇一次，保持固相完全分散。于 75 ℃水浴中放置 5 min，取出放置至室温，加水稀释至刻度。溶液经滤纸过滤后，取部分溶液于 10 000 r/min 离心 15 min，上清液备用。②取备用上清液约 15 ml，通过 0.22 μm 水性滤膜针头滤器、C18 柱，弃去前面 3 ml（如果氯离子大于 100 mg/L，则需要依次通过针头滤器、C18 柱、Ag 柱和 Na 柱，弃去前面 7 ml），收集后面洗脱液待测。固相萃取柱使用前需进行活化，如使用 OnGuard Ⅱ RP 柱（1.0 ml）、OnGuard Ⅱ Ag 柱（1.0 ml）和 OnGuard Ⅱ Na 柱（1.0 ml），其活化过程为：OnGuard Ⅱ RP 柱（1.0 ml）使用前依次用 10 ml 甲醇和 15 ml 水通过，静置活化 30 min。OnGuard Ⅱ Ag 柱（1.0 ml）和 OnGuard Ⅱ Na 柱（1.0 ml）用 10 ml 水通过，静置活化 30 min。

3）色谱条件：①色谱柱：氢氧化物选择性，可兼容梯度洗脱的高容量阴离子交换柱，如 Dionex IonPac AS11-HC4 mm×250 mm（带 IonPac AG11-HC 型保护柱 4 mm×50 mm），或性能相当的离子色谱柱。②淋洗液：氢氧化钾溶液，浓度为 6 mmol/L～70 mmol/L；洗脱梯度为 6 mmol/L 30 min，70 mmol/L 5 min，6 mmol/L 5 min；流速为 1.0 ml/min。③抑制器：连续自动再生膜阴离子抑制器或等效抑制装置。④检测器：电导检测器，检测池温度为 35℃。⑤进样体积：50 μl（可根据试样中被测离子含量进行调整）。

4）测定

①绘制标准曲线：移取亚硝酸盐标准使用液，加水稀释，制成系列标准溶液，含亚硝酸根离子浓度分别为 0.00 mg/L、0.02 mg/L、0.04 mg/L、0.06 mg/L、0.08 mg/L、0.10 mg/L、0.15 mg/L 和 0.20 mg/L；得到上述各浓度标准溶液的色谱图（图 2-1）。以亚硝酸根离子的浓度（mg/L）为横坐标，以峰高（μS）或峰面积为纵坐标，绘制标准曲线或计算线性回归方程。

②样品测定：分别吸取空白和样品溶液 50 μl，在相同工作条件下，依次注入离子色谱仪中，记录色谱图。根据保留时间定性，分别测量空白和样品的峰高（μS）或峰面积。

5）分析结果的表述：样品中亚硝酸盐（以 $NO_2^-$ 计）含量按公式（2-10）计算。

$$X=\frac{(c-c_0)\times V\times f\times 1000}{m\times 1000} \tag{2-10}$$

式中：$X$——试样中亚硝酸根离子的含量，单位为 mg/kg；

$c$——测定用样品溶液中的亚硝酸根离子浓度，单位为 mg/L；

$c_0$——试剂空白液中亚硝酸根离子浓度，单位为 mg/L；

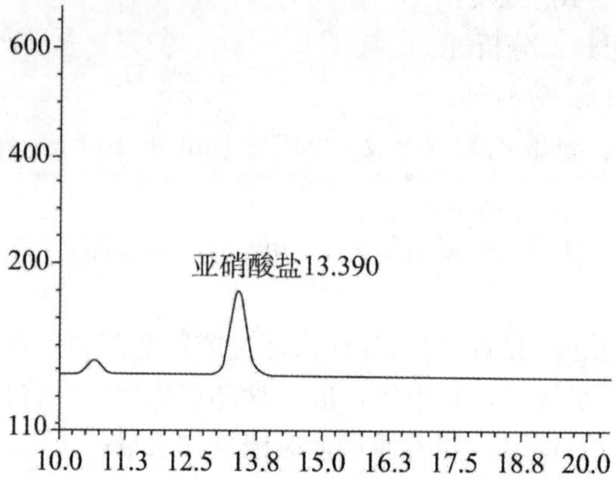


图 2-1 亚硝酸盐标准溶液色谱图

$V$——样品溶液体积，单位为 ml；

$f$——试样溶液稀释倍数；

$m$——样品取样量，单位为 g。

说明：试样中测得的亚硝酸根离子含量乘以换算系数 1.5，即得亚硝酸盐（按亚硝酸钠计）含量。以重复性条件下获得的两次独立测定结果的算术平均值表示，结果保留两位有效数字。

6）精密度：在重复性条件下获得的两次独立测定结果的绝对值差不得超过算术平均值的 10%。

**3. 分光光度法检测样品中亚硝酸盐含量**

（1）原理：采用盐酸萘乙二胺法测定。样品经沉淀蛋白质、除去脂肪后，在弱酸条件下亚硝酸盐与对氨基苯磺酸重氮化后，再与盐酸萘乙二胺偶合形成紫红色染料，外标法测得亚硝酸盐含量。

（2）仪器和设备

1）天平：感量为 0.1 mg 和 1 mg。

2）组织捣碎机。

3）超声波清洗器。

4）恒温干燥箱。

5）分光光度计。

（3）试剂和材料：本方法所用试剂均为分析纯。水为 GB/T 6682—2008 规定的二级水或去离子水。

1）亚铁氰化钾 [$K_4Fe(CN)_6 \cdot 3H_2O$]。

2）乙酸锌 [$Zn(CH_3COO)_2 \cdot 2H_2O$]。

3）冰乙酸（$CH_3COOH$）。

4）硼酸钠（$Na_2B_4O_7 \cdot 10H_2O$）。

5）盐酸（$\rho$=1.19 g/ml）。

6）氨水（25%）。

7）对氨基苯磺酸（$C_6H_7NO_3S$）。

8）盐酸萘乙二胺（$C_{12}H_{14}N_2 \cdot 2HCl$）。

9）亚硝酸钠（$NaNO_2$）。

10）亚铁氰化钾溶液（106 g/L）：称取 106.0 g 亚铁氰化钾，用水溶解，并稀释至 1000 ml。

11）乙酸锌溶液（220 g/L）：称取 220.0 g 乙酸锌，先加 30 ml 冰乙酸溶解，用水稀释至 1000 ml。

12）饱和硼砂溶液（50 g/L）：称取 5.0 g 硼酸钠，溶于 100 ml 热水中，冷却后备用。

13）氨缓冲溶液（pH 9.6～9.7）：量取 30 ml 盐酸，加 100 ml 水，混匀后加 65 ml 氨水，再加水稀释至 1000 ml，混匀。调节 pH 至 9.6～9.7。

14）氨缓冲液的稀释液：量取 50 ml 氨缓冲溶液，加水稀释至 500 ml，混匀。

15）盐酸（0.1 mol/L）：量取 5 ml 盐酸，用水稀释至 600 ml。

16）对氨基苯磺酸溶液（4 g/L）：称取 0.4g 对氨基苯磺酸，溶于 100 ml 20%（V/V）盐酸中，置于棕色瓶中混匀，避光保存。

17）盐酸萘乙二胺溶液（2 g/L）：称取 0.2 g 盐酸萘乙二胺，溶于 100 ml 水中，混匀后，置于棕色瓶中，避光保存。

18）亚硝酸钠标准溶液（200 μg /ml）：准确称取 0.1000g 于 110～120℃干燥恒重的亚硝酸钠，加水溶解后，移入 500 ml 容量瓶中，加水稀释至刻度，混匀。

19）亚硝酸钠标准使用液（5.0 μg/ml）：临用前，吸取亚硝酸钠标准溶液 5.00 ml，置于 200 ml 容量瓶中，加水稀释至刻度。

（4）分析步骤

1）样品预处理：①熟肉制品：用四分法取适量或取全部，用食物粉碎机制成匀浆备用。②蔬菜：将试样用去离子水洗净，晾干后，取可食部切碎混匀。将切碎的样品用四分法取适量，用食物粉碎机制成匀浆备用。如需加水，应记录加水量。

2）提取：称取 5 g（精确至 0.01 g）制成匀浆的样品（如制备过程中加水，应按加水量折算），置于 50 ml 烧杯中，加入 12.5 ml 饱和硼砂溶液，搅拌均匀。以 70 ℃左右的水约 300 ml 将试样洗入 500 ml 容量瓶中，于沸水浴中加热 15 min，取出置冷水浴中冷却，并放置至室温。

3）提取液净化：在振荡上述提取液时加入 5 ml 亚铁氰化钾溶液，摇匀，再加入 5 ml 乙酸锌溶液以沉淀蛋白质。加水至刻度，摇匀，放置 30 min，除去上层脂肪。上清液用滤纸过滤，弃去初滤液 30 ml，续滤液备用。

4）亚硝酸盐的测定：吸取 40.0 ml 上述滤液于 50 ml 带塞比色管中；另吸取 0.00 ml、0.20 ml、0.40 ml、0.60 ml、0.80 ml、1.00 ml、1.50 ml、2.00 ml、2.50 ml 亚硝酸钠标准使用液（相当于 0.0 μg、1.0 μg、2.0 μg、3.0 μg、4.0 μg、5.0 μg、7.5 μg、10.0 μg、12.5 μg 亚硝酸钠），分别置于 50 ml 带塞比色管中。于标准管与样品管中分别加入 2 ml 对氨基苯磺酸溶液，混匀。静置 3～5 min 后各加入 1 ml 盐酸萘乙二胺溶液，加水至刻度，混匀，静置 15 min。用 2 cm 比色杯，以零管调节零点，于波长 538 nm 处测吸光度，绘制标准曲线比较。同时做试剂空白对照。

（5）分析结果计算：亚硝酸盐（以亚硝酸钠计）的含量按公式（2-11）进行计算。

$$X_1 = \frac{A_1 \times 1000}{m \times \frac{V_1}{V_0} \times 1000} \tag{2-11}$$

式中：$X_1$——试样中亚硝酸钠的含量，单位为mg/kg；

$A_1$——测定用样液中亚硝酸钠的质量，单位为$\mu$g；

$m$——试样质量，单位为g；

$V_1$——测定用样液体积，单位为ml；

$V_0$——试样处理液总体积，单位为ml。

以重复性条件下获得的两次独立测定结果的算术平均值表示，结果保留两位有效数字。

（6）精密度：在重复性条件下获得的两次独立测定结果的绝对差值不得超过算术平均值的10%。

### （七）综合评价

1. 参考国家标准，GB 2762—2012中规定了食品中亚硝酸盐限量指标，肉类中应小于3 mg/kg，蔬菜中应小于4 mg/kg。评价市售熟肉制品及蔬菜中亚硝酸盐含量是否符合国家标准。

2. 运用统计学方法，比较各种熟肉制品的亚硝酸盐含量差别，比较各类蔬菜中的亚硝酸含量差别，比较不同贮存条件或时间下蔬菜中亚硝酸盐含量的差别。

3. 综合评价市售熟肉制品和蔬菜中亚硝酸盐含量，以及影响蔬菜中亚硝酸盐含量的因素。

### （八）思考题

1. 引起亚硝酸盐中毒的原因有哪些？
2. 什么贮存方法会引起食物中亚硝酸盐含量升高？
3. 亚硝酸盐中毒的特效解毒剂是什么？

### （九）选用教材及参考书

1. 孙长颢．营养与食品卫生学[M]. 北京：人民卫生出版社，2012.
2. GB 2762—2012，食品中污染物限量[S].

（张绪梅　黄国伟）

## 三、市售水果、蔬菜中有机磷农药残留量的测定与评价

## Determination and evaluation of organphosphorus pesticide residues in market fruits and vegetables

### （一）实验目的

我国人口众多，是农药的使用大国，年农药使用量位居世界前列。其中有机磷农药的使用量占到全部农药使用量的70%以上，并且广泛应用于蔬菜、水果等农作物。有机磷农药主要用作杀虫剂，化学性质较不稳定，在自然界中易于降解。此类农药属于神经毒物，能与体内的胆碱酯酶结合，导致乙酰胆碱蓄积，使神经传导功能紊乱而出现相应的中毒症状。国家质量监督检验检疫总局发布的农产品安全质量，无公害蔬菜、水果安全要求中明确规定了

农药最大残留限量。

由于蔬菜、水果病虫害加剧，农民普遍使用化学农药，并存在违规使用高毒、高残留禁用品种的现象，蔬菜、水果农药残留问题严重，食用这种蔬菜、水果后会引起食物中毒。本次实验的目的即掌握食品中有机磷农药的测定方法，检测市售蔬菜、水果有机磷农药残留水平，以了解目前市售果蔬中农药的施用情况。作为设计型实验，在了解市售蔬菜、水果的基础上，由学生自行设计实验方案，探索不同处理方法对残留农药消除率的影响。通过探索性实验模式，使学生建立起科学思维方式，综合运用食品卫生学、统计学、毒理学等相关学科，将理论知识与实际研究相结合，提高其分析问题、解决问题的能力。

### （二）实验安排和涉及的知识点

1. 实验内容

（1）检测市售蔬菜、水果中有机磷农药残留量。

（2）学生自行设计不同处理方法，以减少蔬菜、水果中的有机磷农药残留，并比较不同处理方法对有机磷农药残留量的影响。

2. 涉及的知识点　有机磷农药的理化特性，有机磷农药中毒的流行病学特点，食物中有机磷农药残留的检测，食物中有机磷残留量的国家标准。

### （三）实验任务与要求

测定市售蔬菜、水果中有机磷农药残留量，以及不同处理方法对蔬菜、水果中有机磷农药的消除效果，以实验报告的形式上交。

### （四）要求学生做的工作

1. 查阅文献资料，了解有机磷农药中毒的危害，掌握食品中有机磷农药残留量的测定方法。

2. 课题设计，包括立题依据、研究意义和内容、研究现状、技术路线、研究进度、人员组成及经费预算等。

3. 收集样品，运用国家标准方法检测市售蔬菜、水果中有机磷农药残留量，结合国家标准，评价市售蔬菜、水果有机磷农药残留情况。

4. 根据研究目的，参考文献资料，学生自行设计消除蔬菜、水果中有机磷农药残留的处理方式。分小组采用不同处理方法后测定蔬菜、水果中有机磷农药残留消除率，综合评价各种处理的消除效果。

### （五）学时

分 2 次课完成，共 8 学时。

### （六）实验内容

**1. 样品的采集**

学生自行到市场采购应季蔬菜和水果。采样原则：分层随机抽样，选取各个区县农贸市场，样品应包括常见市售蔬菜、水果，种类尽量齐全。蔬菜类应包括叶菜类、甘蓝类、果菜类、瓜菜类、豆类、茎类、鳞茎类、块根类，水果种类包括梨果类、核果类、小粒水果、柑橘类、热带及亚热带水果（皮可食）、热带及亚热带水果（皮不可食）。采样后去掉蔬菜、水果非可食部分。

**2. 蔬菜、水果中有机磷农药残留量检测（参考国家标准 GB/T 5009.20—2003）**

（1）原理：含有机磷的样品在富氢焰上燃烧，以氢磷氧（HPO）碎片形式存在，放射出波长 526nm 特性光，经滤光片选择后，由光电倍增光接收，转换成电信号。样品峰面积与标准品峰面积进行比较定量。

（2）仪器和设备：组织捣碎机、旋转蒸发仪、气相色谱仪。

（3）主要试剂

1）二氯甲烷。

2）丙酮。

3）氯化钠。

4）无水硫酸钠。

5）农药标准品：①敌敌畏（DDVP）：纯度≥99%。②速灭磷（mevinphos）：顺式纯度≥60%，反式纯度≥40%。③久效磷（monocrotophos）：纯度≥99%。④甲拌磷（phorate）：纯度≥98%。⑤巴胺磷（propetumphos）：纯度≥99%。⑥二嗪磷（diazinon）：纯度≥98%。⑦乙嘧硫磷（etrimofos）：纯度≥97%。⑧甲基嘧啶磷（pirmiphos-methyl）：纯度≥99%。⑨甲基对硫磷（parathion-methyl）：纯度≥99%。⑩稻瘟净（kitazine）：纯度≥99%。⑪水胺硫磷（isocarbophos）：纯度≥99%。⑫氧化喹硫磷（po-quinalphos）：纯度≥99%。⑬稻丰散（phenthoate）：纯度≥99.6%。⑭家喹硫磷（methdathion）：纯度≥99.6%。⑮克线磷（phenamiphos）：纯度≥99.9%。⑯乙硫磷（ethion）：纯度≥95%。⑰乐果（dimethoate）：纯度≥99%。⑱喹硫磷（quinaphos）：纯度≥98.2%。⑲对硫磷（parathion）：纯度≥99%。⑳杀螟硫磷（fenitrothion）：纯度≥98.5%。

6）农药标准溶液配制：分别准确称取以上标准品，以二氯甲烷为溶剂，分别配制成 1.0 mg/ml 的标准储备液，4℃冰箱保存，使用时根据各农药品种的食品相应值或最小检测限，吸取不同剂量标准储备液，以二氯甲烷稀释制成混合标准使用液。

（4）分析步骤

1）提取：称取 50 g 样品，置于 300 ml 烧杯中，加入 50 ml 水和 100 ml 丙酮，用组织捣碎机提取 1～2 min。匀浆液经铺有两层滤纸和约 10 g Celite 545 的布氏漏斗减压抽滤。从滤液中分取 100 ml 移至 500 ml 分液漏斗中。

2）净化：向滤液中加入 10～15 g 氯化钠使溶液处于饱和状态。猛烈振摇 2～3 min，静置 10 min，使丙酮从水相中盐析出来。水相用 50 ml 二氯甲烷振摇 2 min，再静置分层。将丙酮与二氯甲烷的提取液合并，经装有 20～30 g 无水硫酸钠的玻璃漏斗脱水滤入 250 ml 圆底烧瓶，再以 40 ml 二氯甲烷分数次洗涤容器和无水硫酸钠。洗涤液也并入烧瓶中，用旋转蒸发仪浓缩至约 2 ml，浓缩液定量转移至 5～25 ml 容量瓶中，加二氯甲烷定容。

3）气相色谱条件

① 色谱柱：①玻璃柱，2.6 m×3 mm（i.d），填装涂有 4.5%（m/m）DC-200＋25%（m/m）OV-17 的 Chromosorb WAW.DMCS（80～100 目）的担体。②玻璃柱，2.6 m×3 mm（i.d），填装涂有 1.5%（m/m）DCOE-1 的 Chromosorb WAW.DMCS（60～80 目）的担体。

② 气体速度：氮气（$N_2$）50 ml/min，氢气（$H_2$）100 ml/min，空气 50 ml/min。

③ 温度：柱箱 240℃，气化室 260℃，检测器 270℃。

④ 测定：吸取 2～5 μl 混合标准液及样品净化液注入色谱仪中，以保留时间定性。以试样的峰高或峰面积与标准比较定量。混合标准液色谱图如图 2-2 所示。

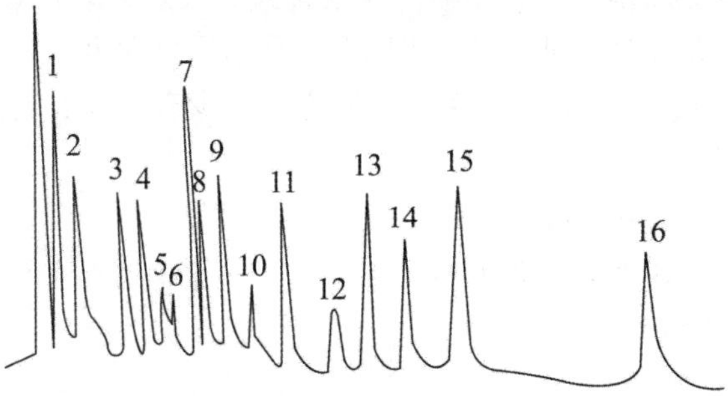


**图 2-2　有机磷农药标准色谱图**

1——敌敌畏最低检测浓度 0.005 mg/kg；
2——速灭磷最低检测浓度 0.004 mg/kg；
3——久效磷最低检测浓度 0.014 mg/kg；
4——甲拌磷最低检测浓度 0.004 mg/kg；
5——巴胺磷最低检测浓度 0.011 mg/kg；
6——二嗪磷最低检测浓度 0.003 mg/kg；
7——乙嘧硫磷最低检测浓度 0.003 mg/kg；
8——甲基嘧啶磷最低检测浓度 0.004 mg/kg；
9——甲基对硫磷最低检测浓度 0.004 mg/kg；
10——稻瘟净最低检测浓度 0.004 mg/kg；
11——水胺硫酸最低检测浓度 0.005 mg/kg；
12——氧化喹硫磷最低检测浓度 0.025 mg/kg；
13——稻丰散最低检测浓度 0.017 mg/kg；
14——甲喹硫磷最低检测浓度 0.014 mg/kg；
15——克线磷最低检测浓度 0.009 mg/kg；
16——乙硫磷最低检测浓度 0.014 mg/kg；

（5）计算：

$$X_i = \frac{A_i \times V_1 \times V_3 \times E_{si} \times 1000}{A_{si} \times V_2 \times V_4 \times m \times 1000} \tag{2-12}$$

式中：$V_1$——样品提取液的总体积，单位为 ml；

$V_2$——净化用提取液的总体积，单位为 ml；

$V_3$——浓缩后的定容体积，单位为 ml；

$V_4$——进样体积，单位为 ml；

$A_i$——样品中 $i$ 组分的峰面积，积分单位；

$X_i$——$i$ 组分有机磷农药的含量，单位为 mg/kg；

$m$——样品的质量，单位为 g；

$E_{si}$——注入色谱仪中的 $i$ 标准组分的质量，单位为 ng；

$A_{si}$——混合标准液中 $i$ 组分的峰面积，积分单位。

（6）精密度：在重复性条件下获得的两次独立测定结果的差值绝对值不得超过算术平均值的 15%。

**3. 不同处理方法对蔬菜、水果中有机磷农药残留量的影响**

（1）请学生思考，哪些日常方法可以减少农药在蔬菜、水果中的残留量。

（2）为了使检测效果明显，事先对样品进行处理，增加某种有机磷农药的残留量。例如，将 50%的乐果稀释 200 倍后，均匀喷洒在某种蔬菜及水果表面，放置 48 h 后测定该种有机磷农药的残留量，检测方法同上（农药标准只采用乐果即可）。

（3）学生自行设计处理方式，分组采取不同方法减少有机磷农药残留量。以下处理方式可供参考：

1）洗涤灵浸泡 5 min、10 min、20 min。

2）清水浸泡 5 min、10 min、20 min。

3）流动清水清洗 1 min、2 min、3 min。

4）沸水焯洗 10 s、20 s、30 s。

5）带皮蔬菜、水果洗后去皮。

（4）对处理后的样品进行该种有机磷农药残留量测定，检测方法同上（农药标准只采用乐果即可）。

### （七）综合评价

1. 市售蔬菜、水果有机磷农药残留量综合评价：将样品中农药残留量与 GB 2763—2005 相比较，进行统计学分析，综合评价市售蔬菜、水果有机磷农药残留现状。

2. 对不同处理方式下的有机磷残留消除率进行统计学分析，综合评价不同处理方式对消除有机磷农药的影响，分组以论文形式汇报实验结果。

### （八）思考题

1. 哪些有机磷农药属于高毒性，并且国家明令禁止使用于蔬菜、水果中？
2. 日常生活中有哪些方式可以减少食物中的农药残留？
3. 有机磷农药中毒的原因有哪些？
4. 有机磷农药中毒的特效解毒药有什么？

### （九）选用教材及参考书

1. 孙长颢．营养与食品卫生学［M］. 北京：人民卫生出版社，2012.
2. GB 2763—2012，食品中污染物限量［S］.

（刘　欢）

## 四、食用煎炸油的卫生状况评价
## Hygienic evaluation of edible frying oil

### （一）实验目的

食品油炸是中国传统烹调方法之一，油炸食品由于口感香脆，深受大众喜爱和欢迎。然而油脂经高温、长时间煎炸，可发生热水解、热氧化、热裂解、热聚合等复杂反应，以及氧化反应、酸败等现象，在此过程中可产生多种有害物质，且使其营养价值下降。本综合实验选择煎炸时间和温度不同的煎炸油，对感官和化学指标进行检测，以综合评价食用煎炸油的卫生状况。通过本次实验，使学生熟悉我国食品卫生标准，掌握常见食品种类的卫生学检验程序、评价指标、意义及判定标准。熟悉食用油脂的国家卫生标准，掌握食用油脂的卫生学检验感官指标、油脂酸败的卫生学评价指标及检验技术。掌握煎炸油的卫生学评价指标、检测方法和计算方法。

### （二）实验安排和涉及的知识点

1. 实验内容

（1）学生自行设计煎炸油的处理方式，对市售食用油进行不同加热时间和温度的处理。

（2）对煎炸油进行感官检查，包括色泽、气味及滋味。

（3）对煎炸油进行理化检验，包括酸价、过氧化值、羰基价和极性组分。

（4）综合评价不同加热时间和温度处理条件下煎炸油的卫生学状况。

2. 涉及的知识点　食用油脂的主要卫生学问题，油脂酸败的定义，常用油脂酸败的卫生学评价指标及评价方法。

### （三）实验任务与要求

测定不同加热时间和温度的处理对煎炸油感官和理化卫生指标的影响，综合评价其卫生状况，以实验报告的形式上交。

### （四）要求学生做的工作

1. 查阅文献资料，了解煎炸油的卫生学要求，掌握各项感官及理化检验指标的测定方法。

2. 课题设计，包括立题依据、研究意义和内容、研究现状、技术路线、研究进度、人员组成及经费预算等。

3. 设计煎炸油处理方法。根据研究目的，参考文献资料，学生自行设计煎炸油的处理方式，分小组进行各指标的测定。

4. 结合国家标准，综合评价市售食用油经过煎炸处理后的卫生学状况。

### （五）学时

分 2 次课完成，共 8 学时。

### （六）实验内容

**1. 油样的处理（学生自行设计，以下处理方式供参考）**

（1）取市售合格食用油 1.5 kg 倒入铁锅中，用可调电炉加热至 150 ℃。

（2）投入 200 g 面团，煎炸 4 min 取出，同时取出煎炸油约 50 ml。

（3）继续加热 2 h，再投入面团，煎炸 4 min 后再取出，并取出相应煎炸油。

（4）重复步骤（3），直到加热时间为 8 h。

（5）将电炉温度调至 200℃，重复步骤（1）～（4）。

（6）将电炉温度调至 250℃，重复步骤（1）～（4）。

（7）分别对各种煎炸时间和温度下的煎炸油进行感官及理化指标的检测。

**2. 感官检查（参考GB/T 5009.37—2003）**

（1）色泽：将样品混匀并过滤于直径50 mm、杯高100 mm的烧杯中，油层高度不得小于5 mm。室温下先对着自然光观察，然后再置于白色背景前借其反射光线观察，按下列词句进行描述：白色、灰白色、柠檬色、淡黄色、黄色、橙色、棕黄色、棕色、棕红色、棕褐色等。

（2）气味及滋味：将样品倒入150 ml烧杯中，置于50℃水浴，以玻璃棒迅速搅拌。嗅其气味，并蘸取少许样品，辨尝其滋味，按下列词句进行描述：正常、焦煳、酸败、苦辣等。

**3. 理化检验**

（1）酸价：植物油中的游离脂肪酸用氢氧化钾标准溶液滴定，每克植物油消耗氢氧化钾的毫克数，称为酸价。酸价是脂肪中游离脂肪酸含量的标志。脂肪在长期保存或反复煎炸的过程中，由于微生物、酶和热的作用发生水解，产生游离脂肪酸，酸价即可反映油脂酸败程度。

1）仪器：①分析天平：感量0.0001 g。②锥形瓶：250 ml。③滴定管：10 ml，最小刻度0.05 ml。

2）试剂：①乙醚-乙醇混合液：按乙醚∶乙醇为2∶1混合，用氢氧化钾溶液（3 g/L）准确中和至酚酞指示液呈中性。②氢氧化钾标准滴定溶液：$c(KOH)=0.05$ mol/L。使用前必须知道溶液的准确浓度，并应经校正，使用最少5天前配置的溶液。移清液于棕色玻璃瓶中贮存，用橡皮塞密封。溶液应为无色或浅黄色。③酚酞指示剂溶液：10 g/L的95%乙醇溶液。

3）操作步骤：称取3～5 g混匀的样品，置于锥形瓶中，加入50 ml中性乙醚-乙醇混合液，用力振摇使油溶解，必要时可置于热水浴中，促进其溶解。冷却至室温，加入酚酞指示剂溶液2～3滴，以氢氧化钾标准滴定溶液（0.05mol/L）滴定，至刚刚出现微红色，且0.5 min内不退色为滴定终点。

4）计算

$$X=\frac{V\times c\times 56.11}{m} \tag{2-13}$$

式中：$X$——样品的酸价（以氢氧化钾计），单位为mg/g；

$V$——样品消耗氢氧化钾标准滴定溶液体积，单位为ml；

$c$——氢氧化钾标准滴定溶液的实际浓度，单位为mol/L；

$m$——样品质量，单位为g；

56.11——与1.0 ml氢氧化钾标准滴定溶液［$c(KOH)=1.00$mol/L］相当的氢氧化钾毫克数。

计算结果保留两位有效数字。

5）精密度：在重复性条件下获得的两次独立测定结果的绝对差值不得超过算术平均值的10%。

6）注意事项：加入乙醇可使碱和游离脂肪酸的反应在均匀状态下进行，以防止反应生成的脂肪酸钾盐解离。滴定所用氢氧化钾溶液的量应为乙醇量的1/5，以免皂化水解，如过量，则有混浊沉淀，造成结果偏低。

（2）过氧化值：油脂被氧化生成过氧化物的多少常用过氧化值来表示。油脂的过氧化值是指 100 g 油脂中所含的过氧化物。在酸性环境下，过氧化物与碘化钾作用时生成游离碘，以硫代硫酸钠溶液滴定析出的碘。油脂酸败过程中，不饱和脂肪酸被氧化形成活性很强的过氧化物，进而聚合或分解，产生醛、酮和低分子的有机酸类。过氧化物是油脂酸败的中间产物，因此常作为其开始酸败的标志。

1）测定原理：使油脂在酸性环境下与碘化钾作用，生成游离碘，以硫代硫酸钠溶液滴定析出的碘，计算过氧化值。

2）试剂

①饱和碘化钾溶液：称取 14 g 碘化钾，加入 10 ml 水溶解，必要时稍微加热使其溶解，冷却后贮存于棕色瓶中。

②三氯甲烷-冰乙酸（2∶3）混合液：量取 40 ml 三氯甲烷，加入 60 ml 冰乙酸，混匀。

③硫代硫酸钠标准滴定溶液［$c(Na_2S_2O_3)=0.002$ mol/L］。

④淀粉指示剂（10 g/L）：称取可溶性淀粉 0.50 g，加入少许水，调成糊状，再倒入 50 ml 沸水调匀，煮沸。临用时现配。

3）操作步骤：称取 2～3 g 混匀的油样（必要时过滤），置于 250 ml 碘量瓶中，加入 30 ml 三氯甲烷-冰乙酸混合液，使油样完全溶解。加入 1 ml 饱和碘化钾溶液，将瓶盖紧密塞好，轻轻振摇 0.5 min，之后置于避光处放置 3 min。取出后加入 100 ml 蒸馏水，摇匀，立即用硫代硫酸钠标准滴定溶液（0.002 mol/L）滴定，待颜色呈淡黄色时，加入 1 ml 淀粉指示剂，继续滴定至蓝色消失为终点。另取相同量三氯甲烷-冰乙酸溶液、碘化钾溶液、蒸馏水，按同一方法操作，作为空白对照。

4）计算

$$X_1 = \frac{(V_1 - V_2) \times c \times 0.1269}{m} \times 100 \tag{2-14}$$

$$X_2 = X_1 \times 78.8$$

式中：$X_1$——样品的过氧化值，单位为 g/100 g；

$X_2$——样品的过氧化值，单位为 meq/kg；

$V_1$——样品消耗硫代硫酸钠标准滴定溶液的体积，单位为 ml；

$V_2$——空白试剂消耗硫代硫酸钠标准滴定溶液的体积，单位为 ml；

$c$——硫代硫酸钠标准滴定溶液的浓度，单位为 mol/L；

$m$——样品质量，单位为 g；

0.1269——与 1.00 ml 硫代硫酸钠标准滴定溶液［$c(Na_2S_2O_3)=0.002$ mol/L］相当的碘的质量，单位为 g；

78.8——换算因子。

5）精密度：在重复性条件下获得的两次独立测定结果的绝对差值不得超过算术平均值的 10%。

6）注意事项：

①碘与硫代硫酸钠的反应必须在中性或弱酸性溶液中进行，因为在碱性溶液中将会发生副反应，在强酸性溶液中硫代硫酸钠会发生分解，$I^-$ 在强酸性溶液中也易被氧化。

②碘易挥发，因此，滴定温度不能过高，滴定时不要剧烈振摇溶液。

③为防止碘被空气氧化，应置于暗处，避免阳光照射，析出碘后，应立即用硫代硫酸钠

溶液滴定，滴定速度也应适当快些。

④淀粉指示剂应新鲜配制，最好在接近滴定终点时加入，即在硫代硫酸钠溶液滴定碘至浅黄色时再加入。否则，碘和淀粉吸附太牢，容易使终点出现过迟，引起误差。

（3）羰基价：油脂受环境（空气、温度、微生物、热、光等）影响，氧化生成过氧化物，进一步分解为含羰基的化合物，这些二次产物中的羰基化合物（醛、酮类化合物）其聚积量就是羰基价。羰基价的大小代表油脂酸败的程度。油脂和含油脂食品的羰基价受存放、加工条件的影响很大，随加热时间延长而增加，是油脂氧化酸败的灵敏指标。

1）测定原理：羰基化合物和2,4-二硝基苯肼的反应产物，在碱性溶液中呈褐红色或酒红色，在波长440 nm发射光下，测定其吸光度，计算羰基价。

2）仪器：分光光度计。

3）试剂

①精制乙醇：取1000 ml无水乙醇，置于2000 ml圆底烧瓶中，加入5 g铝粉、10 g氢氧化钾，接好标准磨口的回流冷凝管，水浴中加热回流1 h，然后用全玻璃蒸馏装置蒸馏，收集馏液。

②精制苯：取500 ml苯，置于1000 ml分液漏斗中，加入50 ml硫酸，小心振摇5 min，开始振摇时注意放气。静置分层，弃除硫酸层，再加入50 ml硫酸重复处理一次。将苯层移入另一分液漏斗，再用蒸馏水洗涤3次，然后经无水硫酸钠脱水，用全玻璃蒸馏装置蒸馏，收集馏液。

③2,4-二硝基苯肼溶液：称取50 mg 2,4-二硝基苯肼，溶于100 ml精制苯中。

④三氯乙酸溶液：称取4.3 g固体三氯乙酸，溶于100 ml精制苯中。

⑤氢氧化钾-乙醇溶液：称取4 g氢氧化钾，加入100 ml精制乙醇使其溶解，置于冷暗处过夜，取上部澄清液使用。如溶液变为黄褐色，则应重新配制。

4）操作步骤：准确称取0.025～0.50 g样品，置于25 ml容量瓶中，加苯溶解样品并稀释至刻度。吸取5 ml，置于25 ml具塞试管中，加入3 ml三氯乙酸溶液及5 ml 2,4-二硝基苯肼溶液，仔细振摇混匀，于60℃水浴加热30 min，冷却后沿试管壁缓慢加入10 ml氢氧化钾-乙醇溶液，使之成为二液层，塞好试管猛烈振摇混匀，室温放置10 min。以1 cm比色杯，试剂空白对照调零，于波长440 nm处测吸光度。

5）计算

$$X=\frac{A}{854\times m\times V_2/V_1}\times 1000 \tag{2-15}$$

式中：$X$——样品的羰基价，单位为meq/kg；

$A$——测定时样品溶液的吸光度；

$m$——样品质量，单位为g；

$V_1$——样品稀释后的总体积，单位为ml；

$V_2$——测定用样品稀释液的体积，单位为ml；

854——各种醛的毫克当量吸光系数的平均值。

6）精密度：在重复性条件下获得的两次独立测定结果的绝对差值不得超过算术平均值的5%。

7）注意事项

①精制乙醇是由于乙醇中往往混有醇类的氢氧化物，对测定结果有干扰。

②2,4-二硝基苯肼较难溶于苯，配制时应充分搅动，必要时过滤。

③三氯乙酸是比乙酸更强的有机酸，其苯溶液是反应的酸性介质，对生产腙的反应有催化作用。

④氢氧化钾乙醇溶液极易变为褐色，并且新配制的溶液往往混浊。本实验要求溶液清澈透明，一般在配制后过夜，使用时取上清液，也可用玻璃纤维滤膜过滤。

（4）极性组分：极性组分是食用油在煎炸食品的工艺条件下发生劣变，发生热氧化反应、热聚合反应、热氧化聚合反应、热裂解反应和水解反应，产生了比正常植物油分子（甘油三酸酯）极性更大的一些成分，是甘油三酸酯的热氧化物（含有酮基、羟基、过氧化氢基和羧基的甘油三酸酯）、热聚合产物、热氧化聚合产物、水解产物（游离脂肪酸、一酸甘油酯和二酸甘油酯）的总称。

1）测定原理：经过煎炸的油脂通过装有吸附了一定水分的硅胶柱时，在流动相的洗脱下，其中的甘油三酸酯（即经煎炸未改变的油脂）首先被洗脱。除去洗脱剂后称量，即为非极性组分的质量，检测样品的总质量减去非极性组分的质量就是极性组分的质量（经煎炸后发生化学变化的油脂）。

2）仪器：采用两种类型的层析柱。当室温低于25℃时，可采用A型（常用）层析柱；当室温高于25℃时，采用带有循环水套的B型层析柱。

3）试剂

①硅胶（柱层析用）：粒度范围60～100目。按以下方法使其含水量约为5%：将硅胶置于160℃烤箱中干燥24 h后取出，置于干燥器中冷却至室温，然后称取152 g硅胶和8 g水，放入500 ml带玻璃塞的磨口锥形瓶中，机械振摇1 h，密封备用。

②石油醚（沸程30～60℃）＋乙醚洗脱剂：87＋13（V/V）。

③海砂：通过煅烧和酸洗纯化。

④10%钼磷酸乙醇溶液显色剂。

⑤高效薄层硅胶G板（无荧光）。

4）操作步骤

①样品制备：缓缓预热煎炸油样，使之充分混匀。如有杂质和水分，可用滤纸过滤。用小烧杯准确称量油样约2.5 g（精确至0.01 g）。转移至50 ml容量瓶，用石油醚＋乙醚洗脱剂定容后备用。

②装柱：为防止柱内起气泡，当室温低于25℃时，采用A型层析柱；当室温高于25℃时，采用B型层析柱。采用B型层析柱时，冷却水可采用高位瓶法将约20℃的水导入层析柱夹套（如温度适宜，也可用自来水），以保证柱温低于25℃。先在柱的底部放少许玻璃棉，把30 ml洗脱液加入柱中，如有气泡，用玻璃棒搅拌，赶走气泡。

在100 ml烧杯中称取35 g硅胶和80 ml洗脱液，用玻璃棒不停搅拌，尽量使硅胶浮起。缓慢倒入垂直层析柱中，使之均匀沉降。用少许洗脱液清洗漏斗和柱壁，沉降后放出洗脱液至硅胶面以上10 cm处，轻轻振摇，将硅胶弄平，再通过漏斗将4 g海砂加到柱内，再放出洗脱液使其与海砂表面齐平。

③上柱：精确吸取制备油样20 ml，沿柱壁缓慢移到层析柱上。打开旋塞使样液与海砂面齐平。

④非极性组分的洗脱：把在103±2℃的烤箱中干燥过的400 ml烧杯置于干燥器内冷却至室温，平衡30 min，在分析天平上准确称量其质量，记为$m_1$。将烧杯置于柱下，加

250 ml洗脱液。洗脱速度约为 2 ml/min，洗至液面与海砂面齐平，然后用少量洗脱液清洗旋塞以下的外壁，收集在质量为 $m_1$ 的烧杯中，即为非极性组分。

⑤蒸发称量：把上述烧杯置于 90℃的水中，使洗脱液蒸发至干，再准确称量烧杯质量，记为 $m_2$。

5）计算

$$X = \frac{m-(m_1-m_2)}{m} \times 100 \tag{2-16}$$

式中：$X$——极性组分含量（%）；

$m$——上柱油样质量，单位为 g；

$m_1$——空杯质量，单位为 g；

$m_2$——空杯质量（$m_1$）与非极性组分质量之和，单位为 g。

### （七）结果评价

参照食用植物油煎炸过程中的卫生标准（GB 7102.1—2003），综合评价不同煎炸时间和温度下煎炸油的各项卫生指标，各项指标的卫生标准如下：

1. 感官要求

具有正常煎炸各种食品过程中的植物油的色泽、气味和滋味，并且无异味、杂质和残渣。

2. 理化指标

酸价（KOH）（mg/g）≤5，羰基价（meq/kg）≤50，极性组分（%）≤27。

### （八）思考题

1. 煎炸油中可能产生哪些有害成分？
2. 哪些因素可能影响煎炸油的卫生学状况？
3. 检测酸价时加入乙醇的目的是什么？
4. 检测过氧化值时，淀粉指示剂为什么要在接近滴定终点时加入？

### （九）选用教材及参考书

1. 孙长颢. 营养与食品卫生学［M］. 北京：人民卫生出版社，2012.
2. GB 7102.1—2003，食用植物油煎炸过程中的卫生标准［S］.

（桑仲娜）

## 五、机械制造工业铸造工序的粉尘职业危害情况调查

## Investigation of occupational hazards in the foundry process of machine manufacture industry

### （一）实验目的

尘肺是在生产过程中，长期吸入粉尘引起的以肺组织纤维化为主的疾病。随着我国生产

发展，矿山开采、煤炭开采、建材加工、铸造、石棉加工等行业也不断发展，劳动者接触粉尘的机会越来越多，尘肺已经成为损害劳动者身体健康的主要职业病之一。粉尘作业环境监测、作业环境粉尘控制、粉尘作业工人健康监护等工作对防治尘肺极为重要。通过本组实验，帮助学生学习有关粉尘作业环境监测、作业工人健康监护与相关资料的分析，并复习生产性粉尘、尘肺的概念以及尘肺发病的影响因素，了解粉尘作业环境存在的职业有害因素，熟悉作业工人健康监护等工作。通过实验学习粉尘作业环境的检测方法，掌握粉尘作业环境有害因素测定原理、方法与步骤，学会对粉尘作业环境进行评价。

### （二）实验安排和涉及的知识点

1. 实验安排
（1）机械铸造业的一般背景情况调查。
（2）粉尘作业环境的监测。
（3）粉尘对机体健康影响调查。
2. 涉及的知识点
（1）职业卫生调查的步骤、内容和方法。
（2）作业环境粉尘分散度与游离二氧化硅含量的测定方法。
（3）肺通气功能测量的要点。

### （三）实验任务与要求

1. 根据粉尘作业环境空气采样的原则，完成采样方法、采样点、采样时机、采样持续时间、采集样本数的选择。
2. 完成粉尘作业环境空气中有害因素监测。
3. 根据国家卫生标准对粉尘作业的环境进行卫生评价，完成实验报告。
4. 粉尘作业工人体检分析（国家尘肺诊断标准的应用）。

### （四）要求学生做的工作

1. 要求学生在实验前做好预习，查阅相关文献资料。
2. 撰写实验报告。

### （五）学时

4 次课，12～16 学时完成。

### （六）实验内容

**1. 粉尘职业危害情况调查**

除调查有关企业的一般背景情况外，要着重了解生产过程和相应职业性有害因素，结合体检资料及相应职业性有害因素检测结果，判断粉尘对接触者产生的不良影响（调查表可参见本节后附表）。现以拖拉机生产铸造工序为例，说明机械制造工业铸造工序粉尘职业危害情况调查。

（1）生产过程：铸造生产属于热加工，其生产过程包括混砂、造型、熔化、浇注和清理等几个环节（图 2-3）。用铸造方法制成机械所需零件的粗坯，经金属加工、热处理等工序，制成零件半成品；再经电镀、涂漆或喷漆等工序，制成零件成品；最后组装、修饰，组成机械（如拖拉机）。每个车间又有各自的工艺过程，掌握这些基本生产过程即可找出各个生产环节所存在的有关职业性有害因素。

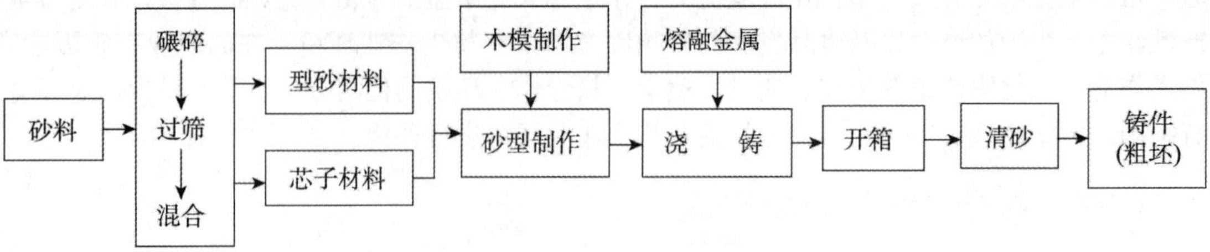


**图 2-3　铸造生产过程工艺**

（2）主要有害因素：机械铸造生产的工序多，起重量及运输量大，生产过程中伴随高温、各种有害气体和粉尘、烟雾和噪声等，致使铸造作业易导致矽肺、热辐射、中毒及振动等职业病伤害。另外，经常发生烫伤、火灾、爆炸和机械伤害等事故。因此，铸造作业的安全重点是预防粉尘、热辐射和机械伤害。

1）粉尘：型砂主要原料为砂、陶土、黏土、煤粉等，分别含有一定量的游离二氧化硅，在型砂调制、砂型制作、开箱及清砂等过程中，现场可有游离二氧化硅粉尘飞扬。

2）高温及热辐射：热源包括熔铁炉、砂芯干燥炉、熔融的金属及新浇铸的铸件等，熔炼和浇铸过程会产生强烈的热辐射。

3）有害气体：金属熔炼和浇铸过程有一氧化碳产生；型砂黏合剂中的脲醛树脂可产生甲醛和氨；浇铸铜、锌等有色金属时，可有氧化锌烟尘形成；有机溶剂如苯、甲苯、二甲苯等，会存在于涂漆或喷漆过程中。

4）噪声和振动：造型过程中使用的造型机和捣固机、清砂过程中使用的风动工具与砂轮，均可产生噪声和振动。

5）工伤、烫伤及强体力负荷是铸造车间常见的职业危害。

（3）环境监测和健康监护结果：应了解粉尘空气浓度、粉尘分散度、粉尘游离二氧化硅含量及尘肺的发病情况（如患病率等）。

根据原卫生部颁布的《卫生防疫工作规范》，进行职业卫生基本情况调查，分析主要有害因素，对生产环境进行有害因素监测，建立“工业企业职业卫生档案”。采用统一表格，全面地反映企业的基本情况、工艺流程、主要有害因素接触情况、职工健康及防护情况等。

现场了解企业基本情况，根据了解的基本情况分析主要有害因素，对生产环境进行有害因素监测，对接触有害因素的从业人员进行相应的健康监护。对生产环境的监测及健康监护资料进行整理分析并综合评价，提出改进建议。

**2. 工作场所空气中粉尘测定（GBZ/T 192. 1—2007）**

（1）总粉尘浓度

1）原理：空气中的总粉尘用已知质量的滤膜采集，由滤膜的增量和采气量，计算出空气中总粉尘的浓度。

2）仪器

①滤膜：过氯乙烯滤膜或其他测尘滤膜。空气中粉尘浓度≤50 mg/m³ 时，用直径 37 mm 或 40 mm 的滤膜；粉尘浓度＞50 mg/m³ 时，用直径 75 mm 的滤膜。

②粉尘采样器：包括采样夹和采样器两部分。

A. 采样夹：应满足总粉尘采样效率的要求，气密性检查按附录 A 进行。

a. 粉尘采样夹：可安装直径 40 mm 和 75 mm 的滤膜，用于定点采样。

b. 小型塑料采样夹：可安装直径≤37 mm 的滤膜，用于个体采样。

B. 采样器：性能和技术指标应满足附录 A 中的要求。需要防爆的工作场所应使用防爆型粉尘采样器。用于个体采样时，流量范围为 1～5 L/min；用于定点采样时，流量范围为 5～80 L/min。用于长时间采样时，连续运转时间应≥8 h。

③分析天平：感量 0.1 mg 或 0.01 mg。

④秒表或其他计时器。

⑤干燥器，内装变色硅胶。

⑥镊子。

⑦除静电器。

3）样品的采集

①滤膜的准备

A. 干燥：称量前，将滤膜置于干燥器内 2 h 以上。

B. 称量：用镊子取下滤膜的衬纸，将滤膜通过除静电器，除去滤膜的静电，在分析天平上准确称量。在衬纸上和记录表上记录滤膜的质量和编号。将滤膜和衬纸放入相应容器中备用，或将滤膜直接安装在采样头上。

C. 安装：滤膜毛面应朝进气方向，滤膜放置应平整，不能有裂隙或褶皱。用直径 75 mm 的滤膜时，做成漏斗状装入采样夹。

②采样

现场采样按照 GBZ 159—2004《工作场所空气中有害物质监测的采样规范》执行。

A. 定点采样：根据粉尘检测的目的和要求，可以采用短时间采样或长时间采样。

B. 短时间采样：在采样点放置装好滤膜的粉尘采样夹，在呼吸带高度以 15～40 L/min 流量采集空气样品 15 min。

C. 长时间采样：在采样点放置装好滤膜的粉尘采样夹，在呼吸带高度以 1～5 L/min 流量采集空气样品 1～8 h（由采样现场的粉尘浓度和采样器的性能等确定）。

D. 个体采样：将装好滤膜的小型塑料采样夹佩戴在采样对象的前胸上部，进气口尽量接近呼吸带，以 1～5 L/min 流量采集空气样品 1～8 h（由采样现场的粉尘浓度和采样器的性能等确定）。

③滤膜上总粉尘的增量（$\Delta m$）要求：无论定点采样还是个体采样，要根据现场空气中粉尘的浓度、使用采样夹的大小、采样流量及采样时间，估算滤膜上总粉尘的 $\Delta m$。使用直径≤37 mm 的滤膜时，$\Delta m$ 不得大于 5 mg；使用直径为 40 mm 的滤膜时，$\Delta m$ 不得大于 10 mg；使用直径为 75 mm 的滤膜时，$\Delta m$ 不限。采样前，要通过调节采样流量和采样时间，防止滤膜上粉尘增量超过上述要求（即过载）。采样过程中，若有过载可能，应及时更换采样夹。

4）样品的运输和保存：采样后，取出滤膜，将滤膜的接尘面朝里对折两次，置于清洁容器内。或将滤膜或滤膜夹取下，放入原来的滤膜盒中。室温下运输和保存。携带运输过程中应防止粉尘脱落或二次污染。

5）样品的称量

①称量前，将采样后的滤膜置于干燥器内 2 h 以上，除静电后，在分析天平上准确称量。

②滤膜增量（$\Delta m$）≥1 mg 时，可用感量为 0.1 mg 的分析天平称量；滤膜 $\Delta m$≤1 mg 时，应用感量为 0.01 mg 的分析天平称量。

6）浓度的计算

①按式（2-17）计算空气中总粉尘的浓度：

$$C=\frac{m_1-m_2}{Q\times t}\times 1000 \tag{2-17}$$

式中：$C$——空气中总粉尘的浓度，单位为 mg/m$^3$；

$m_2$——采样后的滤膜质量，单位为 mg；

$m_1$——采样前的滤膜质量，单位为 mg；

$Q$——采样流量，单位为 L/min；

$t$——采样时间，单位为 min。

②空气中总粉尘时间加权平均浓度按 GBZ 159—2004 规定计算。

7）注意事项

①本法为基本方法，如果用其他仪器或方法测定粉尘质量浓度，必须以本法为基准。

②本法的最低检出浓度为 0.2 mg/m$^3$（以感量为 0.01 mg 的分析天平、采集 500 L 空气样品计）。

③当过氯乙烯滤膜不适用时（如在高温情况下采样），可用超细玻璃纤维滤纸。

④长时间采样和个体采样主要用于时间加权平均容许浓度（PCTWA）评价时采样。短时间采样主要用于超限倍数评价时采样；也可在以下情况下，用于 PCTWA 评价时采样：A. 工作日内，空气中粉尘浓度比较稳定，没有大的浓度波动，可用短时间采样方法采集 1 个或数个样品；B. 工作日内，空气中粉尘浓度变化有一定规律，即有几个浓度不同但稳定的时段时，可在不同浓度时段内用短时间采样，并记录劳动者在此浓度下接触的时间。

⑤采样前后，滤膜称量应使用同一台分析天平。

⑥测尘滤膜通常带有静电，影响称量的准确性，因此，应在每次称量前除去静电。

（2）呼吸性粉尘浓度

1）原理：空气中粉尘通过采样器上的预分离器，分离出的呼吸性粉尘颗粒采集在已知质量的滤膜上，由采样后的滤膜增量和采气量，计算出空气中呼吸性粉尘的浓度。

2）仪器

①滤膜：过氯乙烯滤膜或其他测尘滤膜。

②呼吸性粉尘采样器：主要包括预分离器和采样器。

A. 预分离器：对粉尘粒子的分离性能应符合呼吸性粉尘采样器的要求，即采集的粉尘的空气动力学直径应在 7.07 μm 以下，且直径为 5 μm 的粉尘粒子的采集率应为 50%。

B. 采样器：性能和技术指标应满足 GBZ/T 17061 的规定。需要防爆的工作场所应使用防爆型粉尘采样器。

③分析天平，感量 0.01 mg。

④秒表或其他计时器。

⑤干燥器，内盛变色硅胶。

⑥镊子。

⑦除静电器。

3）样品的采集

①滤膜的准备

A. 干燥：称量前，将滤膜置于干燥器内 2 h 以上。

B. 称量：用镊子取下滤膜的衬纸，除去滤膜的静电；在分析天平上准确称量。在衬纸和记录表上记录滤膜的质量（$m_1$）和编号；将滤膜和衬纸放入相应容器中备用，或将滤膜直接安装在预分离器内。

C. 安装：安装时，滤膜毛面应朝进气方向，滤膜放置应平整，不能有裂隙或褶皱。

②预分离器的准备：按照所使用的预分离器的要求，做好准备和安装。

③采样：现场采样按照 GBZ159 执行，并参照 GBZ/T 192.1—2007 附录 A 执行。

A. 定点采样：根据粉尘检测的目的和要求，可以采用短时间采样或长时间采样。

a. 短时间采样：在采样点，将连接好的呼吸性粉尘采样器，在呼吸带高度以预分离器要求的流量采集空气样品 15 min。

b. 长时间采样：在采样点，将装好滤膜的呼吸性粉尘采样器，在呼吸带高度以预分离器要求的流量采集空气样品 1～8 h（由采样现场的粉尘浓度和采样器的性能等确定）。

B. 个体采样：将连接好的呼吸性粉尘采样器佩戴在采样对象的前胸上部，进气口尽量接近呼吸带，以预分离器要求的流量采集空气样品 1～8 h（由采样现场的粉尘浓度和采样器的性能等确定）。

C. 滤膜上粉尘增量（$\Delta_m$）要求：无论定点采样或个体采样，要根据现场空气中粉尘的浓度、使用采样夹的大小和采样流量及采样时间，估算滤膜上 $\Delta_m$。采样时要通过调节采样时间，控制 $\Delta_m$ 数值为 0.1～5 mg。否则，有可能因铝膜过载造成粉尘脱落。采样过程中，若有过载可能，应及时更换呼吸性粉尘采样器。

④样品的运输和保存：采样后，从预分离器中取出滤膜，将滤膜的接尘面朝里对折两次，置于清洁容器内运输和保存。运输和保存过程中应防止粉尘脱落或污染。

⑤样品的称量：称量前，将采样后的滤膜置于干燥器内 2 h 以上，除静电后，在分析天平上准确称量，记录滤膜和粉尘的质量（$m_2$）。

⑥结果计算

A. 空气中呼吸性粉尘的浓度按式（2-18）进行计算：

$$C=\frac{m_2-m_1}{Q-t}\times 1000 \tag{2-18}$$

式中：$C$——空气中呼吸性粉尘的浓度数值，单位为 mg/m³；

$m_2$——采样后的滤膜质量数值，单位为 mg；

$m_1$——采样前的滤膜质量数值，单位为 mg；

$Q$——采样流量数值，单位为 L/min；

$t$——采样时间数值，单位为 min。

B. 空气中呼吸性粉尘的时间加权平均浓度按 GBZ 159 规定计算。

⑦说明

A. 本法的最低检出浓度为 0.2 mg/m³（以感量 0.01 mg 的分析天平，采集 500 L 空气样品计）。

B. 采样前后，滤膜称量应使用同一台分析天平。

C. 测尘滤膜通常带有静电，影响称量的准确性，因此，应在每次称量前除去静电。

D. 要按照所使用的呼吸性粉尘采样器的要求，正确应用滤膜和采样流量及粉尘增量，不能任意改变采样流量。

（3）粉尘分散度

1）滤膜溶解涂片法

①原理：将采集有粉尘的过氯乙烯滤膜溶于有机溶剂中，形成粉尘颗粒的混悬液，制成标本。在显微镜下测量粉尘的大小并计数，计算不同大小粉尘颗粒的百分比。

②仪器

A. 瓷坩埚或烧杯，25 ml。

B. 载物玻片，$75\times25\times1\ mm^3$。

C. 显微镜。

D. 目镜测微尺。

E. 物镜测微尺：它是一种标准尺度，其总长为 1 mm，分为 100 等分刻度，每一分度值为 0.01 mm，即 10 μm（图 2-4）。

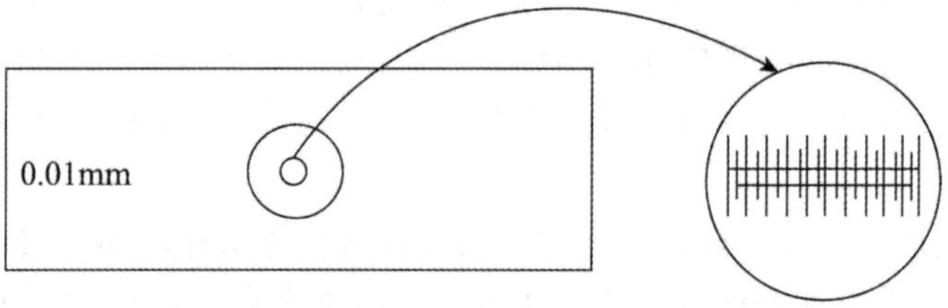


**图 2-4　物镜测微尺**

使用前，所用仪器必须擦洗干净。

③试剂：乙酸丁酯，化学纯。

④测定

A. 将采集有粉尘的过氯乙烯滤膜放入瓷坩埚或烧杯中，用吸管加入 1～2 ml 乙酸丁酯，用玻璃棒充分搅拌，制成均匀的粉尘混悬液。立即用滴管吸取 1 滴，滴于载物玻片上；用另一载物玻片成 45°角推片，待自然挥发，制成粉尘（透明）标本，贴上标签，注明样品标识。

B. 目镜测微尺的标定：将待标定目镜测微尺放入目镜筒内，物镜测微尺置于载物台上。先在低倍镜下找到物镜测微尺的刻度线，移至视野中央，然后换成 400～600 倍放大倍率，调至刻度线清晰。移动载物台，使物镜测微尺的任一刻度与目镜测微尺的任一刻度相重合（图 2-5）。然后找出两种测微尺另外一条重合的刻度线，分别数出两种测微尺重合部分的刻度数，按照公式（2-19）计算出目镜测微尺刻度的间距（ μm）。

$$D=\frac{a}{b}\times10\ (\mu m) \tag{2-19}$$

式中：$D$——目镜测微尺刻度的间距，单位为 μm ；

$a$——物镜测微尺刻度数；

$b$——目镜测微尺刻度数；

10——物镜测微尺每刻度间距，单位为 μm。

C. 分散度的测定：取下物镜测微尺，将粉尘标本放在载物台上，先用低倍镜找到粉尘

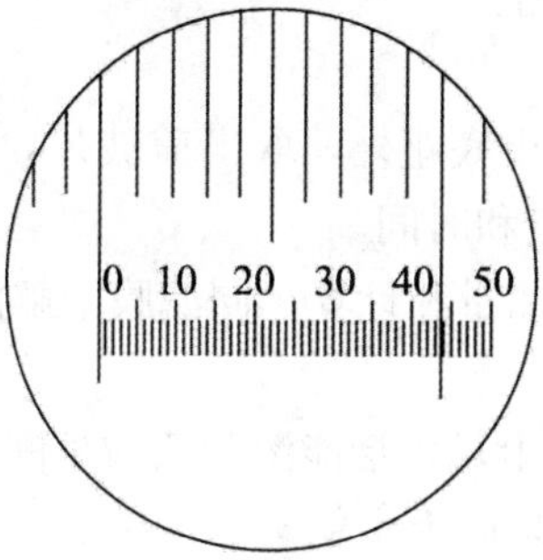


图 2-5　目镜测微尺的标定

颗粒，然后在标定目镜测微尺所用的放大倍率下观察，用目镜测微尺随机地依次测定每个粉尘颗粒的大小，遇长径量长径，遇短径量短径。至少测量 200 个尘粒，按表 2-2 分组记录，算出百分数。

表 2-2　粉尘分散度测量记录表

| 粒径（μm） | <2 | 2～ | 5～ | ≥10 |
|---|---|---|---|---|
| 尘粒数（个） | | | | |
| 百分数（%） | | | | |

⑤注意事项

A. 镜检时，如发现涂片上粉尘密集而影响测量，可向粉尘悬液中再加乙酸丁酯稀释，重新制备标本。

B. 制好的标本应放在玻璃培养皿中，避免外来粉尘的污染。

C. 本法不能测定可溶于乙酸丁酯的粉尘（可用自然沉降法）和纤维状粉尘。

2）自然沉降法

①原理：将含尘空气采集在沉降器内，粉尘自然沉降在盖玻片上，在显微镜下测量计数粉尘的大小并计数，计算不同大小粉尘颗粒的百分比。对于可溶于乙酸丁酯的粉尘，可选用本法。

②仪器

A. 格林沉降器。

B. 盖玻片，$18\times18\ mm^2$。

C. 载物玻片，$75\times25\times1\ mm^3$。

D. 显微镜。

E. 目镜测微尺。

F. 物镜测微尺。

③采样

A. 采样点的选择参照 GBZ 159，可从总粉尘浓度测定的采样点中选择有代表性的采样点。

B. 采样方法：将滑板向凹槽方向推动，直至圆筒位于底座之外，取下筒盖，上下移动几次，使含尘空气进入圆筒内；盖上圆筒盖，推动滑板至与底座平齐。然后将沉降器水平静止 3 h，使尘粒自然沉降在盖玻片上。

④测定

A. 制备测定标本：将滑板推出底座外，取出盖玻片，采尘面向下贴在有标签的载物玻片上，标签上注明样品的采集地点和时间。

B. 分散度测定：在显微镜下测量和计算，同滤膜溶解涂片法。

⑤注意事项

A. 本法适用于各种颗粒型粉尘，包括能溶于乙酸丁酯的粉尘。

B. 使用的盖玻片和载物玻片均应无尘粒。

C. 沉降时间不能小于 3 h。

（4）游离二氧化硅含量

1）焦磷酸法

①原理：粉尘中的硅酸盐及金属氧化物能溶于加热到 245～250℃的焦磷酸中，游离二氧化硅几乎不溶，从而实现分离。然后称量分离出游离的二氧化硅，计算其在粉尘中的百分含量。

②仪器

A. 采样器：同 GBZ/T 192.1 和 GBZ/T 192.2。

B. 恒温干燥箱。

C. 干燥器，内盛变色硅胶。

D. 分析天平，感量为 0.1 mg。

E. 锥形瓶，50 ml。

F. 可调电炉。

G. 高温电炉。

H. 瓷坩埚或铂坩埚，25 ml，带盖。

I. 坩埚钳或铂尖坩埚钳。

J. 量筒，25 ml。

K. 烧杯，200～400 ml。

L. 玛瑙研钵。

M. 慢速定量滤纸。

N. 玻璃漏斗及其架子。

O. 温度计，0～360℃。

③试剂：实验用试剂为分析纯。

A. 焦磷酸：将 85％（W/W）的磷酸加热到沸腾，至 250℃不冒泡为止，放冷，贮存于试剂瓶中。

B. 氢氟酸，40％。

C. 硝酸铵。

D. 盐酸溶液，0.1mol/L。

④样品的采集：现场采样按照 GBZ 159 执行。

本法需要的粉尘样品量一般应大于 0.1 g，可用直径 75 mm 滤膜大流量采集空气中的粉尘，也可在采样点采集呼吸带高度的新鲜沉降尘，并记录采样方法和样品来源。

⑤测定步骤

A. 将采集的粉尘样品放在105±3℃的烘箱内干燥 2 h，稍冷，贮于干燥器备用。如果粉尘粒子较大，需用玛瑙研钵研磨至手捻有滑感为止。

B. 准确称取 0.1000～0.2000 g 粉尘样品于 25 ml 锥形瓶中，加入 15 ml 焦磷酸及数毫克硝酸铵，搅拌，使样品全部湿润。将锥形瓶放在可调电炉上，迅速加热到 245～250℃，同时用带有温度计的玻璃棒不断搅拌，保持 15 min。

C. 若粉尘样品含有煤、其他碳素及有机物，应放在瓷坩埚或铂坩埚中，在 800～900℃下灰化 30 min 以上，使碳及有机物完全灰化。取出冷却后，将残渣用焦磷酸洗入锥形瓶中。若含有硫化矿物（如黄铁矿、黄铜矿、辉铜矿等），应加数毫克结晶硝酸铵于锥形瓶中。再按照步骤 B 加焦磷酸及数毫克硝酸铵加热处理。

D. 取下锥形瓶，在室温下冷却至 40～50℃。加 50～80℃的蒸馏水至 40～45 ml，一边加蒸馏水一边搅拌均匀。将锥形瓶中内容物小心转移入烧杯，并用热蒸馏水冲洗温度计、玻璃棒和锥形瓶，洗液倒入烧杯中，加蒸馏水至 150～200 ml。取慢速定量滤纸折叠成漏斗状，放于漏斗中并用蒸馏水湿润。将烧杯放在电炉上煮沸内容物，稍静置，待混悬物略沉降，趁热过滤，滤液不超过滤纸的 2/3 处。过滤后，用 0.1mol/L 盐酸洗涤烧杯，并移入漏斗中，将滤纸上的沉渣冲洗 3～5 次，再用热蒸馏水洗至无酸性反应为止（用 pH 试纸试验）。如用铂坩埚，要洗至无磷酸根反应后再洗 3 次。上述过程应在当天完成。

E. 将有沉渣的滤纸折叠数次，放入已称至恒量（$m_1$）的瓷坩埚中，在电炉上干燥、炭化；炭化时要加盖并留一小缝。然后放入高温电炉内，在 800～900℃灰化 30 min；取出，室温下稍冷后，放入干燥器中冷却 1 h，在分析天平上称至恒量（$m_2$），并记录。

F. 计算：按式（2-20）计算粉尘中游离二氧化硅的含量。

$$SiO_2(F) = \frac{m_2 - m_1}{G} \times 100 \tag{2-20}$$

式中：$SiO_2(F)$——游离二氧化硅含量（%）；

$m_1$——坩埚质量，单位为 g；

$m_2$——坩埚加沉渣质量，单位为 g；

G——粉尘样品质量，单位为 g。

G. 焦磷酸难溶物质的处理：若粉尘中含有焦磷酸难溶的物质，如碳化硅、绿柱石、电气石、黄玉等，需用氢氟酸在铂坩埚中处理。

方法：将带有沉渣的滤纸放入铂坩埚内，如步骤 E 灼烧至恒量（$m_2$），然后加入数滴 9mol/L 硫酸溶液，使沉渣全部湿润。在通风柜内加入 5～10 ml 40%氢氟酸，稍加热，使沉渣中游离二氧化硅溶解，继续加热至不冒白烟为止（要防止沸腾）。再于 900℃下灼烧，称至恒量（$m_3$）。氢氟酸处理后，游离二氧化硅含量按式（2-21）计算：

$$SiO_2(F) = \frac{m_2 - m_3}{G} \times 100 \tag{2-21}$$

式中：$SiO_2(F)$——游离二氧化硅含量（%）；

$m_2$——氢氟酸处理前坩埚加沉渣（游离二氧化硅+焦磷酸难溶的物质）质量，单位为 g；

$m_3$——氢氟酸处理后坩埚加沉渣（焦磷酸难溶的物质）质量，单位为 g；

$G$——粉尘样品质量，单位为 g。

⑥注意事项

A. 焦磷酸溶解硅酸盐时温度不得超过 250℃，否则容易形成胶状物。

B. 酸与水混合时应缓慢并充分搅拌，避免形成胶状物。

C. 样品中含有碳酸盐时，遇酸产生气泡，宜缓慢加热，以免样品溅失。

D. 用氢氟酸处理时，必须在通风柜内操作，注意防止污染皮肤和吸入氢氟酸蒸气。

E. 用铂坩埚处理样品时，过滤沉渣必须洗至无磷酸根反应，否则会损坏铂坩埚。

**3. 肺通气功能的测定（Determination of pulmonary ventilation function）**

肺通气功能是肺功能测定中的一项，是职业卫生服务的内容。在生产性粉尘及有害气体等职业有害因素接触作业工人的医学健康监护，以及临床对肺部疾患治疗的疗效观察中，肺通气功能测定是一项重要手段。而且仪器携带方便、获得结果迅速，所以在尘肺患者的劳动能力鉴定、尘肺的流行病学调查、职业性尘肺通气功能障碍分型、职业危害因素接触效应的评价等研究均可应用肺通气功能测定方法。

（1）原理：差动呼吸流速压力产生于气动流速传感器，此差动压力传到压力-电子阻抗型换能器上，它可将不同压力转换为电模拟信号。该模拟信号被放大并通过 A/D 转换器转换为数字信号后输入计算机，计算机处理数字信号并将测得数据存入存储器。测量数据显示在显示器上，通过内置打印机进行打印。

（2）测定方法

1）打开电源

2）输入患者身份识别码（ID）

①按 ID 键，输入患者的 ID 信息，显示 TEMP 项目并输入其值，每次输入后，按 ENT 键。

②分别输入测量日期、室内温度、ID 码、年龄、身高、体重、性别、种族。

3）输入的修正：如果发现以上输入有误，按照下述步骤进行修改。

①在按 ENT 键前，错误窗口仍然显示时，按 CLR 键消除窗口内的错误，输入改正的数值，然后按 ENT 键。

②在按 ENT 键后，ID 显示界面已经显示错误时继续完成 ID 输入。当结束 ID 输入，按 ENT 键后，将显示 TEMP 的第一窗口界面，继续按 ENT 键直至希望修改的窗口显示后，按 CLR 键并输入改正的数值，然后按 ENT 键，直至输入 RACE 后则完成了 ID 的输入。

③ID 输入的取消：如果想取消 lD 输入，按 VC、FVC 或 MVV 键，则 ID 输入被取消，并且显示最后一名患者的信息。然而，ID 输入已完成至输入 RACE，则已不可能取消此 ID 输入。

（3）测量

1）VC 测量

①按 VC 键显示出 VC 比较界面，此时禁止向流速传感器吹气或移动传感器。

②将流速传感器放入被测者口中，鼻夹放在鼻孔上，让被测者正常呼吸。按 START 键则显示呼吸波形界面，继续正常呼吸。

③当 ST-9S 测量 3 次正常呼吸后，计算机发出“嘀嘀”声，此时让被测者尽量用力吸气，然后自然全部呼出。当不能再呼出时，转为正常呼吸。按 STOP 键，从口中去掉流速传感器，且从鼻孔上去掉鼻夹。

如果因为呼吸不规范等原因造成测量失败，按 START 键从零时相重新开始测量，重复自②以后的程序，或者按 CLR 键取消本次测量。

VC 测量时程为 50 s，如果要在此时限内中断测量，需按 STOP 键。

测量后，显示数据比较界面，自动选择出最佳数据并标记 O。如果进行多次测量，将较好数据标以 B。所测的最后一组数据在其下方标一横线。

重复 VC 测量，从步骤①开始。

3 次测量结果按照 1→2→3 的顺序储存记忆。如果进行了第 4 次或第 5 次测量，则第 4 次或第 5 次测量数据将被储存至数据号码中，而不标有 O 或 B。

2）FVC 测量

①按 FVC 键显示出 FVC 比较界面，禁止向流速传感器吹气或移动传感器。

②将流速传感器放入被测者口中，鼻夹放在鼻孔上，让被测者正常呼吸。按 START 键后显示波形界面，继续正常呼吸。

③正常呼吸后，让被测者尽量用力吸气，然后用力、快速地尽量呼出。5 s 左右让被测者尽力呼出所有气体。当达到最大呼出水平时，尽量用力吸气以测量用力吸气肺活量。当被测者不能再吸入更多气体时，转为正常呼吸。按 STOP 键，去除被测者口中的流速传感器和鼻孔上的鼻夹。

如果因为呼吸不规范等原因造成测量失败，按 START 键从零时相重新开始测量，重复自②以后的程序，或者按 CLR 键取消本次测量。

FVC 测量时程为 25 s，如果要在此时限内中断测量，需按 STOP 键。

测量后显示比较界面，最佳数据自动选择出并标记 O。如果进行多次测量，则次佳数据标以 B。所测最后一组数据在其下方标一横线。

重复 FVC 测量，从步骤①开始。

3 次测量结果按照 1→2→3 的顺序储存记忆。如果进行了第 4 次或第 5 次测量，则第 4 次或第 5 次测量数据将被储存至数据号码中，而不标有 O 或 B。

3）MVV 测量

①按 MVV 键显示出 MVV 比较界面，禁止向流速传感器吹气或移动传感器。

②将流速传感器放入被测者口中，鼻夹放在鼻孔上，让被测者深快呼吸。检查深快呼吸并使之保持，然后按 START 键，使被测者努力自动保持一种连续的呼吸节奏，如“1-2，1-2”。

如果因为呼吸不规范等原因造成测量失败，按 START 键从零时相重新开始测量，重复自②以后的程序即可，或者按 CLR 键取消本次测量。

MVV 测量时程为 12 s，建议这 12 s 不要中断，12 s 一过，测量即自动终止。如果要在该时限内终止测量，则按 STOP 键。但是每次测量必须越过 5 s 才可获得分析结果。

测量后显示比较界面。最佳数据自动选择出并标记 O。如果进行多次测量，则次佳数据标以 B。所测最后一组数据在其下方标一横线。

重复 MVV 测量，从步骤①开始。

2 次测量结果按照 1→2 的顺序储存记忆。如果进行了第 3 次或第 4 次测量，则第 3 次或第 4 次测量数据将被储存至数据号码中，而不标有 O 或 B。

（4）肺通气功能测量指标

1）肺通气功能测量：包括静态肺容量测定、动态肺容量测定、小气道容量测定。

2）静态肺容量测定

潮气量（TV）：指平静呼吸时每次吸入或呼出的气量。

补吸气量（IRV）：指平静吸气后还能吸入的最大气量。

补呼气量（ERV）：指平静呼气后还能呼出的最大气量。

肺活量（VC）：指深吸气后随即做最大呼气所呼出的气量。

静态肺容量中最常用的指标是肺活量，肺活量的大小与年龄、性别、身高、体重及体位等因素有关。衡量肺活量是否正常，可将实测值与预计值比较，实测值占预计值的80％以上为正常。

测定肺活量的意义：肺活量值表示肺最大扩张和最大收缩的呼吸幅度。但凡具有使呼吸幅度受限的情况，则肺活量就会降低。肺组织损害如肺炎、肺纤维化病变、胸廓扩张受限，均可引起肺活量降低。

3）动态肺容量测定

用力肺活量（FVC）：用力肺活量与肺活量不同，是在最大吸气后用最快的速度呼气所能呼出的气量。

测定用力肺活量的意义：能反映呼气期气道阻力的大小，对支气管阻塞性疾病有诊断意义。在用力肺活量曲线上，还可以得到用力呼气量（FEV）。常见的指标有 $FEV_{0.25}$、$FEV_{0.5}$、$FEV_{0.75}$、$FEV_{1.0}$。分别代表从用力呼气开始至0.25 s、0.5 s、0.75 s、1.0 s期间所呼出的气量，最常用的是 $FEV_{1.0}$。一秒时间肺活量占用力肺活量的百分比，又称为一秒率，常用 $FEV_1$％表示。此值正常在80％左右，低于70％提示有气道阻塞的可能。

4）小气道容量测定：最大呼气流速-容量曲线测定，简称流速-容量曲线，是在深吸气后用最大力量呼气过程中描记的肺容量和相应气流速度的曲线图形。测定应用流速仪和函数记录仪。描记的曲线分为上升支和下降支，交界点为最大呼气流速（$V_{max}$）。单位为升/秒（L/s）。在下降支可测得 $V_{75\%}$、$V_{50\%}$、$V_{25\%}$，表示用力呼气过程中75％、50％、25％肺容量时的流速，此值是反映小气道通畅情况的指标。

### （七）思考题

1. 机械铸造业劳动卫生基本情况调查的内容有哪些？
2. 粉尘对机体健康的影响有哪些？
3. 应进行的环境监测有哪些内容？
4. 应进行的健康监护包括哪些方面？
5. 通过对资料的整理分析，你是如何评价该企业的职业卫生工作的？
6. 你认为该企业的卫生防护措施应做哪些改进？

### （八）参考文献

1. 金泰廙，孙贵范．职业卫生与职业医学［M］．6版．北京：人民卫生出版社，2007.

2. 陈卫红，邢景才，史廷明．粉尘的危害与控制［M］．北京：化学工业出版社，2005.

3. GBZ/T 192.1－2007，工作场所空气中粉尘测定　第1部分：总粉尘浓度［S］.

（汤乃军　赵力军　张利文）

# 附 表

## 附表 2-1 基本情况

| 调查年月 | 分管厂长 | 劳动保护负责人 | 医疗卫生机构 | | | | | | 测试人员数 |
|---|---|---|---|---|---|---|---|---|---|
| | | | 名称 | 负责人 | 医务人员数 | 其中职业卫生人员数 | | 车间保健站个数 | |
| | | | | | | 专职 | 兼职 | | |
| | | | | | | | | | |
| | | | | | | | | | |

## 附表 2-2 基本情况

| 调查年月 | 职工总人数 | | | 接触有害因素职工人数 | | | 接触各类有害因素职工人数 | | | | | | | | | | | |
|---|---|---|---|---|---|---|---|---|---|---|---|---|---|---|---|---|---|---|
| | | | | | | | 粉尘 | | | 毒物 | | | 物理有害因素 | | | 其他 | | |
| | 合计 | 男 | 女 | 合计 | 男 | 女 | 合计 | 男 | 女 | 合计 | 男 | 女 | 合计 | 男 | 女 | 合计 | 男 | 女 |
| | | | | | | | | | | | | | | | | | | |
| | | | | | | | | | | | | | | | | | | |

注：在岗的临时工、合同工、外包内做工、退休聘用工等非编制职工均需一并统计。

## 附表 2-3 主要有害因素接触情况

| 调查年月 | 车间 | 粉　尘 | | | | | 毒　物 | | | | | 物理有害因素 | | | | | 其　他 | | | | |
|---|---|---|---|---|---|---|---|---|---|---|---|---|---|---|---|---|---|---|---|---|---|
| | | 名称 | 车间 | 接触人数 | | | 名称 | 车间 | 接触人数 | | | 名称 | 车间 | 接触人数 | | | 名称 | 车间 | 接触人数 | | |
| | | | | 合计 | 男 | 女 | | | 合计 | 男 | 女 | | | 合计 | 男 | 女 | | | 合计 | 男 | 女 |
| | | | | | | | | | | | | | | | | | | | | | |
| | | | | | | | | | | | | | | | | | | | | | |

注：名称、车间栏前端空格填计算机编码。

## 附表 2-4 有害因素浓度（强度）测定结果

| 测定年月日 | 有害因素名称 | 车　间 | 工　种 | 地　点 | 结　果 | 测定目的 | 测定单位 |
|---|---|---|---|---|---|---|---|
| | | | | | | | |
| | | | | | | | |

注：1. 测定目的分定期定点测定、抽查测定、事故测定、委托测定、鉴定（评价）测定、自行测定等。

2. 有害因素名称、工种栏前端空格填计算机编码。

**附表 2-5　气象条件测定结果**

| 测定日期 | 车间 | 工种 | 地点 | 温度（℃） | 相对湿度（%） | 辐射热强度（$cal/cm^2 \cdot min$） | 室内外温差（℃） | 风速（m/s） | 测定目的 | 测定单位 |
|---|---|---|---|---|---|---|---|---|---|---|
| | | | | | | | | | | |
| | | | | | | | | | | |

注：工种栏前端空格填计算机编码。

**附表 2-6　接触有害因素职工健康检查结果**

| 检查年月 | 有害因素名称 | 车间 | 工种 | 接触人数 | 应检人数 | 实检人数 | 检查结果 | | | | | 检查单位 |
|---|---|---|---|---|---|---|---|---|---|---|---|---|
| | | | | | | | 正常 | 疑似 | 确诊 | 禁忌证 | 其他疾患 | |
| | | | | | | | | | | | | |
| | | | | | | | | | | | | |

注：有害因素名称、工种栏前端空格填计算机编码。

**附表 2-7　职业病登记**

| 编号 | 姓名 | 性别 | 年龄（出生年月） | 车间 | 工种 | 专业工龄 | 诊断病名 | 发病（诊断）日期 | 病情变化 | 死亡日期 | 诊断单位 |
|---|---|---|---|---|---|---|---|---|---|---|---|
| | | | | | | | | | | | |
| | | | | | | | | | | | |

注：工种、诊断病名栏前端空格填计算机编码。

**附表 2-8　卫生防护技术措施评价**

| 调查年月 | 车间 | 工种 | 防护措施项目名称 | 竣工年月 | 投资（万元） | 有害因素名称 | 使用情况 | | | 效果评价 | | | | 维修 | | | 评价意见 | 评价单位 |
|---|---|---|---|---|---|---|---|---|---|---|---|---|---|---|---|---|---|---|
| | | | | | | | 常用 | 不常用 | 不用 | 浓度或强度 | 合格率（%） | 罩口内速（m/s） | 控制风速（m/s） | 定期 | 不定期 | 无 | | |
| | | | | | | | | | | | | | | | | | | |
| | | | | | | | | | | | | | | | | | | |

注：工种、有害因素名称栏前端空格填计算机编码。

# 附　录

**附录 A　粉尘采样器材的参考技术指标**（资料性附录）

A.1 滤膜：用直径 0.3 μm 的油雾进行检测时，滤膜的阻留率不小于 99%；用 20 L/min 的流量采样，过滤面积为 8 $cm^2$时，滤膜的阻力不大于 1000 Pa；因大气中湿度变化而造成滤膜的质量变化不大于 0.1%。

A.2 采样夹：总粉尘采样夹理想的入口流速为 1.25 m/sec±10%。

A.3 气密性：将滤膜夹上装有塑料薄膜的采样头放于盛水的烧杯中，向采样头内送气加压，当压差达到 1000Pa 时，水中应无气泡产生；或用手指完全堵住采样头的进气口，转子应迅速下降到流量计底部，自动控制流量的采样器则进入停止运转状态。

A.4 流量计：精度为±2.5%。

A.5 个体采样泵能连续运转 480 min 以上。定点大流量采样泵能连续运转 100 min 以上，采气流量（带滤膜）大于 15 L/min，负压应大于 1500 Pa。

A.6 用感量为 0.01 mg 的天平称量、个体采样法测定粉尘 8 h 时间加权平均（TWA）浓度时，以 3.5 L/min 采样，适用的空气中粉尘浓度范围为 0.1～3 $mg/m^3$；以 2 L/min 采样，适用粉尘浓度范围为 0.2～5.2 $mg/m^3$。

用感量为 0.1 mg 的天平称量、个体采样法测定粉尘 8 h TWA 浓度时，以 3.5 L/min 采样，适用的空气中粉尘浓度范围为 0.6～3 $mg/m^3$；以 2 L/min 采样，适 用粉尘浓度范围为 1.2～5.2 $mg/m^3$。

若粉尘浓度过高，应缩短采样时间，或更换滤膜后继续采样。

**附录 B　粉尘定点采样点和采样位置举例**（资料性附录）

B.1 工厂粉尘定点采样点和采样位置的确定

B.1.1 采样点

B.1.1.1 一个厂房内有多台同类产尘设备生产时，3 台以下者选 1 个采样点，4～10 台者选 2 个采样点，10 台以上者至少选 3 个采样点；同类设备处理不同物料时，按物料种类分别设采样点；单台产尘设备设 1 个采样点。

B.1.1.2 移动式产尘设备按经常移动范围的长度设采样点，20m 以下者设 1 个采样点，20m 以上者在装、卸处各设 1 个采样点。

B.1.1.3 在集中控制室内至少设 1 个采样点，操作岗位也不得少于 1 个采样点。

B.1.1.4 皮带长度在 10m 以下者设 1 个采样点，10m 以上者在皮带头、尾部各设 1 个采样点。高式皮带运输转运站的机头、机尾各设 1 个采样点，转运站设 1 个采样点。

B.1.2 采样位置：采样位置选择在接近操作岗位的呼吸带高度。

B.2 地下矿山（金属矿、非金属矿）和隧道工程粉尘定点采样点和采样位置的确定

B.2.1 采样点

B.2.1.1 掘进按工作面各设 1 个采样点。

B.2.1.2 洞室型采场按凿岩、运矿等作业类别设采样点。巷道型采场按作业的巷道数设采样点，切割工程量在 50 $m^3$以上的采场工作面设 1 个采样点，开凿漏斗时以一个矿块为 1 个采样点。

B.2.1.3 漏斗放矿按采场设采样点，但在同一风流中相邻的几个采场同时放矿时，只设 1 个采样点，巷道型采矿法出矿按巷道数设采样点。使用皮带转载机运输时，每一皮带转载机、装车站、翻车笼等各设 1 个采样点。溜井的倒矿和放矿分别设 1 个采样点。主要运输

巷道按中段数设采样点。

B.2.1.4 破碎洞室设 1 个采样点。

B.2.1.5 打锚杆、搅拌混凝土、喷浆当月在 5 个班以上时，分别设采样点。

B.2.1.6 更衣室设 1 个采样点。

B.2.2 采样位置

B.2.2.1 凿岩作业的采样位置，设在距工作面 3～6 m 的回风侧。机械装岩作业、打眼与装岩同时作业和掘进机与装岩机同时作业的采样位置，设在距装岩机 4～6 m 的回风侧；人工装岩在距装岩工约 1.5 m 的下风侧。普通法掘进天井的采样位置，设在安全棚下的回风侧；吊罐或爬罐法掘进天井的采样位置，设在天井下的回风侧。

B.2.2.2 洞室型、巷道型采场作业的采样位置，设在距产尘点 3～6 m 的回风侧；多台凿岩机同时作业的采样位置，设在通风条件较差的一台处。电耙作业的采样位置，设在距工人操作地点约 1.5 m 处。

B.2.2.3 溜井和漏斗的倒矿和放矿作业的采样位置，设在下风侧约 3 m 处。皮带转载机、装车站、翻罐笼等产尘点的采样位置，均设在产尘点下风侧 1.5～2 m 处。主要运输巷道的采样位置，设在污染严重的地点。

B.2.2.4 喷浆、打锚杆作业的采样位置，设在距工人操作地点下风侧 5～10 m 处。

B.3 露天矿山粉尘定点采样点和采样位置的确定

B.3.1 采样点

B.3.1.1 每台钻机（潜孔钻、牙轮钻、冲击钻等）的司机室内设 1 个采样点，钻机处设 1 个采样点。台架式风钻（包括轻型、重型凿岩机）凿岩，按工作面设采样点。

B.3.1.2 每台电铲、柴油铲的司机室内设 1 个采样点，司机室外设 1 个采样点。每台铲运机司机室内设 1 个采样点，司机室外设 1 个采样点。每台装岩机设 1 个采样点。每个人工挖掘工作面设 1 个采样点。

B.3.1.3 车辆（汽车、电机车、内燃机车、推土机和压路机等）的司机室内设 1 个采样点。其他运输（索道、皮带、斜坡道、板车、人工等运输）在转运点或落料处设采样点。

B.3.1.4 一条工作台阶路面设 1 个采样点。永久路面（采矿场到卸矿仓或废石场之间）设 2～4 个点。

B.3.1.5 每个二次爆破凿岩区设 1 个采样点。

B.3.1.6 每个废石场、卸矿仓、转运站的作业处各设 1 个采样点。

B.3.1.7 每个独立风源设 1 个采样点。

B.3.1.8 溜矿井的倒矿和放矿处分别设采样点。计量房、移动式空压机站分别设 1 个采样点。保养场、材料库、卷扬机房、水泵房和休息室等处，均应分别设 1 个采样点。

B.3.2 采样位置

B.3.2.1 电铲、钻机、铲运机、车辆等司机室内的采样位置，设在司机呼吸带内。

B.3.2.2 钻机外的采样位置，设在距钻机 3～5 m 的下风侧。铲运机外的采样位置，设在距铲岩处 1.5～3 m 的下风侧。台架式风钻凿岩的采样位置，设在距工人操作处 1.5～3 m 的下风侧。

B.3.2.3 电铲外的采样位置，设在电铲装载和卸载中点的下风侧。装岩机及人工挖掘工作面的采样位置，设在距挖掘处 1.5～3 m 的下风侧。

B.3.2.4 机动车辆以外的其他运输作业的采样位置，设在距转运点或落料处 1.5～3 m

的下风侧。工作台阶路面、永久路面的采样位置，设在扬尘最大地段的下风侧。

B. 3. 2. 5 二次爆破凿岩区的采样位置，设在距凿岩处 3～5 m 的下风侧。

B. 3. 2. 6 废石场、卸矿仓、转运站的采样位置，均设在卸载处的下风侧。

B. 3. 2. 7 独立风源的采样位置，设在采场的实际上风侧，而且不应受采场内任何含尘气流的影响。溜矿井倒矿、放矿作业的采样位置，设在距井口 5～10 m 的下风侧。计量房、移动式空压机站、保养场、水泵房等场所的采样位置，设在工人操作呼吸带高度。

B. 4 煤矿井下作业粉尘定点采样点和采样位置的确定

B. 4. 1 采煤作业面的采样点

B. 4. 1. 1 炮采作业面在钻孔工人运煤工作处设 1 个采样点。

B. 4. 1. 2 机采、综采作业面，采煤机司机、助手工作处各设 1 个采样点；运煤工作业处设 1 个采样点。

B. 4. 1. 3 顶板作业处设 1 个采样点。

B. 4. 2 掘进作业面的采样点

B. 4. 2. 1 岩石掘进、半煤岩掘进、煤掘进工作面的凿岩工、运矿工作业处设 1 个采样点。

B. 4. 2. 2 矿车司机工作处设 1 个采样点。

B. 4. 3 采样位置

B. 4. 3. 1 凿岩工采样位置设在距工作面 3～6 m 的回风侧，运矿作业采样位置设在距工人工作处 3～6 m 下风侧。

B. 4. 3. 2 采煤机司机及助手作业采样位置设在距工人操作处 1. 5 m 下风侧。

B. 4. 3. 3 顶板支护工作业处采样位置距工人作业点 1. 5 m 下风侧。

B. 5 车站、码头、仓库产尘货物搬运存放时粉尘定点采样点和采样位置的确定

B. 5. 1 采样点

B. 5. 1. 1 车站、码头、仓库、车船等装卸货物作业处，分别设 1 个粉尘采样点；皮带输送货物时，装卸处分别设 1 个采样点。

B. 5. 1. 2 车站、码头、仓库存放货物处，分别设 1 个采样点。

B. 5. 1. 3 人工搬运货物时，来往行程超过 30 m 以上者，除装卸处设粉尘采样点外，中途设 1 个采样点。

B. 5. 1. 4 晾晒粮食时，设 1 个采样点。

B. 5. 1. 5 物品存放仓库内接触粉尘时，在包装、发放处各设 1 个采样点。

B. 5. 2 采样位置

采样位置一般设在距工人 2 m 左右呼吸带高度的下风侧；粮食囤边采样，应距囤 10 m 左右。

**附录 C　粉尘 TWA 浓度测定示例**（资料性附录）

C. 1 个体采样法示例

某锅炉车间选择 2 名采样对象（接尘浓度最高和接尘时间最长者）佩戴粉尘个体采样器，连续采样 1 个工作班（8 h），采样流量 3. 5L/min，滤膜增重分别为 2. 2 mg 和 2. 3 mg。按公式计算时间加权平均浓度（CTWA）：

$C_{TWA_1}=2.2\div(3.5\times480)\times1000=1.31\ mg/m^3$；

$C_{TWA_2}=2.3\div(3.5\times480)\times1000=1.37\ mg/m^3$。

C.2 定点采样法示例

C.2.1 接尘时间 8 h 计算示例

某锅炉车间在工人经常停留的作业地点选 5 个采样点，5 个采样点的粉尘浓度及工人在该处的接尘时间测定结果见表 C.1。

**表 C.1　车间采样点粉尘浓度及工人接尘时间测定结果**

| 作业区域 | 工作点平均浓度（$mg/m^3$） | 接尘时间（h） |
|---|---|---|
| 煤场 | 0.34 | 2.0 |
| 进煤口 | 4.02 | 0.8 |
| 电控室 | 0.69 | 4.5 |
| 出渣口 | 2.65 | 0.3 |
| 清扫处 | 7.74 | 0.4 |

计算 8 h CTWA 为：

$$CTWA=(0.34\times2.0+4.02\times0.8+0.69\times4.5+2.65\times0.3+7.74\times0.4)/8=1.36\ mg/m^3$$

C.2.2 接尘时间不足 8 h 计算示例

某工厂工人间断接触粉尘，总的接触粉尘时间不足 8 h，工作地点的粉尘浓度及接尘时间测定结果见表 C.2。

**表 C.2　车间采样点粉尘浓度及工人接尘时间测定结果**

| 工作时间 | 工作点平均浓度（$mg/m^3$） | 接尘时间（h） |
|---|---|---|
| 08:30—10:30 | 2.5 | 2 |
| 10:30—12:30 | 5.3 | 2 |
| 13:30—15:30 | 1.8 | 2 |

计算 CTWA 为：

$$CTWA=(2.5\times2+5.3\times2+1.8\times2)/8=2.4\ mg/m^3$$

C.2.3 接尘时间超过 8 h 计算示例

某工厂工人在一个工作班内接尘工作 6 h，加班工作中接尘 3 h，总接尘时间为 9 h，接尘时间和工作点粉尘浓度见表 C.3。

**表 C.3　车间采样点粉尘浓度及工人接尘时间测定结果**

| 时间 | 工作任务 | 工作点平均浓度（$mg/m^3$） | 接尘时间（h） |
|---|---|---|---|
| 08:15—10:30 | 任务 1 | 5.3 | 2.25 |
| 11:00—13:00 | 任务 2 | 4.7 | 2.00 |
| 14:00—15:45 | 整理 | 1.6 | 1.75 |
| 16:00—19:00 | 加班 | 5.7 | 3.00 |

计算 CTWA 为：

$$CTWA=(5.3\times2.25+4.7\times2+1.6\times1.75+5.7\times3)/8=5.2\ mg/m^3。$$

## 六、室内空气污染预防效果评价

## Evaluate of preventive effect in indoor air pollution

### （一）实验目的

1. 通过对室内空气质量进行检测，掌握采样点的设定方法、采样时间的设置和评价指标的选择。

2. 熟悉室内空气质量评价方法和预防效果的评价方法。

### （二）实验安排和涉及的知识点

1. 本实验为环境卫生学课程中的重要教学内容之一。

2. 本实验综合了环境监测学和预防措施评价的相关知识。

### （三）实验任务与要求

1. 选择 2～5 个不同室内污染情况的房屋为实验对象。预防室内空气污染的措施可采用打开门窗通风换气（或使用空气清洁器）。根据要求设置采样点和采样时间。

2. 实验前要求学生根据实验内容查阅相关文献，制订实验方案。

3. 实验结果的总结分析：首先将结果与相应的国家标准进行比较，然后采用统计学的方法比较采取措施前后的检测结果。

4. 实验报告撰写的要求：实验题目、实验原理、实验步骤、实验结果、讨论。

### （四）要求学生做的工作

1. 要求学生在实验前做好预习，查阅相关文献资料，掌握目前常用的空气采样方法和室内空气质量评价的方法，了解各评价方法优缺点。

2. 设置室内的空气样本采样点。

3. 要求学生掌握室内空气样本的布点方法。

4. 了解室内空气样本采集的注意事项。

5. 通过对采样仪器的操作，了解仪器的性能和使用方法。

6. 根据要求采集样本，并测定分析。

7. 根据要求采集样本，并进行细菌培养和计数。

8. 根据调查设计和环境样本的检测结果，计算空气污染指数（API），并对室内空气质量进行评价。

9. 撰写实验报告。

### （五）学时

分 5 次课完成，共 14 学时。

（六）实验内容

**1. 室内空气的采集方法**

（1）气体样品的采集：采样方法可分为直接采样法和浓缩采样法两类。

1）直接采样法：当气体样本中被测物质浓度较高，或者所选用分析方法的灵敏度较高时，可采用直接采样法采取少量空气样品就可满足分析需要。

2）注射器采样：选用一支100 ml注射器，连接一个针头，针头用胶帽密封，事先检查注射器的气密性并校正刻度。现场采样时先抽吸3～5次，以排净注射器残气，然后采样、密封，尽快送检。

3）塑料袋采样：可选用专用塑料袋或铝箔袋，连接一个特制的采气用二联球。在采样现场首先对采气袋用空气抽吸3～5次，以排净残气，然后采样，用胶帽封口，尽快送检分析。

4）真空瓶取样：用耐压玻璃瓶或不锈钢瓶，事先抽真空至133Pa左右，将真空瓶携带至采样现场。打开瓶阀采气，然后关闭阀门，迅速送检。

（2）浓缩采样法：当空气中被测组分浓度较低或检测方法的灵敏较低，需浓缩后方能满足分析方法的要求时应用此法。

1）吸收液浓缩法：吸收液浓缩法使用动力装置，使空气通过装有吸收液的吸收管，此时空气中的被测组分经气液界面浓缩于吸收液中，常用于采集气态或蒸气态的污染物。

实验常用的吸收液有水、水溶液和有机溶剂等。选择吸收液需注意的问题有：被测物质在吸收液中的溶解度、化学反应速度；被测组分在吸收液中应有较长的稳定时间；选择吸收液还要注意对下一步化学反应的影响，应与以后的分析步骤紧密衔接起来；吸收液要价廉易得。

2）机械阻留浓积法：采用滤纸和滤膜机械阻留法主要用以采集气溶胶。它是使用动力装置使空气通过滤料，通过机械阻留、吸附等方式采集空气中的气溶胶。常用的滤纸和滤膜有玻璃纤维滤料、有机合成纤维滤料、微孔滤膜和浸渍试剂滤料等。

针对空气中被测组分选择合适的滤料非常重要。在通常情况下，对滤料的要求有：①选用的滤料和采样条件要能保证有足够高的采样效率。②滤料种类的选择，例如分析空气中无机元素应选用有机滤料（本底值低），而分析空气中有机成分时，应选用无机玻璃纤维滤料。③滤料的阻力要小，这样可提高采样速度，且易解决动力问题。④滤料的机械强度，使其在采样过程中不易损坏。⑤价格低廉。

3）固体吸附剂阻留法：当空气通过装有固体吸附剂的采样管时，被测组分被固体吸附剂吸附、浓缩，送实验室后，经解吸作用后分析测定。

常用的吸附剂有颗粒状吸附剂和纤维状吸附剂。它们是由颗粒状或纤维状担体上涂以某种化学试剂而制成的。该法的主要特点是有较好的采样效率，且稳定时间较长。可长时间采样。

（3）采样仪器：空气采样设备通常由样本收集器和采样动力装置所组成。

1）收集器：根据被测组分在空气中的存在状态，选择合适的收集器。现介绍几种常用的收集器。

①气泡吸收管：分普通型和直筒型两种。普通型吸收管内可装10 ml吸收液，采气流量为0.5～1.5L/min；直筒型吸收管可装50 ml吸收液，采气流量为0.2L/min，用于24小时

采样。

②多孔板吸收管：分普通型和大型两种。普通型装入 l0 ml 吸收液，采气流量为 0.1～1 L/min，用于短时间采样；大型装 50ml 吸收液，采气流量为 0.1～1 L/min，用于 24 小时采样。多孔玻板吸收管的优点是增加了气液接触面，提高了吸收效率。

③冲击式吸收管：分小型和大型两种。小型管其进气中心管的出气口内径为 1 mm，至底的距率为 5 mm，可装 10 ml 吸收液，采气流量为 2.8 L/min；大型管其进气中心管的出气口内径为 2.3 mm，至底端的距离为 5 mm，可装 50～100 ml 吸收液，采气流量为28 L/min。

冲击式吸收管主要适用于采集气溶胶状物质。采样效率主要取决于中心管嘴尖大小（决定气流冲击速度）及其与瓶底的距离。

2）采样器

①小流量气体采样器：常用的小流量气体采样器的流量范围为 0.1～3 L/min，其体积小，便于携带至现场使用，常用于 $SO_2$、$NO_X$ 测定。

②小流量可吸入颗粒采样器：采气流量范围为 1～30 L/min，所采集的颗粒物直径≤10 μm，但由于采气量小，所需采样时间较长，且称量滤纸时需 1/10 万分析天平，故难于推广应用。

③大流量颗粒物采样器：流量范围为 1.1～1.7 $m^3$/min。用于测定空气中总悬浮颗粒物。

（4）空气采样体积的测量和流量计的校准

1）空气采样体积的测量

①直接采样法：直接用塑料袋、注射器、真空瓶等采样时，只需校准这些器具的容积，就可知道准确的采样体积。

②有动力采样法：采样前事先对采样器的气体流量计进行校准。在现场，当采样流量稳定时，用流量乘以采样时间可得到空气采样体积。

③标准状态下的采样体积换算：由于空气的体积随温度、气压等气象因素的变化而变化，因此，需换算成标准状况下的空气体积。其目的是为了便于资料可比。

2）流量计的校准：空气采样器均带有流量计，测定所采空气的流量。流量计的种类很多，目前采样器最常用的是转子流量计。为获取正确的采样体积，需对采样器所带的转子流量计进行校正。现以皂膜流量计校正气体采样器所带的转子流量计。

当空气流经皂膜流量计时，捏一下皂膜流量计下端装有肥皂液的橡皮球，使管下端产生一个肥皂膜。肥皂膜随气流带动向管上端移动，此时用秒表记录皂膜通过一定容积刻度所用时间，即可计算出流量，即转子流量计的实际流量。

该方法简便、可靠，常用于校准流量较小的流量计。

（5）采样效率及其评价：为获得较高采样效率，需要根据被测组分在空气中的存在状态和理化特性，选用合适的收集器、吸收剂（或滤料）、抽气速度、采气量和采样时间。一般认为，一个方法的采样效率应在 90%以上，才适合实际应用。以下介绍采样效率的几种评价方法。

1）评价气态和蒸气态采样效率的方法

①绝对比较法：精确配制一个已知浓度的标准气体，然后用所选定的采样方法采集标准气体，测定其浓度。实测浓度与标准气浓度之比，即为采样效率。

②相对比较法：配制一个恒定浓度的气体，而其浓度不一定要求已知，然后用 2 个或 3 个采样管串联起来采样，分别测定各管的浓度。计算第一管含量占各管总量的百分比，即为采样效率。

2）评价气溶胶采样效率的方法：采集气溶胶常用滤料采样法。采集气溶胶的效率有两种表示方法：一种是颗粒采样效率，就是所采集到的气溶胶颗粒数目占总颗粒数目的百分比；另一种是质量采样效率，就是所采集到的气溶胶质量数占总质量数的百分比。只有当气溶胶全部颗粒大小完全相同时，这两种表示方式才一致，但实际上不会出现。目前在大气监测中一般用质量采样效率表示。

具体评价时应采用某一公认的高效率方法，与所选择的方法同时进行采样，然后计算百分比。

（6）布点及采样

1）布点原则：采样点位的数量根据室内面积大小和现场情况而确定，要能正确反映室内空气污染物的污染程度。原则上小于 $50m^2$ 的房间应设 1～3 个点，50～$100m^2$ 设 3～5 个点，100 $m^2$ 以上至少设 5 个点。

2）布点方式：多点采样时应按对角线或梅花式均匀布点，应避开通风口，离墙壁距离应大于 0.5m，离门窗距离应大于 1m。

3）采样点的高度：原则上与人的呼吸带高度一致，一般相对高度为 0.5～1.5m。也可根据房间的使用功能，人群的高低以及在房间立、坐或卧时间的长短来选择采样高度。有特殊要求的可根据具体情况而定。

4）采样时间及频次：经装修的室内环境，采样应在装修完成 7d 以后进行，一般建议在使用前采样监测。年平均浓度至少连续或间隔采样 3 个月，日平均浓度至少连续或间隔采样 18 h，8 h 平均浓度至少连续或间隔采样 6 h，1 h 平均浓度至少连续或间隔采样 45 min。

5）采样记录：采样时要使用墨水笔或档案用圆珠笔对现场情况、采样日期和时间、采样地点、采样数量、布点方式、大气压力、气温、相对湿度、风速以及采样人员等做出详细现场记录；每个样品上也要贴标签，标明点位编号、采样日期和时间、测定项目等，字迹应端正、清晰。采样记录随样品一同报到实验室。

**2. 室内空气中甲醛含量的测定**

（1）测定原理：空气中的甲醛与酚试剂反应生成嗪，嗪在酸性溶液中被高铁离子氧化形成蓝绿色化合物。根据颜色深浅，比色定量。

（2）仪器设备

1）大型气泡吸收管：出气口内径为 1 mm，出气口至管底距离等于或小于 5 mm。

2）恒流采样器：流量范围为 0～1 L/min。流量稳定、可调，恒流误差小于 2%；采样前和采样后应用皂膜流量计校准采样系列流量，误差小于 5%。

3）具塞比色管：10 ml。

4）分光光度计：在 630nm 测定吸光度。

（3）试剂：本法中所用水均为重蒸馏水或去离子交换水，所用的试剂纯度一般为分析纯。

1）吸收液原液：称量 0.10 g 酚试剂［$C_6H_4SN(CH_3)C$：$NNH_2 \cdot HCl$，简称 NBTH］，加水溶解，倾于 100 ml 具塞量筒中，加水到刻度。放冰箱中保存，可稳定 3 天。

2）吸收液：量取吸收原液 5 ml，加 95 ml 水，即为吸收液。采样时，临用现配。

3）1%硫酸铁铵溶液：称量 1.0 g 硫酸铁铵［NH4Fe（SO4）2·12H2O］用 0.1mol/L 盐酸溶解，并稀释至 100 ml。

4）碘溶液［$C(1/2I_2)$＝0.1000mol/L］：称量 40 g 碘化钾，溶于 25 ml 水中，加入 12.7 g碘。待碘完全溶解后，用水定容至 1000 ml。移入棕色瓶中暗处贮存。

5）1 mol/L 氢氧化钠溶液：称量 40 g 氢氧化钠，溶于水中，并稀释至 1000 ml。

6）0.5 mol/L 硫酸溶液：取 28 ml 浓硫酸缓慢加入水中，冷却后，稀释至 1000 ml。

7）硫代硫酸钠标准溶液［$C(Na_2S_2O_3)$＝0.1000mol/L］：可用从试剂商店购买的标准试剂，也可自行制备。

硫代硫酸钠溶液的标定方法：精确量取 25.00 ml［$C(1/6KIO_3)$＝0.1000mol/L］碘酸钾标准溶液于 250 ml 碘量瓶中，加入 75 ml 新煮沸后冷却的水，加 3 g 碘化钾及 10 ml 0.1mol/L 盐酸溶液，摇匀后放入暗处静置 3 min。用硫代硫酸钠标准溶液滴定析出的碘，至淡黄色，加入 1 ml 0.5%淀粉溶液呈蓝色。再继续滴定至蓝色刚刚退去，即为终点。记录所用硫代硫酸钠溶液体积（$V$，ml），其准确浓度用下式计算：

$$硫代硫酸钠标准溶液浓度＝0.1000\times 25.00/V$$

平行滴定两次，所用硫代硫酸钠溶液相差不能超过 0.05 ml，否则应重新做平行测定。

8）0.5%淀粉溶液：将 0.5 g 可溶性淀粉用少量水调成糊状后，再加入 100 ml 沸水，并煎沸 2～3 min 至溶液透明。冷却后，加入 0.1 g 水杨酸或 0.4 g 氯化锌保存。

9）甲醛标准贮备溶液：取 2.8 ml 含量为 36%～38%的甲醛溶液，放入 1L 容量瓶中，加水稀释至刻度。此溶液 1 ml 约相当于 1 mg 甲醛。其准确浓度用下述碘量法标定。

甲醛标准贮备溶液的标定：精确量取 20.00 ml 待标定的甲醛标准贮备溶液，置于 250 ml碘量瓶中。加入 20.00 ml 碘溶液［$C(1/2I_2)$＝0.1000mol/L］和 15 ml 1mol/L 氢氧化钠溶液，放置 15 min，加入 0.5mol/L 硫酸溶液，再放置 15 min，用［$C(Na_2S_2O_3)$＝0.1000mol/L］硫代硫酸钠溶液滴定，至溶液呈现淡黄色时，加入 1 ml 0.5%淀粉溶液呈蓝色，继续滴定至恰使蓝色退去为止，记录所用硫代硫酸钠溶液体积（$V_2$，ml）。同时用水作试剂空白滴定，记录空白滴定所用硫化硫酸钠标准溶液的体积（$V_1$，ml）。甲醛溶液的浓度用公式（2-22）计算：

$$甲醛溶液浓度(mg/ml)＝(V_1-V_2)\times N\times 15/20 \qquad (2\text{-}22)$$

式中：$V_1$——试剂空白消耗硫代硫酸钠溶液［$C(Na_2S_2O_3)$＝0.1000mol/L］的体积，单位为 ml；

$V_2$——甲醛标准贮备溶液消耗硫代硫酸钠溶液［$C(Na_2S_2O_3)$＝0.1000mol/L］的体积，单位为 ml；

$N$——硫代硫酸钠溶液的准确当量浓度；

15——甲醛的当量；

20——所取甲醛标准贮备溶液的体积，单位为 ml。

二次平行滴定，误差应小于 0.05 ml，否则重新标定。

10）甲醛标准溶液：临用时，将甲醛标准贮备溶液用水稀释成 1.00 ml 溶液含 10 μg 甲醛的浓度，立即再取此溶液 10.00 ml，加入 100 ml 容量瓶中，加入 5 ml 吸收原液，用水定容至 100 ml，此液 1.00 ml 含 1.00 μg 甲醛，放置 30 min 后，用于配制标准色列管。此标准溶液可稳定 24 h。

（4）测定步骤

1）样品的采集：用一个内装 5 ml 吸收液的大型气泡吸收管，以 0.5 L/min 流量采气 10 L。同时，记录采样点的温度和大气压力。采样后样品在室温下应于 24 h 内分析。另外，在采取预防措施后（打开门窗 1 小时或使用空气清洁器后）采集空气样本，以比较前后的差别。

2）分析步骤：标准曲线的绘制。取 10 ml 具塞比色管，用甲醛标准溶液按表 2-3 制备标准系列。

**表 2-3　甲醛标准系列浓度的制备**

| 管号 | 0 | 1 | 2 | 3 | 4 | 5 | 6 | 7 | 8 |
|---|---|---|---|---|---|---|---|---|---|
| 标准溶液（ml） | 0 | 0.1 | 0.2 | 0.4 | 0.6 | 0.8 | 1.0 | 1.5 | 2.0 |
| 吸收液（ml） | 5.0 | 4.9 | 4.8 | 4.6 | 4.4 | 4.2 | 4.0 | 3.5 | 3.0 |
| 甲醛含量（μg） | 0 | 0.1 | 0.2 | 0.4 | 0.6 | 0.8 | 1.0 | 1.5 | 2.0 |

各管中，加入 0.4 ml 1%硫酸铁铵溶液，摇匀，放置 15 min。用 1 cm 比色皿，在波长 630nm 下，以水参比，测定各管溶液的吸光度。以甲醛含量为横坐标，吸光度为纵坐标，绘制曲线，并计算回归斜率，以斜率倒数作为样品测定的计算因子 Bg（微克/吸光度）。

3）样品测定：采样后，将样品溶液全部转入比色管中，用少量吸收液洗涤吸收管，洗涤液并入比色管中，使溶液总体积为 5 ml。按绘制标准曲线的操作步骤测定吸光度（A）；在每批样品测定的同时，用 5 ml 未采集样品的吸收液作试剂空白，测定试剂空白的吸光度（$A_0$）。

（5）结果计算

1）标准体积的换算：将采样体积按公式（2-23）换算成标准状态下采样体积。

$$V_0 = V_t \times T_0/(273+t) \times P/P_0 \qquad (2\text{-}23)$$

式中：$V_0$——标准状态下的采样体积，单位为 L；

$V_t$——采样体积，单位为 L，$V_t$=采样流量(L/min)×采样时间(min)；

$t$——采样点的气温，单位为℃；

$T_0$——标准状态下的绝对温度（273K）；

$P$——采样点的大气压力，单位为 kPa；

$P_0$——标准状态下的大气压力（101 kPa）。

2）空气中甲醛浓度：按公式（2-24）计算。

$$C = (A - A_0) \times \text{Bg}/V_0 \qquad (2\text{-}24)$$

式中：$C$——空气中甲醛，单位为 $mg/m^3$；

$A$——样品溶液的吸光度；

$A_0$——空白溶液的吸光度；

Bg——计算因子，单位为微克/吸光度；

$V_0$——换算成标准状态下的采样体积，单位为 L。

（6）测量范围、干扰和排除

1）测量范围：用 5 ml 样品溶液，本法测定范围为 0.1～1.5 μg；采样体积为 10L 时，可测浓度范围为 0.01～0.15 $mg/m^3$。

2）灵敏度：本法灵敏度为 2.8 微克/吸光度。

3）检出下限：本法检出 0.056 μg 甲醛。

4）干扰及排除：10 μg 酚、2 μg 醛以及二氯化氮对本法无干扰。二氧化硫共存时，使测定结果偏低。因此，对二氧化硫干扰不可忽视。可将气样先通过硫酸锰滤纸过滤器，予以排除。

5）再现性：当甲醛含量为 0.1、0.6、1.5 μg/5 ml 时，重复测定的变异系数为 5%、5%、3%。

6）回收率：当甲醛含量为 0.4～1.0 μg/5 ml 时，加标回收率为 93%～101%。

**3. 室内空气中二氧化碳的测定**（非分散红外线气体分析法）

（1）测定原理：二氧化碳对红外线具有选择性的吸收，在一定范围内，吸收值与二氧化碳浓度呈线性关系。根据吸收值确定样品二氧化碳的浓度。本方法主要依据 GB/T18204.24《公共场所空气中二氧化碳测定方法》。

仪器测量范围：0～0.5%、0～1.5%两档。最低检出浓度为 0.01%。

（2）试剂和材料

1）变色硅胶：在 120℃下干燥 2 h。

2）无水氯化钙：分析纯。

3）高纯氮气：纯度 99.99%。

4）烧碱石棉：分析纯。

5）塑料铝箔复合薄膜采气袋：0.5L 或 1.0L。

6）二氧化碳标准气体（0.5%）：贮于铝合金钢瓶中。

（3）仪器和设备：二氧化碳非分散红外线气体分析仪。仪器主要性能指标如下：

1）测量范围：0～0.5%、0～1.5%两档。

2）重现性：≤±1%满刻度。

3）零点漂移：≤±3%满刻度/4 h。

4）跨度漂移：≤±3%满刻度/4 h。

5）温度附加误差：≤±2%满刻度/10℃（在 10～80℃）。

6）一氧化碳干扰：1000 ml/$m^3$ CO ≤±2%满刻度。

7）供电电压变化时附加误差：220V±10% ≤±2%满刻度。

8）启动时间：30 min。

9）响应时间：指针指示到满刻度的 90%的时间＜15 s。

（4）采样：用塑料铝箔复合薄膜采气袋抽取现场空气冲洗 3～4 次，采气 0.5 L 或 1.0 L，密封进气口，采集采取措施前后的空气样品带回实验室分析。也可以将仪器带到现场间歇进样，或连续测定空气中二氧化碳浓度。

（5）分析步骤

1）仪器的启动和校准

①启动和零点校准：仪器接通电源后，稳定 30 min～1 h，将高纯氮气或空气经干燥管和烧碱石棉过滤管后，进行零点校准。

②终点校准：将二氧化碳标准气（如 0.50%）连接在仪器进样口，进行终点刻度校准。

③零点与终点校准重复 2～3 次，使仪器处在正常工作状态。

2）样品测定：将内装空气样品的塑料铝箔复合薄膜采气袋接在装有变色硅胶或无水氯化钙的过滤器上，与仪器的进气口相连接，样品被自动抽到气室中，并显示二氧化碳的浓度

(%)。如果将仪器带到现场，可间歇进样测定，并可长期监测空气中二氧化碳浓度。

(6) 结果计算：样品中二氧化碳的浓度可从气体分析仪直接读出。根据气温和气压计算出标准状态下的气体体积浓度。

(7) 精密度和准确度

1) 重现性：小于 2%，每小时漂移小于 6%。

2) 准确度取决于标准气的不确定度（小于 2%）和仪器的稳定性误差（小于 6%）。

(8) 干扰和排除：室内空气中非待测组分，如甲烷、一氧化碳、水蒸气等影响测定结果。红外线滤光片的波长为 4.26 μm，二氧化碳对该波长有强烈的吸收；而一氧化碳和甲烷等气体不吸收。因此，一氧化碳和甲烷的干扰可以忽略不计。但水蒸气对测定二氧化碳有干扰，它可以使气室反射率下降，从而使仪器灵敏度降低，影响测定结果的准确性。因此，必须使空气样品经干燥后再进入仪器。

**4. 室内空气中细菌总数的测定**

(1) 测定原理：撞击法（impacting method）是采用撞击式空气微生物采样器采样，通过抽气动力作用，使空气通过狭缝或小孔而产生高速气流，使悬浮在空气中的带菌粒子撞击到营养琼脂平板上，经 36±1℃、48 h 培养后，计算出每立方米空气中所含的细菌菌落数的采样测定方法。

(2) 仪器和设备

1) 高压蒸气灭菌器。

2) 干热灭菌器。

3) 恒温培养箱。

4) 冰箱。

5) 平皿（直径 9 cm）。

6) 制备培养基用一般设备：量筒、三角烧瓶、pH 计或精密 pH 试纸等。

7) 撞击式空气微生物采样器。采样器的基本要求：对空气中细菌捕获率达 95%。操作简单，携带方便，性能稳定，便于消毒。

8) 营养琼脂培养基：培养基的成分有蛋白胨 20 g、牛肉浸膏 3 g、氯化钠 5 g、琼脂 15～20 g、蒸馏水 1000 ml。

9) 培养基的制备：将上述各成分混合，加热溶解，校正 pH 至 7.4，过滤分装，121℃ 15 min 高压灭菌。

(3) 操作步骤

1) 选择有代表性的房间和位置设置采样点。将采样器消毒，按仪器使用说明进行采样。

2) 样品采完后，将带菌营养琼脂平板置于 36±1℃恒温箱中，培养 48 h，计数菌落数。

(4) 结果计算：根据采样器的流量和采样时间，换算成标准状态下单位体积空气中的菌落数，以 $cfu/m^3$ 为单位报告结果。

## （七）室内空气质量的综合评价

**1. 资料来源**

进行大气环境质量评价的原始资料来自上述 3 个实验的测定结果。

**2. 资料分析**

将各组学生的实验结果综合后估算日均值或小时均值。

**3. 结果评价**

参照我国空气污染指数（API）的计算方法计算污染指数，并进行卫生学评价。

当某种污染物浓度 $C_{i,j} \leqslant C_i \leqslant C_{i,j+1}$ 时，其污染分指数为：

$$I_i = [(C_i - C_{i,j})/(C_{i,j+1} - C_{i,j})] \times (I_{i,j+1} - I_{i,j}) + I_{i,j}$$

式中：$I_i$——第 $i$ 种污染物的污染分指数；

$C_i$——第 $i$ 种污染物的浓度值；

$I_{i,j}$——第 $i$ 种污染物 $j+1$ 转折点的污染分项指数值；

$C_{i,j}$——第 $j$ 转折点上第 $i$ 种污染物的（对应于 $I_{i,j+1}$）；

$C_{i,j+1}$——第 $j+1$ 转折点上第 $i$ 种污染物（对应于 $I_{i,j+1}$）浓度值。

各种污染参数的污染分指数都计算出以后，取最大者为该区域或城市的空气污染指数 API：

$$\text{API} = \max(I_1, I_2 \cdots I_i \cdots I_n)$$

## （八）思考题

1. 采用 API 评价室内空气质量有何优缺点？
2. 在进行室内空气质量综合评价时，怎样选择评价指标？
3. 室内空气中二氧化碳污染的危害有哪些？
4. 测定二氧化碳的注意事项有哪些？
5. 室内空气中甲醛污染的危害有哪些？
6. 测定甲醛的注意事项有哪些？
7. 室内空气中细菌污染的危害有哪些？
8. 测定室内空气中细菌含量的注意事项有哪些？

## （九）参考文献


1. HJ/T167—2004，室内环境空气质量监测技术规范 [S].
2. 陆书玉，栾胜基，朱坦．环境影响评价 [M]. 北京：高等教育出版社，2001.
3. 编委会．大气质量监测分析技术标准与大气污染控制实用手册．宁夏：大地音像出版社，2005.
4. GB/T 18204.24—2000，公共场所空气中二氧化碳检验方法 [S].
5. GB/T16129—1995，居住区大气中甲醛卫生检验标准方法　分光光度法 [S].


（吕　严　沈　钧）

# 七、甲醛吸入对小鼠的毒性效应

# The toxic effects of formaldehyde inhalation in mice

## （一）实验目的

1. 熟悉急性毒性试验的概念，掌握动式吸入染毒基本方法及试验要求。
2. 掌握改进寇氏法测定及计算 $LC_{50}$ 的方法。

3. 熟悉健康动物的选择方法，小鼠的捕捉、编号及分组方法。
4. 熟悉致突变检测——微核试验的基本方法。
5. 学会解剖小鼠、观察脏器、计算脏器系数。

### （二）实验安排和涉及的知识点

1. 将毒理学研究与环境卫生学研究相结合。
2. 将毒理学中一般毒性研究与特殊毒性研究相结合。

### （三）实验任务与要求

1. 教师讲解、示教，学生完成试验、分析结果并提交报告。
2. 提高学生解决实际问题的能力。

### （四）要求学生做的工作

1. 按步骤完成试验。
2. 记录原始数据。
3. 计算 $LC_{50}$ 值、骨髓有微核嗜多染红细胞（PCE）率、PCE 与正染红细胞（NCE）的比值。
4. 分析实验结果。
5. 解决实验中遇到的问题。
6. 完成一篇综述：甲醛的研究进展。
7. 提交实验报告。报告内容包括：实验名称、实验目的、实验原理、主要器材与试剂、实验步骤、原始数据、数据计算、分析结果、实验中遇到的问题及解决方法等。

### （五）学时

16 学时。

### （六）实验内容

**1. 实验原理**

（1）急性毒性试验（acute toxicity test）：是在 24 h 内一次或多次给予实验动物一定剂量受试物后，观察动物的中毒表现及程度、死亡特征及数量，并根据剂量-反应关系求出 $LD_{50}$ 或 $LC_{50}$，以评价化学物的急性毒性作用。半数致死剂量（$LD_{50}$）是指引起一组受试实验动物半数死亡的剂量。半数致死浓度（$LC_{50}$）是指能使一组实验动物在经呼吸道暴露于外源性化学物一定时间（一般固定为 2 或 4 h）后，死亡 50%所需的浓度（$mg/m^3$）。$LD_{50}$ 或 $LC_{50}$ 值需经过统计学处理计算而得到，常用以表示急性毒性的大小。$LD_{50}$ 或 $LC_{50}$ 值越大，表示受试物的毒性越低，反之则毒性越强。

（2）微核试验（micronucleus test，MNT）：是观察受试物能够诱导产生微核的试验，其目的是检出 DNA 断裂剂及非整倍体诱变剂。微核是指在细胞分裂末期之后，滞留在细胞中的染色体断片或纺锤丝受损而丢失的整个染色体在子代细胞质内形成的一个或几个圆形或椭圆形的次核，与主核染色一致，因比主核小，故称微核。微核可于多种细胞中出现，但在有核细胞中难以与正常核的分叶及核突出物区分。骨髓嗜多染红细胞（PCE）是红细胞成熟的一个阶段，此时红细胞的主核已被排出，而微核仍保留在细胞质中易于辨认。PCE 胞质中含有 RNA，染色与成熟红细胞易于区别，因此通常观察 PCE 中的微核。

**2. 主要器材与试剂**

(1) 器材：动式吸入染毒设备、电子天平、外科剪刀、镊子、小型弯止血钳、干净纱布、晾片架、玻璃蜡笔、玻璃染色缸、载玻片及推片、定时器、生物显微镜、细胞计数器。

(2) 试剂：甲醛、苦味酸酒精饱和溶液、品红酒精饱和溶液、甲醇、小牛血清、生理盐水、Giemsa 染液、pH 6.8 的 1/15 mol/L 磷酸盐缓冲液。

(3) 阳性对照物：环磷酰胺或丝裂霉素 C。

**3. 实验步骤**

(1) 小鼠的选择及控制

1) 小鼠个体选择：健康小鼠，体重 18～20 g，7～12 周龄。小鼠初始体重不应超过或低于平均体重 20%。小鼠购进后应观察 5～7 天。健康小鼠的判定标准为体形健壮、发育正常，毛发清洁、浓密、有光泽、顺贴而不蓬乱，行动迅速、反应敏捷，眼睛明亮有神，天然孔道干净、无分泌物，表皮无损伤等。

2) 小鼠性别：雌、雄各半。雌性动物应未孕或未产过仔。小鼠性别的鉴别见表 2-4。

**表 2-4　小鼠性别的鉴别**

| | 雄性 | 雌性 |
|---|---|---|
| 生殖器与肛门距离 | 较长 | 极短 |
| 阴部有无毛 | 有 | 无 |
| 生殖器形状 | 圆尖形突出，会阴处有睾丸 | 圆形，有凹槽 |

3) 小鼠数量：每组 10 只。

4) 小鼠称重、编号与随机分组：按性别，称小鼠体重并编号，再将体重从大到小排序，最后利用随机数字表进行分组。小鼠编号时可采用苦味酸（黄色）、品红（红色）酒精饱和溶液，将它们按一定顺序在小鼠不同部位被毛上进行染色。一般认为头顶染色为 1 号，右前肢染色为 2 号，右腰部染色为 3 号，右后肢染色为 4 号，尾根部染色为 5 号，左后肢染色为 6 号，左腰部染色为 7 号，左前肢染色为 8 号，背中部染色为 9 号，第 10 号不作标记。可用黄色表示个位数，红色表示十位数。

(2) 动式吸入染毒：采用动式吸入染毒设备染毒 2 h。此设备应能保证受试物均匀分布，每小时换气 12～15 次，氧气浓度维持在 19%。染毒柜应维持轻微负压。实验小鼠总体积不能超过染毒柜容积的 5%。

(3) 急性吸入毒性结果观察

1) 剂量设计：根据预实验结果确定 5～7 个染毒剂量组，并确定各组染毒剂量。

2) 观察：染毒后观察 14 天。

① 中毒症状：观察并记录每种症状发生及消失时间、程度、发生和发展过程，小鼠死亡前特征。急性毒性试验常见中毒表现见表 2-5。

② 死亡情况：观察并记录每只小鼠的死亡时间。

③ 体重：染毒前、染毒后每周一次及处死前称量并记录小鼠体重。

④ 大体变化：解剖死亡及观察期满处死的小鼠，观察内脏外形、颜色、边界和大小、质地、切面等大体变化并称重，计算脏器系数。对有明显大体改变的脏器进行组织病理学检

查。解剖应在处死小鼠后半小时内进行；剪刀、镊子应锋利，尽量减少器械或手术粗暴引起的机械损伤；镊子应尽量夹在不重要的部位。脏器系数是指内脏器官重量（g）与单位体重的比值，单位体重通常以 100 g 体重计，因此脏器系数=(器官湿重/体重)×100。脏器系数能提供受试物靶器官的重要线索。一般脏器系数增大表示脏器充血、水肿或增生肥大，脏器系数减小表示脏器萎缩或发生退行性变化。

**表 2-5　急性毒性试验常见中毒表现**

| 系统、器官及组织 | 观察项目 | 中毒表现 |
|---|---|---|
| 中枢神经系统、躯体感觉及运动系统 | 行为 | 体位异常，叫声异常，不安或呆滞等 |
| | 运动状态 | 震颤、麻痹、惊厥、强直、运动失调等 |
| | 对外界刺激的反应 | 反应低下或过高，易兴奋、易激惹，缺乏知觉或知觉过敏等 |
| | 脑、脊髓反射 | 减弱或消失 |
| | 肌肉张力 | 松弛或紧张 |
| 自主神经系统 | 瞳孔 | 缩小或放大 |
| | 腺体分泌 | 出汗、流涎、流泪等 |
| 呼吸系统 | 鼻 | 鼻翼扇动、鼻孔溢液等 |
| | 呼吸表现 | 徐缓或过速，呼吸困难等 |
| 心血管系统 | 心区触诊、听诊 | 心动过速或过缓、心律不齐等 |
| | 四肢末端血管 | 充血等 |
| 消化系统 | 摄食 | 少食、拒食、不摄食 |
| | 大便 | 便秘或腹泻 |
| | 腹部外形 | 凹陷或膨隆 |
| | 粪便硬度与颜色 | 不成形，颜色异常 |
| 泌尿生殖系统 | 小便 | 尿频、失禁、血尿等 |
| | 阴户、乳腺 | 膨胀 |
| | 阴茎 | 脱垂 |
| | 会阴部 | 污秽 |
| 皮肤及被毛 | 颜色、张力 | 发红、皮疹、松弛、竖毛等 |
| 黏膜 | 结膜、口腔 | 分泌物增多、充血、苍白、溃疡等 |
| 眼 | 眼睑 | 上睑下垂 |
| | 眼球 | 突出、震颤等 |
| | 角膜 | 混浊等 |
| 其他 | 直肠温度、皮肤温度 | 降低或升高 |
| | 一般情况 | 姿势异常、消瘦等 |

3）计算 $LC_{50}$：采用改进寇氏法计算 $LD_{50}$（$LC_{50}$）。

① 改进寇氏法（Karber's method）的基本要求：一般设5～7个染毒剂量组；每个染毒剂量组动物数相等，不少于10只；各染毒剂量组组距呈等比级数；死亡率呈正态分布，最高剂量组死亡率>80%，最低剂量组死亡率<20%。

② 改进寇氏法计算公式：$\lg LD_{50} = D_m - i(\sum p - 0.5)$

$$S_{\lg LD_{50}} = i\sqrt{\sum \frac{pq}{n}} \tag{2-25}$$

式中：$D_m$ 为最大剂量的对数值，$i$ 为相邻两剂量组之对数剂量差值，$p$ 为死亡率，$q$ 为存活率（$q=1-p$），$\sum p$ 为各剂量组死亡率总和，$n$ 为每组动物数。

（4）微核结果观察

1）剂量设计：设置3个染毒剂量组，分别以1/5、1/10及1/20 $LC_{50}$剂量为染毒剂量。同时，设置阴性对照组及阳性对照组。阴性对照组使用等体积溶剂，阳性对照组可用50～100 mg/kg环磷酰胺或10 mg/kg丝裂霉素C腹腔注射1次。

2）骨髓液的制备及涂片：根据预实验结果确定染毒后处死小鼠的时间。颈椎脱臼处死小鼠，取出胸骨，剪去骨骺，将骨髓挤于已滴好一滴小牛血清的载玻片一端，另取一块边缘整齐的载玻片，在血清上轻轻按摩，使骨髓完全混匀，然后以45～50度角快速推片，将骨髓片在空气中晾干。制骨髓片的关键在于让细胞分散均匀，并且要求推片技术熟练，否则细胞易堆积在一起，影响观察。

3）固定：将晾干的骨髓片放入甲醇溶液中固定15分钟，取出晾干。

4）染色：将固定晾干后的涂片放入新配制的Giemsa应用液（1份Giemsa贮备液加9份pH 6.8的1/15 mol/L磷酸盐缓冲液）中染色10～15 min，冲净，晾干。

5）观察

① 微核、嗜多染红细胞（PCE）及正染红细胞（NCE）的鉴别：微核多呈圆形，边缘光滑整齐，直径相当于红细胞直径的1/20～1/5，嗜色性与核质一致，呈紫红色或蓝紫色。PCE通常呈灰蓝色，一般被形容成多云的天空。NCE通常呈淡黄、橘黄等鲜艳明亮的颜色。

② 计数：先用低倍镜、高倍镜粗检，选择细胞完整、分布均匀、染色较好的区域，然后用油镜计数。计数1000个PCE中含微核的PCE数，并计数200个细胞中PCE与NCE的比值。骨髓有微核嗜多染红细胞率为判断受试物对骨髓细胞染色体损伤作用的指标，结果以千分率（‰）表示。以每只小鼠为一个观察单位。每组中雌、雄小鼠应先分别计算骨髓有微核嗜多染红细胞率均值及标准差，如无明显性别差异，再合并计算。PCE与NCE的比值为评价受试物细胞毒性的指标。染毒组PCE与NCE的比值与阴性对照组相比有统计学意义，则表示受试物的剂量过大，试验结果不可靠。

### （七）结果分析及评价

1. 根据 $LC_{50}$ 大小，对甲醛的急性毒性进行分级。中国工业企业设计卫生标准科研协作会议对工业毒物提出的五级急性毒性分级标准见表2-6。

表 2-6 我国工业毒物急性毒性分级标准

| 分级 | 小鼠经口 $LD_{50}$（mg/kg） | 2 h 小鼠吸入 $LC_{50}$（ppm） | 兔经皮 $LD_{50}$（mg/kg） |
|---|---|---|---|
| 剧毒 | <10 | <50 | <10 |
| 高毒 | 10～100 | 50～500 | 11～50 |
| 中等毒 | 101～1 000 | 501～5 000 | 51～500 |
| 低毒 | 1001～10 000 | 5001～50 000 | 501～5 000 |
| 微毒 | >10 000 | >50 000 | >5 000 |

2. 根据中毒症状，判断甲醛引起的急性毒性反应涉及的系统、器官及组织。

3. 根据每种症状的发生和发展过程及程度，判断甲醛引起每一种急性毒性反应的量效关系及时效关系。

4. 根据大体观察、脏器系数及组织病理学检查结果，判断甲醛可能的毒性靶器官。

5. 根据骨髓有微核嗜多染红细胞率，判断甲醛是否具有致突变作用。

### （八）思考题

1. 毒理学的一般毒性试验有哪些？
2. 毒理学的特殊毒性试验有哪些？
3. 急性毒性试验的目的是什么？
4. 微核试验中设立阴性对照及阳性对照的目的是什么？

### （九）参考文献

1. 王心如．毒理学基础 [M]. 5 版．北京：人民卫生出版社，2008.
2. 王心如．毒理学实验方法与技术 [M]. 2 版. 北京：人民卫生出版社，2007.
3. 张爱华，孙志伟．毒理学基础 [M]. 北京：科学出版社，2008.
4. 金泰廙．毒理学基础 [M]. 上海：复旦大学出版社，2003.

（杨 昆 刘永哲 吕 严）

## 八、大气环境质量调查与评价

## Survey and evaluation of atmospheric environmental quality

### （一）实验目的

1. 通过本次实验，学生应熟悉大气样本的采集方法。

2. 通过本次实验，学生应掌握大气中一氧化碳的测定方法以及一氧化碳的其他测定方法。

3. 通过本次实验，学生应掌握大气中二氧化硫的测定方法以及二氧化硫的其他测定方法。

4. 通过本次实验，学生应掌握大气中二氧化氮的测定方法。

5. 通过本次实验，学生应掌握大气中臭氧的测定方法及空气中臭氧的其他测定方法。

6. 通过本次实验，学生应掌握大气中可吸入颗粒物的测定方法及空气中可吸入颗粒物的其他测定方法。

7. 通过本次实验，学生应熟悉大气环境质量综合评价的方法，掌握我国“空气污染指数”（API）的计算和评价方法。同时，了解其他综合评价方法。

### （二）实验安排和涉及的知识点

1. 大气样本的采集方法。

2. 大气中一氧化碳、二氧化硫、二氧化氮、臭氧、可吸入颗粒物的测定。

3. 大气环境质量综合评价。

### （三）实验任务与要求

1. 确定调查区域或范围（根据情况，调查区域可选择一个街区、某个大学校园或某个工厂的周边地区）。

2. 对调查区域内污染源的情况进行调查。

3. 采样点布点方法的选择以及确定采样点的位置。

4. 编制采样记录表。

5. 根据调查设计确定的调查区和采样点进行现场样品的采集和一氧化碳含量的测定。

6. 选择适宜的标准对一氧化碳污染情况进行评价。

7. 根据调查设计确定的调查区和采样点进行现场样品的采集和二氧化硫含量的测定。

8. 选择适宜的标准对二氧化硫污染情况进行评价。

9. 根据调查设计确定的调查区和采样点进行现场样品的采集和二氧化氮含量的测定。

10. 选择适宜的标准对二氧化氮污染情况进行评价。

11. 根据调查设计确定的调查区和采样点进行现场样品的采集和臭氧含量的测定。

12. 选择适宜的标准对臭氧污染情况进行评价。

13. 根据调查设计确定的调查区和采样点进行现场样品的采集和可吸入颗粒物含量的测定（重量法）。

14. 选择适宜的标准对可吸入颗粒物污染情况进行评价。

### （四）要求学生做的工作

1. 确定调查区域，调查污染源

（1）对本地区（一个城区、一个社区或校园）大气污染源进行调查，初步分析出各块地域的污染源概况。

（2）了解本地区常年主导风向，大致估计出污染物的可能扩散概况。

（3）进行人群调查，以判断污染物的影响程度。

（4）利用已有的监测资料推断应设点的数量和方位。

2. 要求学生在实验前做好预习，查阅相关文献资料，掌握目前大气污染调查设计的方法。

3. 要求学生在实验前做好预习，查阅相关文献资料，掌握目前大气中一氧化碳非分散红外法的测定方法，了解其他测定方法。

4. 要求学生在实验前做好预习，查阅相关文献资料，掌握目前大气中二氧化硫含量的测定方法（盐酸副玫瑰苯胺分光光度法），了解其他测定方法。

5. 要求学生在实验前做好预习，查阅相关文献资料，掌握目前大气中二氧化氮含量的测定方法（改进的 Saltzman 法），了解其他测定方法。

6. 要求学生在实验前做好预习，查阅相关文献资料，掌握目前大气中臭氧含量的测定方法（靛蓝二磺酸的分光光度法），了解其他测定方法。

7. 要求学生在实验前做好预习，查阅相关文献资料，掌握目前大气中可吸入颗粒物含量的测定方法（重量法），了解其他测定方法。

8. 撰写实验报告。

## （五）学时

分 4 次课完成，共 16 学时。

## （六）实验内容

**1. 大气环境质量调查与评价的设计**

（1）确定采样时间和采样点

1）采样点应设在整个监测区域的高、中、低三种不同污染物浓度的地方。

2）在污染源比较集中、主导风向比较明显的情况下，应将污染源的下风向作为主要监测范围，布设较多的采样点，上风向布设少量点作为对照。

3）在工业较密集的城区和工矿区，人口密度及污染物超标地区，要适当增设采样点；在城市郊区和农村，人口密度小及污染物浓度低的地区，可酌情少设采样点。

4）采样点的周围应开阔，采样口水平线与周围建筑物高度的夹角应不大于 30°。测点周围无局部污染源，并应避开树木及吸附能力较强的建筑物。交通密集区的采样点应设在距人行道边缘至少 1.5 m 远处。

5）各采样点的设置条件要尽可能一致或标准化，使获得的监测数据具有可比性。

6）采样高度根据监测目的而定。研究大气污染对人体的危害时，应将采样器或测定仪器设置于常人呼吸带高度，即采样口应在离地面 1.5m 左右。

7）功能区布点法：一个城市或一个区域可以按其功能分为工业区、居民区、交通稠密区、商业繁华区、文化区、清洁区、对照区等。各功能区的采样点数目的设置不要求平均，通常在污染集中的工业区、人口密集的居民区、交通稠密区应多设采样点。一般是 1～9 $km^2$ 布一个点。若主导风向明确，下风向设点应多一些，一般约占采样点总数的 60％。这种布点方法适用于有多个污染源，且污染源分布比较均匀的情况。同时，应在对照区或清洁区设置 1～2 个对照点。

8）几何图形布点法：这种布点法是将监测区域地面划分成若干均匀网状方格，采样点设在两条直线的交点处或方格中心。每个方格为正方形，可从地图上均匀描绘，方格实地面积视所测区域大小、污染源强度、人口分布、监测目的和监测力量而定。

（2）选择检测指标：依据我国“空气污染指数”（API）选择指标。API 指数的参数有 5 个，即二氧化硫、二氧化氮、一氧化碳、臭氧和颗粒物质浓度。根据监测结果对大气环境质量进行综合评价。如果当地存在某些特殊的污染源，也可根据实际情况酌情增加相应的检测指标。

**2. 大气中一氧化碳含量的测定（非分散红外法）**

（1）原理：一氧化碳对不分光红外线具有选择性的吸收。在一定范围内，吸收值与一氧化碳浓度呈线性关系。根据吸收值确定样品中一氧化碳的浓度。

测定范围为 0～62.5 mg/m$^3$，最低检出浓度为 0.125 mg/m$^3$。

（2）试剂和材料

1）变色硅胶：于 120℃下干燥 2 h。

2）无水氯化钙：分析纯。

3）高纯氮气：纯度 99.99%。

4）霍加拉特（Hopcalite）氧化剂：10～20 目颗粒。霍加拉特氧化剂主要成分为氧化锰（MnO）和氧化铜（CuO），它的作用是将空气中的一氧化碳氧化成二氧化碳，用于仪器调零。此氧化剂在 100℃以下的氧化效率应达到 100%。为保证其氧化效率，在使用和存放过程中应保持干燥。

5）一氧化碳标准气体：贮于铝合金瓶中。

（3）仪器和设备：一氧化碳非分散红外气体分析仪。

（4）采样：用聚乙烯薄膜采气袋抽取现场空气冲洗 3～4 次，采气 0.5L 或 1.0L，密封进气口，带回实验室分析。也可以将仪器带到现场间歇进样，或连续测定空气中一氧化碳浓度。

（5）分析步骤

1）仪器的启动和校准

①启动和零点校准：仪器接通电源稳定 30 min～1 h 后，用高纯氮气或空气经霍加拉特氧化管和干燥管进入仪器进气口，进行零点校准。

②终点校准：用一氧化碳标准气（如 30 ml/m$^3$）进入仪器进样口，进行终点刻度校准。

2）样品测定：将空气样品的聚乙烯薄膜采气袋接在仪器的进气口上，样品被自动抽到气室中，表头指出一氧化碳的浓度（ml/m$^3$）。如果仪器带到现场使用，可直接测定现场空气中一氧化碳的浓度。

（6）结果计算：将仪器显示的一氧化碳体积浓度（ml/m$^3$）换算成标准状态下质量浓度（mg/m$^3$）。

（7）干扰和排除：室内空气中非待测组分，如甲烷、二氧化碳、水蒸气等影响测定结果。采用串联式红外线检测器，可以大部分消除以上非待测组分的干扰。

**3. 大气中二氧化硫含量的测定（盐酸副玫瑰苯胺分光光度法）**

（1）原理：大气中的二氧化硫被四氯汞钾溶液吸收后，生成稳定的二氯亚硫酸盐络合物，此络合物再与甲醛及盐酸副玫瑰苯胺发生反应，生成紫红色的络合物，据其颜色深浅，用分光光度法测定。

（2）仪器

1）多孔玻璃吸收管（用于短时间采样），多孔玻璃吸收瓶（用于 24 h 采样）。

2）空气采样器：流量 0～1 L/min。

3）分光光度计。

（3）试剂

1）0.04mol/L 四氯汞钾吸收液：称取 10.9 g 氯化汞（$HgCl_2$）、6.0 g 氯化钾（KCl）和 0.070 g 乙二胺四乙酸二钠盐（EDTA-$Na_2$），溶解于水，稀释至 1000 ml。此溶液在密闭容器中贮存，可稳定 6 个月。如发现有沉淀，不能再用。

2）2.0 g/L 甲醛溶液：量取 36%～38%甲醛溶液 1.1 ml，用水稀释至 200 ml，临用现配。

3）6.0 g/L 氨基磺酸铵溶液：称取 0.60 g 氨基磺酸铵（$H_2NSO_3NH_4$），溶解于 100 ml 水中，临用现配。

4）碘贮备液［$C(I_2)=0.10mol/L$］：称取 12.7 g 碘于烧杯中，加入 40 g 碘化钾和 25 ml 水，搅拌至全部溶解后，用水稀释至 1000 ml，贮于棕色试剂瓶中。

5）碘使用液［$C(I_2)=0.01mol/L$］：量取 50 ml 碘贮存液，用水稀释至 500 ml，贮于棕色试剂瓶中。

6）2 g/L 淀粉指示剂：称取 0.20 g 可溶性淀粉，用少量水调成糊状，慢慢倒入 100 ml 沸水中，继续煮沸至溶液澄清，冷却后贮于试剂瓶中。

7）碘酸钾标准溶液［$C(KIO_3)=0.1000mol/L$］：称取 3.5668 g 碘酸钾（$KIO_3$，优级纯，110℃烘干 2 h），溶解于水，移入 1000 ml 容量瓶中，用水稀释至标线。

8）盐酸溶液［$C(HCl)=1.2mol/L$］：量取 100 ml 浓盐酸，用水稀释至 1000 ml 。

9）硫代硫酸钠贮备液［$C(Na_2S_2O_3)\approx 0.1mol/L$］：称取 25 g 硫代硫酸钠（$Na_2S_2O_3 \cdot 5H_2O$），溶解于 1000 ml 新煮沸并已冷却的水中，加 0.2 g 无水碳酸钠，贮于棕色瓶中，放置 1 周后标定其浓度。若溶液呈现混浊，应该过滤。

标定方法：吸取碘酸钾标准溶液 25.00 ml，至于 250 ml 碘量瓶中，加 70 ml 新煮沸并已冷却的水，加 1.0 g 碘化钾，振荡至完全溶解后，再加 1.2mol/L 盐酸溶液 10.0 ml，立即盖好瓶塞，混匀。在暗处放置 5 min 后，用硫代硫酸钠溶液滴定至淡黄色，加淀粉指示剂 5 ml 呈现蓝色，继续滴定至蓝色刚好消失。按式（2-26）计算硫代硫酸钠溶液的浓度：

$$C = 25.00 \times 0.1000 / V \tag{2-26}$$

式中：$V$——消耗硫代硫酸钠溶液的体积，单位为 ml；

$C$——硫代硫酸钠溶液浓度，单位为 mol/L。

10）硫代硫酸钠标准溶液：取 50.00 ml 硫代硫酸钠贮存液于 500 ml 容量瓶中，用新煮沸并已冷却的水稀释至标线，计算其准确浓度。

11）亚硫酸钠标准溶液：称取 0.2 g 亚硫酸钠（$Na_2SO_3$）及 0.010 g 乙二胺四乙酸二钠，将其溶解于 200 ml 新煮沸并已冷却的水中，轻轻摇匀（避免振荡，以防充氧），放置 2～3 h 后标定。此溶液相当于每毫升含 320～400 μg 二氧化硫。

标定方法：取四个 250 ml 碘量瓶（$A_1$、$A_2$、$B_1$、$B_2$），分别加入 0.010mol/L 碘溶液 50.00 ml。在 $A_1$、$A_2$ 瓶内各加 25 ml 水，在 $B_1$ 瓶内加入 25.00 ml 亚硫酸钠标准溶液，盖好瓶塞。立即吸取 2.0 ml 亚硫酸钠标准溶液于已加有 40～50 ml 四氯汞钾溶液的 100 ml 容量瓶中，使其生成稳定的二氯亚硫酸盐络合物。再吸取 25.00 ml 亚硫酸钠标准溶液于 $B_2$ 瓶内，盖好瓶塞。然后用四氯汞钾吸收液将 100 ml 容量瓶中的溶液稀释至标线。

$A_1$、$A_2$、$B_1$、$B_2$ 四瓶于暗处放置 5 min 后，用 0.01mol/L 硫代硫酸钠标准溶液滴定至浅黄色，加 5 ml 淀粉指示剂呈现蓝色，继续滴定至蓝色刚好退去。平行滴定所用硫代硫酸钠溶液体积之差应不大于 0.05 ml。

所配 100 ml 容量瓶中的亚硫酸钠标准溶液相当于二氧化硫的浓度由式（2-27）计算：

$$SO_2(\mu g/ml) = [(V_0 - V) \times c \times 32.02 \times 1000] / 25.00 \times 2.00 / 100 \tag{2-27}$$

式中：$V_0$——滴定 A 瓶时所用硫代硫酸钠标准溶液体积的平均值，单位为 ml；

$V$——滴定 B 瓶时所用硫代硫酸钠标准溶液体积的平均值，单位为 ml；

$c$——硫代硫酸钠标准溶液的准确浓度，单位为 mol/L；

32.02——相当于 1 mmol/L 硫代硫酸钠溶液的二氧化硫（1/2 $SO_2$）的质量，单位为 mg。

根据以上计算的二氧化硫标准溶液的浓度，再用四氯汞钾吸取液稀释成每毫升含2.0 μg 二氧化硫的标准溶液，此溶液用于绘制标准曲线，在冰箱中存放，可稳定 20 天。

12）0.2%盐酸副玫瑰苯胺（PRA，即对品红）贮备液：称取 0.20 g 经提纯的盐酸副玫瑰苯胺，溶解于 100 ml 1mol/L 盐酸溶液中。

13）磷酸溶液 [$C(H_3PO_4)$=3mol/L]：量取 41 ml 85%浓磷酸，用水稀释至 200 ml。

14）0.016%盐酸副玫瑰苯胺使用液：吸取 0.2%盐酸副玫瑰苯胺贮备液 20.00 ml 于 250 ml 容量瓶中，加 3mol/L 磷酸溶液 200 ml，用水稀释至标线。至少放置 24 h 方可使用。存放于暗处，可稳定 9 个月。

（4）测定步骤

1）标准曲线的绘制：取 8 支 10 ml 具塞比色管，按表 2-7 所列参数配置标准色列。

**表 2-7　二氧化硫标准系列**

| 管号 | 0 | 1 | 2 | 3 | 4 | 5 | 6 | 7 |
|---|---|---|---|---|---|---|---|---|
| 标准工作液（ml） | 0 | 0.60 | 1.00 | 1.40 | 1.60 | 1.80 | 2.20 | 2.70 |
| 吸收液（ml） | 5.00 | 4.40 | 4.00 | 3.60 | 3.40 | 3.20 | 2.80 | 2.30 |
| 二氧化硫含量（μg） | 0 | 1.20 | 2.00 | 2.80 | 3.20 | 3.60 | 4.40 | 5.40 |

在以上各管中加入 6.0 g/L 氨基磺酸铵溶液 0.50 ml，摇匀。再加 2.0 g/L 甲醛溶液 0.50 ml 及 0.016% 盐酸副玫瑰苯胺使用液 1.5 ml，摇匀。当室温为 15～20℃时，显色 30 min；室温为 20～25℃时，显色 20 min；室温为 25～30℃时，显色 15 min。用 1 cm 比色皿，于 575nm 波长处，以水为参比，测定吸光度。以吸光度对二氧化硫含量（μg）绘制标准曲线，或用最小二乘法计算出回归方程式。

2）采样：0.5 L/min 流量采样 10～20L。

24 h 采样：测定 24 h 平均浓度时，用内装 50 ml 吸收液的多孔玻璃板吸收瓶以 0.2 L/min 流量于 10～16℃恒温采样。

3）样品测定：样品混浊时，应离心分离除去杂质。采样后样品放置 20 min，以使臭氧分解。

①短时间样品：将吸收管中的吸收液全部移入 10 ml 具塞比色管内，用少量水洗涤吸收管，洗涤液并入具塞管中，使总体积为 5 ml。加 6 g/L 氨基磺酸铵溶液 0.5 ml，摇匀，放置 10 min，以除去氮氧化物的干扰。以下步骤同标准曲线的绘制。

②24 h 样品：将采集样品后的吸收液移入 50 ml 容量瓶中，用少量水洗涤吸收瓶，洗涤液并入容量瓶中，使溶液总体积为 50.0 ml，摇匀。吸取适量样品溶液置于 10 ml 具塞比色管中，用吸收液定容为 5.00 ml。以下步骤同短时间样品测定。

（5）结果计算

$$\text{二氧化硫}(SO_2, mg/m^3) = W / V_n \times V_t / V_a \qquad (2\text{-}28)$$

式中：$W$——测定时所取样品溶液中二氧化硫含量，单位为 μg，由标准曲线查知；

$V_t$——样品溶液总体积，单位为 ml；

$V_a$——标定时所取样品溶液体积，单位为 ml；

$V_n$——标准状态下的采样体积，单位为 L。

（6）注意事项

1）温度对显色影响较大，温度越高，空白值越大。温度高时显色快，退色也快，最好用恒温水浴控制显色温度。

2）对品红试剂必须提纯后方可使用，否则，其中所含杂质会引起试剂空白值增高，使方法灵敏度降低。已有经提纯合格的 0.2%对品红溶液出售。

3）六价铬能使紫红色络合物退色，产生负干扰，故应避免用硫酸-铬酸洗液洗涤所用玻璃器皿，若已用此洗液洗过，则需用盐酸溶液（1+1）浸洗，再用水充分洗涤。

4）用过的具塞比色管及比色皿应及时用酸洗涤，否则红色难于洗净。具塞比色管用盐酸溶液（1+4）洗涤，比色皿用盐酸溶液（1+4）加 1/3 体积乙酸混合液洗涤。

5）四氯汞钾溶液为剧毒试剂，使用时应小心。如溅到皮肤上，立即用水冲洗。使用过的废液要集中回收处理，以免污染环境。

**4. 大气中二氧化氮含量的测定（改进的 Saltzman 法）**

（1）原理：空气中的二氧化氮在采样吸收过程中生成亚硝酸，与对氨基苯磺酰胺进行重氮化反应，再与 N-(1-萘基）乙二胺盐酸盐作用，生成紫红色的偶氮染料。根据其颜色的深浅，比色定量。

测定范围为 10 ml 样品溶液中含 0.15～7.5 μg $NO_2^-$。采样 5L，可测浓度范围为 0.03～1.7 mg/m$^3$。

（2）试剂：所用试剂均为分析纯，但亚硝酸钠应为优级纯（一级）。所用水为无 $NO_2^-$（亚硝酸盐）的二次蒸馏水，即一次蒸馏水中加入少量氢氧化钡和高锰酸钾再重蒸馏，制备水的质量以不使吸收液呈淡红色为合格。

1）N-(1-萘基）乙二胺盐酸盐储备液：称取 0.45 g N-(1-萘基）乙二胺盐酸盐，溶于 500 ml 水中。

2）吸收液：称取 4.0 g 对氨基苯磺酰胺、10 g 酒石酸和 100 mg 乙二胺四乙酸二钠盐，溶于 400 ml 热水中。冷却后，移入 1L 容量瓶中。加入 100 ml N-(1-萘基）乙二胺盐酸盐储备液，混匀后，用水稀释至刻度。此溶液存放在 25℃暗处可稳定 3 个月，若出现淡红色，表示已被污染，应弃之重配。

3）显色液：称取 4.0 g 对氨基苯磺酰胺、10 g 酒石酸与 100 mg 乙二胺四乙酸二钠盐，溶于 400 ml 热水中。冷却至室温后移入 500 ml 容量瓶中，加入 90 mg N-(1-萘基）乙二胺盐酸盐，用水稀释至刻度。显色液保存在 25℃以下暗处可稳定 3 个月，如出现淡红色，表示已被污染，应弃之重配。

4）亚硝酸钠标准溶液

① 亚硝酸钠标准储备液：精确称量 375.0 mg 干燥的一级亚硝酸钠和 0.2 g 氢氧化钠，溶于水中，再移入 1L 容量瓶中，并用水稀释至刻度。此标准溶液的浓度为 1.00 ml 含 250 μg $NO_2^-$，保存在暗处，可稳定 3 个月。

②亚硝酸钠标准工作液：精确量取亚硝酸钠标准储备液 10.00 ml 于 1 L 容量瓶中，用水稀释至刻度，此标准溶液 1.00 ml 含 2.5 μg $NO_2^-$。此溶液应在临用前配制。

（3）仪器

1) 多孔玻璃吸收管（10 ml）。

2) 空气采样器：流量 0～1L/min。

3) 分光光度计。

（4）测定步骤

标准曲线的绘制：取 6 个 25 ml 容量瓶，按表 2-8 制备标准系列。

**表 2-8　二氧化氮标准系列的制备**

| 瓶　号 | $NO_2$ 标准系列 | | | | | |
|---|---|---|---|---|---|---|
| | 1 | 2 | 3 | 4 | 5 | 6 |
| 标准工作液（ml） | 0 | 0.7 | 1.0 | 3.0 | 5.0 | 7.0 |
| $NO_2$ 含量（μg/ml） | 0 | 0.07 | 0.1 | 0.3 | 0.5 | 0.7 |

各瓶中，加入 12.5 ml 显色液，再加水到刻度，混匀，放置 15 min。用 10 mm 比色皿，在波长 540～550nm 处，以水作参比，测定各瓶溶液的吸光度，以 $NO_2^-$ 含量（μg/ml）为横坐标，吸光度为纵坐标，绘制标准曲线，并计算回归方程。

（5）采样

1) 用多孔玻板吸收管，内装 10 ml 吸收液，以 0.4L/min 流量采气 5～25L。采样期间吸收管应避免阳光照射。样品溶液呈粉红色，表明已吸收了 $NO_2$。采样期间，可根据吸收液颜色深浅，确定是否终止采样。

2) 采样后，用水补充到采样前的吸收液体积，放置 15 min，按标准曲线操作，测定样品的吸光度 A，并用未采过样的吸收液测定试剂空白的吸光度 $A_0$。若样品溶液吸光度超过测定范围，应用吸收液稀释后再测定。计算时，要考虑到样品溶液的稀释倍数。

（6）结果计算

$$\text{二氧化氮}（NO_2，mg/m^3）=\frac{(A-A_0-a)\times V\times D}{b\times f\times V_0} \tag{2-29}$$

式中：$A$——样品溶液的吸光度；

$A_0$——空白溶液的吸光度；

$b$——标准曲线的斜率（吸光度·ml/μg）；

$a$——标准曲线的截距；

$V$——采样用吸收液体积，单位为 ml；

$V_0$——换算为标准状态下的采样体积，单位为 L；

$D$——样品的稀释倍数；

$f$——Saltzman 实验系数，一般为 0.88（当空气中二氧化氮浓度高于 0.720 mg/m$^3$ 时，$f$ 值为 0.77）。

（7）干扰：室内空气中的一氧化氮、二氧化硫、硫化氢和氟化物对本法均无干扰。臭氧浓度大于 0.25 mg/m$^3$ 时对本法有正干扰，过氧乙酰硝酸酯（PAN）可增加 15%～35%的读数。然而，在一般情况下，室内空气中的 PAN 浓度较低，不致产生明显的误差。

**5. 大气中臭氧含量的测定（靛蓝二磺酸的分光光度法）**

（1）原理：空气中的臭氧在磷酸盐缓冲溶液存在下，与吸收液中蓝色的靛蓝二磺酸钠等摩尔反应，退色生成靛红二磺酸钠。在 610nm 处测定吸光度，根据蓝色减退的程度定量空气中臭氧的浓度。

测定范围：当采样体积为30L时，最低检出浓度为0.01 mg/m³；当采样体积为5～30 L时，本法测定空气中臭氧的浓度范围为0.030～1.200 mg/m³。

（2）试剂：除非另有说明，分析时均使用符合国家标准的分析纯试剂和重蒸馏水或同等纯度的水。

1）溴酸钾标准贮备溶液［$C(KBrO_3)$＝0.1000mol/L］：称取1.3918 g溴酸钾（优级纯，180℃烘2 h）溶解于水，移入500 ml容量瓶中，用水稀释至标线。

2）溴酸钾-溴化钾标准溶液［$C(KBrO_3)$＝0.0100mol/L］：吸取10.00 ml溴酸钾标准贮备溶液于100 ml容量瓶中，加入1.0 g溴化钾（KBr），用水稀释至标线。

3）硫代硫酸钠标准贮备溶液［$C(Na_2S_2O_3)$＝0.1000mol/L］。

4）硫代硫酸钠标准工作溶液［$C(Na_2S_2O_3)$＝0.0050mol/L］：临用前，准确量取硫代硫酸钠标准贮备溶液，用水稀释20倍。

5）硫酸溶液：（1＋6）（V/V）。

6）淀粉指示剂溶液（2.0 g/L）：称取0.20 g可溶性淀粉，用少量水调成糊状，慢慢倒入100 ml沸水中，煮沸至溶液澄清。

7）磷酸盐缓冲溶液［$C(KH_2PO_4\text{-}Na_2HPO_4)$＝0.050mol/L］：称取6.8 g磷酸二氢钾（$KH_2PO_4$）和7.1 g无水磷酸氢二钠（$Na_2HPO_4$），溶解于水，稀释至1000 ml。

8）靛蓝二磺酸钠（$C_6H_{18}O_8S_2Na_2$，简称IDS）：分析纯。

9）IDS标准贮备溶液：称取0.25 g靛蓝二磺酸钠（IDS），溶解于水，移入500 ml棕色容量瓶中，用水稀释至标线，摇匀，24 h后标定。此溶液于20℃以下暗处存放可稳定两周。

标定方法：吸取20.00 ml IDS标准贮备溶液于250 ml碘量瓶中，加入20.00 ml溴酸钾-溴化钾标准溶液，再加入50 ml水，盖好瓶塞，放入16±1℃水浴或保温瓶中，至溶液温度与水温平衡时，加入5.0 ml（1 6）硫酸溶液，立即盖好瓶塞，混匀并开始计时。在16±1℃水浴中，于暗处放置35±1 min。加入1.0 g碘化钾（KI），立即盖好瓶塞，摇匀至完全溶解，在暗处放置5 min后，用硫代硫酸钠标准工作溶液滴定至红棕色刚好退去，呈现淡黄色，加入5 ml淀粉指示剂呈现蓝色，继续滴定至蓝色退去呈现亮黄色。两次平行滴定所用硫代硫酸钠标准工作溶液的体积之差不得大于0.10 ml。IDS溶液相当于臭氧的质量浓度C（$O_3$，μg/ml）按下式计算：

$$P=\frac{C_1\times V_1-C_2\times V_2}{V}\times 12.00\times 10^3 \tag{2-30}$$

式中：$P$——每毫升靛蓝二磺酸钠溶液相当于臭氧的质量浓度，单位为μg/ml；

$C_1$——溴酸钾-溴化钾标准溶液的浓度，单位为mol/L；

$V_1$——加入溴酸钾-溴化钾标准溶液的体积，单位为ml；

$C_2$——滴定时所用硫代硫酸钠标准溶液的浓度，单位为mol/L；

$V_2$——滴定时所用硫代硫酸钠标准溶液的体积，单位为ml；

$V$——IDS标准贮备溶液的体积，单位为ml；

12.00——臭氧的摩尔质量（1/4，$O_3$），单位为g/mol。

10）IDS标准工作溶液：将标定后的IDS标准贮备溶液用磷酸盐缓冲溶液稀释成每毫升相当于1.0 μg臭氧的IDS标准工作溶液。此溶液于20℃以下暗处存放可稳定1周。

11）IDS吸收液：将IDS标准贮备溶液用磷酸盐缓冲溶液稀释成每毫升相当于2.5 μg

或 5.0 μg 臭氧的 IDS 吸收液。此溶液于 20℃以下暗处存放可使用 1 个月。

12）活性炭吸附管（60～80 目）：临用前在氮气保护下 400℃烘 2 h，冷却至室温，装入双球玻璃管中，两端用玻璃棉塞好，密封保存。

（3）仪器

1）采样导管：用玻璃管或聚四氟乙烯管，内径约为 3 mm，尽量短些，最长不超过2 m，配有朝下的空气入口。

2）多孔玻板吸收管：10 ml。

3）空气采样器。

4）分光光度计。

5）恒温水浴或保温瓶。

6）水银温度计：精度为±5℃。

7）双球玻璃管：长 10 cm，两端内径为 6 mm，双球直径为 15 mm。

（4）采样

1）样品的采集：用内装 10.00 ml IDS 吸收液的多孔玻板吸收管，罩上黑布套，以 0.5L/min 的流量采气 5～30 L。

2）零空气样品的采集：采样的同时，用与采样所用吸收液同一批配制的 IDS 吸收液，在吸收管入口端串接一支活性炭吸附管，按样品采集方法采集零空气样品。

3）注意事项：当吸收管中的吸收液退色约 50%时，应立即停止采样。当确信空气中臭氧浓度较低、不会穿透时，可用棕色吸收管采样。每批样品至少采集两个零空气样品。在样品的采集、运输及存放过程中应严格避光。样品于室温暗处存放至少可稳定 3 天。

（5）分析步骤

1）标准曲线的绘制：取 6 支 10 ml 具塞比色管，按表 2-9 制备标准系列。

**表 2-9　臭氧标准系列**

| 管　号 | 0 | 1 | 2 | 3 | 4 | 5 |
|---|---|---|---|---|---|---|
| IDS 标准工作溶液（ml） | 10.00 | 8.00 | 6.00 | 4.00 | 2.00 | 0 |
| 磷酸盐缓冲溶液（ml） | 0 | 2.00 | 4.00 | 6.00 | 8.00 | 10.00 |
| 臭氧含量（ μg /ml） | 0 | 0.20 | 0.40 | 0.60 | 0.80 | 1.00 |

各管摇匀，用 20 mm 比色皿，在波长为 610nm 处，以水为参比测量吸光度。以臭氧含量为横坐标，以零管样品的吸光度（$A_0$）与各标准样品管的吸光度（A）之差（$A_0-A$）为纵坐标，用最小二乘法计算标准曲线的回归方程：

$$y = bx + a \tag{2-31}$$

式中：$y$——$A_0-A$，空白样品的吸光度与各标准色列管的吸光度之差；

$x$——臭氧的浓度，单位为 μg /ml；

$b$——回归方程的斜率，单位为吸光度 · ml/ μg；

$a$——回归方程的截距。

所得结果保留至小数点后 3 位。

2）样品的测定：将吸收管中样品溶液移入 25 ml（或 50 ml）容量瓶中，用水多次洗涤吸收管，将洗涤液合入容量瓶中，使总体积为 25 ml（或 50 ml）。用 20 mm 比色皿，以水作参比，在波长 610nm 下测量吸光度。

（6）结果计算：空气中臭氧含量按式（2-32）计算。

$$P=\frac{(A_0-A-a)\times V}{b-V_0} \tag{2-32}$$

式中：$P$——臭氧浓度；

$A_0$——现场空白样品的吸光度；

$A$——样品的吸光度；

$a$——标准曲线的截距；

$V$——样品溶液的总体积，单位为 ml；

$b$——标准曲线的斜率，单位为吸光度 · ml/μg；

$V_0$——换算为标准状态的采样体积，单位为 L。

所得结果保留至小数点后 3 位。

（7）干扰：二氧化氮使臭氧的测定结果偏高，约为二氧化氮质量浓度的 6%。空气中二氧化硫、硫化氢、过氧乙酰硝酸酯（PAN）和氟化氢的浓度分别高于 750、110、1800 和 2.5 $\mu g/m^3$ 时，干扰臭氧的测定。空气中氯气、二氧化氯的存在使臭氧的测定结果偏高，但在一般情况下，这些气体的浓度很低，不会造成显著误差。

**6. 大气中可吸入颗粒物含量的测定（重量法）**

（1）原理：使一定体积的空气进入分离器，将 10 μm 以上粒径的微粒分离。小于这一粒径的微粒随着空气流经分离器的出口被阻留在已恒重的滤膜上。根据采样前后滤膜的重量差及采样体积，计算出可吸入颗粒物浓度，以 $mg/m^3$ 为单位表示。

（2）试剂：玻璃纤维滤纸或合成纤维滤膜，直径由所用的采样器决定。在干燥器中平衡 24 h，称量至恒量（$W_1$）。

（3）仪器

1）$PM_{10}$采样器：由分级采样器、采样时间控制器、恒流抽气泵和采样支架等部件配套组成。分级采样器对悬浮颗粒的捕集效率为 50%时截止粒径 $D_{50}=(10\pm1)$ μm，几何标准差 $\delta_g=1.5\pm0.1$，上截止点为 30 μm。采样器在规定流量下，流量稳定。使用时，用皂膜流量计校准采样器在采样前和采样后的流量，流量误差应小于 5%。

2）分析天平：感量为 0.1 mg 或 0.01 mg。

（4）采样：采样时，将已恒量的滤纸（或滤膜）毛面向上，平置于采样夹中，按采样器说明书操作，在采样器规定的流量下，采气 8～24 h。记录采样时温度和大气压力。

（5）可吸入颗粒物含量的测定：采样后，小心取下采样滤料，尘面向里对折，放于清洁纸袋中，再放于样品盒内保存待用。

将采过样的滤料置于干燥器中平衡 24 h。称量至质量恒定（$W_2$）。采样前和采样后滤料称量结果之差，即为 $PM_{10}$颗粒物的质量。称量后，将样品滤料低温保存，作颗粒物成分分析用。

（6）结果计算

$$C=\frac{(W_2-W_1)\times 1000}{V_0} \tag{2-33}$$

式中：$C$——空气中 $PM_{10}$颗粒物质量浓度，单位为 $mg/m^3$；

$W_2$——采样后滤纸（或滤膜）质量，单位为 g；

$W_1$——采样前滤纸（或滤膜）质量，单位为 g；

$V_0$——换算成标准状况下的采样体积，单位为 $m^3$。

（7）注意事项

1）滤纸（或滤膜）称量分析的质量控制：在已平衡称量的滤纸（或滤膜）中，随机取 4～5 张滤纸（或滤膜）反复平衡称量 10 次以上，求出各张滤纸（或滤膜）的平均质量，作为称量质量控制的“标准滤纸（或滤膜）”。每次称量清洁样品或滤纸（或滤膜）时，必须同时称两张“标准滤纸（或滤膜）”。若用感量为 0.1 mg 的分析天平称量，“标准滤纸（或滤膜）”的质量与平均质量相差 0.45 mg 时，应重新平衡后再称量，或对天平进行调整校准。

2）每次采样前，认真清洁分级采样头的内、外表面和分级喷嘴，安装时应防止漏气和压损滤纸（或滤膜）。

## （七）大气环境质量评价

**1. 资料来源**

进行大气环境质量评价的原始资料来自上述 5 个实验的测定结果。

**2. 资料分析**

将各组学生的实验结果综合后估算日均值或小时均值。

**3. 结果评价**

依据我国的“空气污染指数”（API）设定评价指标。API 指数的参数有 5 个，即二氧化硫、二氧化氮、一氧化碳、臭氧和颗粒物质浓度。根据监测和分析结果，计算 API 数值后，按表 2-10 和表 2-11 对大气环境质量进行综合评价。

**表 2-10　空气污染指数对应的污染物浓度限值**

| 污染指数（API） | 污染物浓度（$mg/m^3$） | | | | |
|---|---|---|---|---|---|
| | $SO_2$（日均值） | $NO_2$（日均值） | $PM_{10}$（日均值） | CO（小时均值） | $O_3$（小时均值） |
| 50 | 0.050 | 0.08 | 0.050 | 5 | 0.120 |
| 100 | 0.150 | 0.120 | 0.150 | 10 | 0.200 |
| 200 | 0.800 | 0.280 | 0.350 | 60 | 0.400 |
| 300 | 1.600 | 0.565 | 0.420 | 90 | 0.800 |
| 400 | 2.100 | 0.750 | 0.500 | 120 | 1.000 |
| 500 | 2.620 | 0.940 | 0.600 | 150 | 1.200 |

**表 2-11　空气污染指数范围及相应的空气质量类别**

| 空气污染指数（API） | 空气质量状况 | 表征颜色 | 健康影响 | 建议采取的措施 |
|---|---|---|---|---|
| 0～50 | 优 | 天蓝 | — | — |
| 51～100 | 良 | 墨绿 | 可正常活动 | |
| 101～200 | 轻度污染 | 浅黄 | 易感人群的症状有轻度加剧，健康人群出现刺激症状 | 心脏病和呼吸系统疾病患者应减少体力消耗和户外活动 |

续表

| 空气污染指数（API） | 空气质量状况 | 表征颜色 | 健康影响 | 建议采取的措施 |
|---|---|---|---|---|
| 201～300 | 中度污染 | 橘红 | 心脏病和肺病患者症状显著加剧，运动耐受力降低，健康人群中普遍出现症状 | 老年人和心脏病、肺病患者应停留在室内，并减少体力活动 |
| ＞300 | 重污染 | 紫红 | 健康人运动耐受力降低，有明显症状，提前出现某些疾病 | 老年人和患病人群应留在室内，避免体力消耗，一般人应避免户外活动 |

（八）思考题

1. 为什么要进行大气环境质量评价？
2. 采用API进行大气质量评价的优缺点有哪些？
3. 进行污染物测定时应注意哪些问题？

（九）选用教材及参考书

1. 编委会．空气和废气监测分析方法［M］．4版增补版．北京：中国环境科学出版社，2003.
2. 李云生．城市区域大气环境容量总量控制技术指南［M］，北京：中国环境科学出版社，2005.
3. 梁晓星．空气环境监测［M］，北京：化学工业出版社，2005.
4. 孙德智．城市交通道路环境空气质量监测与评价［M］．北京：中国环境科学出版社，2010.

（吕　严　任大林）

## 九、水体氯化消毒效果的评价

## Evaluation of the effect of chlorination disinfection in drinking water

（一）实验目的

1. 饮水消毒是要杀灭或去除水中的肠道致病微生物，目的是防止饮用者发生肠道传染病。通过本次实验，要求学生掌握评价消毒效果的实验设计。
2. 通过查阅文献和讨论，掌握评价指标的选择以及测定方法。

（二）实验安排和涉及的知识点

1. 测定漂白粉中有效氯的含量，消毒后水样中余氯量以及水样消毒前后细菌含量。
2. 水体氯化消毒效果综合评价。
3. 本实验为环境卫生学课程中饮用水卫生的重要教学内容。
4. 本实验综合了化学指标检测、微生物检测和消毒效果评价的相关内容。

### （三）实验任务与要求

**1. 实验的设计**

要求学生在进行本实验前，在查阅相关文献的基础上自行（或以小组为单位）撰写实验设计。并在课上进行讨论，以确定实验设计。

**2. 实验实施细则**

要求学生在进行本实验前，列出实验所需要的物品（试剂、玻璃器皿和仪器等），并熟悉操作程序。

**3. 实验报告的撰写要求**

实验报告的内容包括题目、实验目的、操作步骤、实验结果、讨论。

### （四）要求学生做的工作

1. 要求学生在实验前做好预习，查阅相关文献资料，掌握饮水消毒和消毒效果评价的方法。

2. 要求学生　采集水样。

3. 要求学生测定漂白粉中有效氯的含量。

4. 根据检测结果评价实验用漂白粉是否可用于饮水消毒。

5. 要求学生测定不同浓度消毒剂消毒后水样中余氯量，并计算出适宜的消毒剂加入量。

6. 要求学生测定水样消毒前后细菌含量。

7. 根据检测结果计算不同浓度消毒剂的杀菌率，并按国家标准评价效果。

8. 要求学生对多组实验数据进行综合分析，根据实验要求选择适宜的评价指标，并评价消毒效果。

9. 要求学生学会对多组资料中异常数据进行处理。

10. 撰写实验报告。

### （五）学时

本实验分 3 次完成，共 9 学时。

### （六）实验内容

**1. 评价消毒效果的实验设计**

（1）消毒剂的选择：漂白粉（calcium hypochlorite）和漂白粉精均可用于饮水消毒。漂白粉和漂白粉精很不稳定，容易吸收空气中水分而水解，也可与空气中 $CO_2$ 作用或受光的作用使其有效氯含量降低。一般漂白粉在出厂时有效氯含量在 30%～40%，当有效氯含量低于 15%时，就不适宜用于饮水消毒。

（2）水源水水样的采集：采集地面水作为实验用水样。注意采集水样时应无菌操作。采集的水样量应满足实验要求的用水量。

（3）消毒剂的剂量：将消毒剂配制成浓度适宜的溶液。要求消毒 30 min 后的水样应有 0.3～0.5 mg/L 的余氯。

（4）结果评价：《我国生活饮用水卫生标准》（GB 5749—2006）中规定，接触 30 min 后水中应有 0.3～0.5 mg/L 的余氯，水的菌落总数小于 100 CFU/ml。

（5）中和实验：消毒后的水样需用中和剂将消毒剂中和后，再进行细菌学检验。中和实验使用适宜剂量的硫代硫酸钠。

**2. 消毒剂中有效氯含量的测定**

（1）原理：漂白粉中有效氯在酸性溶液中与碘化钾反应而释放出相当量的碘，再以硫代硫酸钠标准溶液来滴定，根据硫代硫酸钠标准溶液的用量计算出漂白粉中有效氯的含量。

$$CaOCl_2 + KI + HCl \longrightarrow CaCl + KCl + H_2O + I_2$$

$$I_2 + Na_2S_2O_3 \longrightarrow Na_2S_4O_6 + NaI$$

（2）试剂

1）0.71%漂白粉液：称取 0.71 g 漂白粉置于研钵，研碎后加蒸馏水倾入 100 ml 容量瓶中，加蒸馏水定容。

2）0.050mol/L 硫代硫酸钠标准溶液：称取 5 g 硫代硫酸钠（$Na_2S_2O_3$，$5H_2O$）溶于 1 L 蒸馏水中，储存于棕色瓶中，放置 1 周后标定。

标定方法：称取经 105℃干燥 2 h 的分析纯碘酸钾两份，每份约 0.1500 g，分别放入 250 ml 碘量瓶中。于每瓶各加 100 ml 蒸馏水溶解，再各加碘化钾 3 g 和冰乙酸 10 ml，置于暗处 5 min，用待标定的硫代硫酸钠滴定至淡黄色，加 0.5%淀粉溶液 1 ml 呈现蓝色，继续滴定至蓝色刚退去，记录用量。

$$Na_2S_2O_3\ 溶液的浓度(mol/L) = \frac{m(KIO_3) \times 1000}{硫代硫酸钠用量(ml) \times 35.669} \tag{2-34}$$

式中：$m$——碘酸钾的质量；

35.669——碘酸钾的摩尔质量。

将标定后的硫代硫酸钠溶液稀释成 0.0250 mol/L。

3）0.5%淀粉溶液。

4）碘化钾。

5）冰乙酸。

（3）分析步骤

1）取 250 ml 碘量瓶，加入 0.75 g 碘化钾及 80 ml 蒸馏水，溶解后再加 2 ml 冰乙酸。

2）用刻度吸管取 20 ml 漂白粉溶液，置于碘量瓶中，放置 5 min。

3）用装有 0.050mol/L 硫代硫酸钠溶液的碱式滴定管进行滴定。当滴定至淡黄色时，加入 0.5%淀粉溶液 1 ml 呈现蓝色，继续滴定至蓝色刚退去，记录用量。

（4）结果计算

$$有效氯(Cl_2,\%) = \frac{V \times 0.050 \times \frac{70.91}{2000} \times \frac{100}{25} \times 100}{0.71} \tag{2-35}$$

式中：$V$——0.050mol/L 硫代硫酸钠标准溶液用量，单位为 ml。

**3. 水中余氯的测定**

（1）原理：水中的氯在酸性溶液中与碘化钾反应而释放出相当量的碘，再以硫代硫酸钠标准溶液来滴定，根据硫代硫酸钠标准溶液的用量计算出水中余氯的含量。

$$CaOCl_2 + KI + HCl \longrightarrow CaCl + KCl + H_2O + I_2$$

$$I_2 + Na_2S_2O_3 \longrightarrow Na_2S_4O_6 + NaI$$

（2）试剂

1）碘化钾。

2) 0.005 mol/L 硫代硫酸钠标准溶液：配制方法见有效氯含量的测定。

3) 0.5%淀粉溶液。

4) 乙酸盐缓冲溶液：称取 146 g 无水乙酸钠溶于蒸馏水中，加 457 ml 乙酸，用蒸馏水定容至 1000 ml。

(3) 分析步骤

1) 准确取 100 ml 水样于 250 ml 碘量瓶中，加 0.5 g 碘化钾和 5 ml 乙酸盐缓冲液。

2) 用装有 0.005mol/L 硫代硫酸钠溶液的碱式滴定管进行滴定。当滴定至淡黄色时，加入 0.5%淀粉溶液 1 ml 呈现蓝色，继续滴定至蓝色刚退去，记录用量。

(4) 结果计算

$$余氯(Cl_2,ml/L)=\frac{V_1\times 0.005\times\frac{70.91}{2000}\times 1000\times 1000}{V} \quad (2\text{-}36)$$

式中：$V_1$——0.005mol/L 硫代硫酸钠标准溶液用量，单位为 ml；

$V$——水样体积，单位为 ml。

**4. 水中细菌总数的测定**

(1) 原理：1 ml 水样在普通营养琼脂培养基中，经 37℃温箱培养 24 h 后所生长的细菌菌落数。

(2) 试剂

1) 普通营养琼脂培养基的成分：蛋白胨 10 g、牛肉浸膏 3 g、氯化钠 5 g、琼脂 18 g、蒸馏水 1000 ml。

2) 制备方法：将上述各成分混合，加热溶解，用 0.1%NaOH 校正 pH 至 7.4～7.6，过滤除去沉渣，分装于三角烧瓶中，121℃高压（103 kPa）灭菌 20 min 后备用。

(3) 分析步骤

1) 水样稀释，将消毒前的水样用灭菌水稀释。稀释倍数根据水样的含菌量而定。一般可分别稀释成 1∶10、1∶100、1∶1000 等。

消毒后的水样需进行中和，即用硫代硫酸钠将水中余氯进行中和。硫代硫酸钠的加入量可根据余氯的测定结果来定。中和后的水样可直接接种。

2) 水样接种：将 1 ml 水样（各稀释浓度）接种于已灭菌的培养皿中，同时做平行样，然后分别倾入普通营养琼脂培养基（培养基温度约 45℃）。待培养基冷却后反转培养基，放入 37℃温箱培养 24 h。

(4) 结果计算

1) 消毒前的水样：计数细菌菌落数时可直接用肉眼观察，必要时可借助放大镜。在记录各培养皿的菌落数后，求出各稀释度的平均菌落数。选择平均菌落数在 30～300 之间的样品，再乘以稀释度作为结果报告。

2) 消毒后的水样：以培养皿的平均菌落数作为结果报告。

3) 杀菌率计算

杀菌率=(杀菌前水样的菌落数－杀菌后水样的菌落数)／杀菌前水样的菌落数

## (七) 消毒效果的评价

**1. 资料来源**

消毒效果评价的基础资料来自上述实验的结果。

**2. 资料分析**

将各组学生的实验结果综合后，计算符合《生活饮用水卫生标准》（GB 5749—2006）中规定的消毒剂加入量。

**3. 结果评价**

根据《生活饮用水卫生标准》（GB 5749—2006）中对余氯和细菌总数的规定评价消毒效果。

### （八）思考题

1. 饮水消毒不同方法的优缺点有哪些？
2. 如何对消毒效果进行评价？

### （九）参考文献


1. 吴一蘩，高乃云，乐林生．饮用水消毒技术［M］. 北京：化学工业出版社，2006.
2. 杨华明，易滨．现代医院消毒学［M］. 北京：人民军医出版社，2008.
3. 薛广波．灭菌·消毒·防腐·保藏［M］. 2 版. 北京：人民卫生出版社，2008.
4. 黄浩，成翼娟．医院消毒供应中心实用手册［M］. 北京：人民卫生出版社，2009.
5. 上海市消毒品协会，上海市消毒品协会．医院消毒技术规范［M］. 北京：中国标准出版社，2008.
6. 陈学敏．现代环境卫生学［M］. 北京：人民卫生出版社，2008.
7. HJ/T 91—2002，地表水和污水监测技术规范［S］.
8. GB 5749—2006，生活饮用水卫生标准［S］.


（吕　严　吴丽娜）

## 十、教室照明对学生学习、健康影响的监测与评价

## Students' health and learning effects by classroom lighting

### （一）学习目的

经过儿童少年卫生学基础知识的学习，在掌握基本知识和基本技能的基础上，完成实验任务，锻炼学生综合应用知识的能力，并培养学生的实践能力、创新意识和深入学习的能力。

### （二）涉及的知识点

本实验涉及三个部分的内容：学校建筑设备卫生调查、教育过程卫生调查以及健康筛查。

### （三）实验任务与要求

1. 掌握教室照明卫生、教育过程卫生及学生健康筛查基本调查方法，并熟练操作；掌握测量过程中的注意事项。

2. 依据提供的背景资料，应用学过的学校建筑设备卫生、教育过程卫生以及学生健康筛查的基本知识和技能完成此次实验。

3. 背景资料

某地为改变学生近视眼高发现状，实施近视眼预防干预措施，对该地某试点初中开展了教室照明标准化改造项目，对同一年级、同侧的部分教室进行改造。为评价教室照明标准化改造项目的效果，在改造项目完成一年后对教室光环境和学生视力、学习能力进行追踪监测、对比分析。

（1）教室环境的监测：对比改造项目前后，不同教室照明的变化情况。

（2）学生视力的监测：比较改造班级的视力变化情况。

（3）学习能力的监测：比较同年级不同班级学生学习能力变化。

### （四）要求学生做的工作

1. 根据背景资料要求，选择适宜的、反映教室照明变化的指标，如照度均匀度、墙壁反射系数、人工照明配置等指标。

2. 学习疲劳的测定方法很多，比较各自的优缺点，并按课题需要选择恰当的、反映学习疲劳/学习能力变化的指标。

3. 教室照明标准化项目是近视眼干预的重要措施，对学生视力进行监测，比较不同学习环境改造前后学生的近视眼发病率，讨论其是否可以反映教室照明改造的效果，其中的混杂因素有哪些。同时，思考根据项目要求反映视力变化的其他指标还有哪些。

4. 思考还有哪些已学过的基本知识和理论可以用于反映教室照明改造后的效果，并阐明理由。

### （五）学时

分 7 次课完成，共 21 学时。

### （六）实验内容

**1. 教室照明卫生调查**

（1）自然采光：采光方向、单/双侧采光、窗台的高度、窗上缘至天花板距离、窗间距离、窗玻璃面积、窗外遮挡物的情况、地面积、室深系数、玻地面积比、投射角、开角、均匀度（最小照度/平均照度）、课桌面和黑板面照度（最大、最小和平均照度）、采光系数、墙壁反射系数、墙壁和天花板的颜色。

（2）人工照明情况：照明器的种类、数量、配置情况（灯间距、灯壁距、悬挂高度、排列方式），每个灯泡（管）的功率、使用情况、安装时间，桌面和黑板的照度，照度均匀度。

（3）采光系数：为室内工作面（课桌面或黑板面等）一点的照度与同时间开阔天空散射光（全阴天）水平的室外照度之比（以百分率表示）。最小自然采光系数不小于1%～1.5%。

$$采光系数(\%)=\frac{室内照度}{室外照度}\times 100\% \tag{2-37}$$

在实际工作中，通常以最小采光系数作为评价教室采光的客观指标。

1）室内照度测定方法：单侧采光的教室，选择离窗最远、光线最差的一个桌面测定；

双侧采光的教室，选择教室中间的桌面测定。最好使用带两个接头的照度计同时测定室内和室外照度，否则需在测定室内照度前后各测一次室外照度，取其平均值作为室外照度值。

室内照度测量点：单侧采光的标准教室中，一般可选择 15 个点。为避免测量者对照度的影响，应采用蹲位，测量高度为课桌面。选择测量点时，根据教室采光窗口选择近窗、室中央、远窗三点为横向的代表点，在窗及窗间隔的中线上选择纵向代表点（图 2-6）。通过测量可以计算最小采光系数（室内最小照度与室外照度之比）。

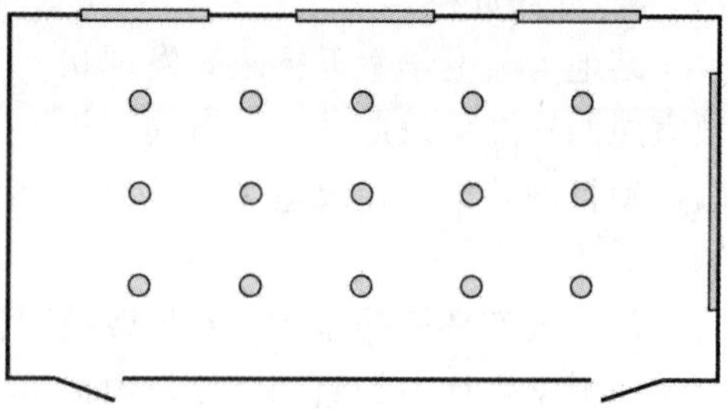

**图 2-6　照度测定选点示意图**

2）室外照度测定方法：必须选择空旷地点，注意避免阳光直射。事先可在照度计光电池上方 0.5～1 m 处挡一厚纸，以遮挡直射阳光且须加滤光板。

**2. 学习疲劳的测定**

（1）剂量作业法（每两人一组）：

1）原理：这是一种测量学习能力的教育心理学方法。这类方法要求受测者在限定时间内完成一定量的作业如校数等，根据完成作业的数量和产生的错误率来判断高级神经活动的状态。其优点是方法简便，又适合集体测验；缺点是被测者的情绪与熟练程度对测验结果有一定影响。

剂量作业试验根据其所指定的作业种类不同，分为字母删去法（校字法）、数字删去法（校数法）、划图形法及解算术题法等。本次实验用数字删去法。

试验中，每次单位时间内所完成的作业量即为工作速度指标，主要反映皮质的兴奋过程状态；产生的错误为工作正确性指标，主要反映皮质的内抑制过程状态。在学习过程中大脑皮质产生疲劳时，高级神经活动出现障碍，同时视觉敏感性减退，手的协调动作欠佳。因此，完成作业的速度随时间的延长而逐渐减慢，作业中发生的错误逐渐增加。

2）试验方法：试验时把校数表发给被测者，交代测验方法和指定任务，待被测者准备好后，即发出“开始”的口令。被测者听到口令，应立即在表上由左至右、由上至下逐行逐数地校阅，遇到指定的数字就删去。每次测验 2 min，被测者听到“停”的口令便立即停笔，并在停笔处的数旁画上休止符号“┘”，然后上交。

为了分析一个学日中学习能力的变化，一般至少要测试 5 次：课前或早读前（即学日开始前），上午第二节课后，上午第四节课后，下午上课前，下午末节课后。

若分析学周中作业能力变化，可于每周星期一至六的早读前、第二节课后和下午末节课后各测一次，并算出各天 3 次均值进行评价。

3）注意事项：①必须向受试者强调，完成任务不要只求速度而不顾正确性；②若删错而当时立即发现，可在该数字下面画一横标记号；③试验中如有整行漏阅，每漏一行计算一个错误，但该行不计入阅字数。

4）评价方法：用受测者个人工作前后的测定值进行比较。两个集体测定结果进行比较时，可用脑力工作能力指数（AYP）的均值或疲劳发生率（发生疲劳人数/观察总人数）进行比较，分析两集体的疲劳状态。

$$\overline{X} = \frac{\sum X}{n} \tag{2-38}$$

$$\mathrm{AYP}=\frac{\text{阅字数}}{2(\min)}\times\frac{\text{应删数}-\text{错漏字数}}{\text{应删数}} \tag{2-39}$$

$$\text{错误率}=\frac{\text{删错数}+\text{漏删数}}{\text{校阅总数}}\times 100\% \tag{2-40}$$

式中：$X$——每次的阅字数（或应删数、错漏字数）；

$n$——测定次数；

$\overline{X}$——平均阅字数（或应删数、错漏字数）。

个体评价时，计算出限定时间内的阅字数及错误率，两者结合评价工作能力状态，分为良好、不变、早期疲劳、显著疲劳四型。

①良好：工作后比工作前阅字数增加而错误率减少，这表示两种过程都良好。

②不变：工作前后阅字数与错误率均无差异。

③早期疲劳（疲劳第一时相）：两个指标中只有一个变化，即只有阅字数减少或错误率增加，前者反映兴奋过程减弱，后者反映内抑制过程障碍。

④显著疲劳（疲劳第二时相）：阅字数减少且错误率增加，这反映两种神经过程显著障碍，保护性抑制发展。

（2）生理学实验方法

1）明视持久度：当大脑皮层兴奋性降低时，影响了视觉分析器的功能，在眼睛注视对象的过程中，不能明视的时间增加而明视的时间减少。这种明视时间与注视总时间的百分比称为明视持久度。大脑皮层兴奋性降低时，明视持久度会下降，它是反映视觉功能和心理功能的综合性指标之一。常用测定明视持久度的方法有兰多法、立体方块图法、眼电兴奋性等。本实验用立体方块图法（图 2-7）。

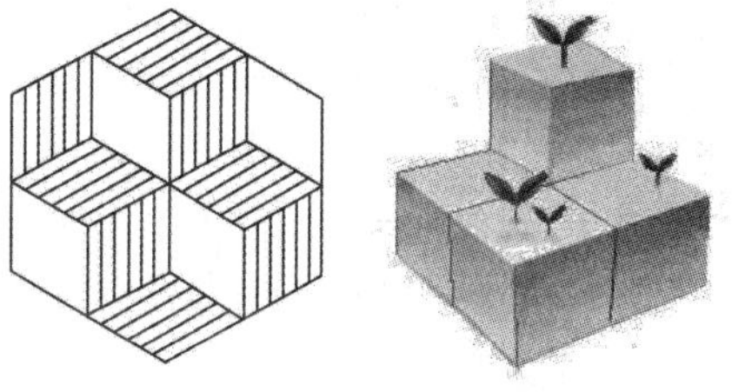

**图 2-7　立体方块图及“正品”示意图**

其中有“品”形立方块图，方块每边长 1 cm。测定时，图与眼的距离保持在 30～40 cm 左右，并规定眼前图像呈“品”字形时为明视，呈倒“品”字形时为非明视。测试中，令受检者注视立体方块图，眼前图像呈“品”字形时手指向上指，图像呈倒“品”字形时手指向下指，随着图像变化手指指向连续变换。检查者手持两块秒表分别记录明视时间和总注视时间。总注视时间一般为 3 min。

一般认为，明视持久度降低可说明学习能力下降，反之则提高。但前后两次相差必须超过±10%才有比较意义。这一方法应在正式测试前让被试者练习。明视持久度计算方法见式 2-41。

$$\text{明视持久度}=\frac{\text{明视时间(s)}}{\text{总注视时间(s)}}\times 100\% \tag{2-41}$$

安排测定的时间和分析评价方法与剂量作业法相似。此法不仅与学习负担的性质和程度有关，而且与学习场地的照明条件有关；其结果不能评价疲劳的两个时相。

2）视（听）觉运动反应时测定：视（听）觉运动反应时是利用视觉（如灯光）或听觉（如钟声）刺激物预先或同时结合语言强化运动条件反射，从发出刺激信号至产生手指按压运动的反应时间称为视觉（听觉）运动反应时。

测定仪器：反应时测定用反应时计，其基本结构由发放信号、测试反应和计时器三部分组成。

测定方法：正式测试前，需向被试者说明试验方法，并做多次预习，以熟悉方法。要求受试者连续做3次测定，并以其中成绩最好的一次做记录。

为了解不同时间大脑皮层的功能状态，可根据不同研究目的选择特定时间进行测试。

评价方法：分析结果时，以本人工作前后情况做比较来评价大脑皮层功能状态。

评价集体测定结果时，可以计算疲劳率、平均反应时（式2-42）。

$$\text{平均反应时} = \frac{\text{合计反应时间}}{\text{阳性信号次数}} \tag{2-42}$$

简单反应时测定，以工作后的平均反应时比工作前的平均反应时延长为疲劳；复杂反应时测定，以工作前后的平均反应时和反应错误率（式2-43）结合判定大脑皮层功能状态。以上两指标若只有平均反应时延长或只有反应错误率增加则为早期疲劳，两者同时存在即为显著疲劳。

$$\text{反应错误率} = \frac{\text{合计错误次数}}{\text{总信号次数}} \tag{2-43}$$

**3. 视力检查**

本次实习只具体介绍标准对数视力表的常规使用方法，关于标准对数视力表的特殊用法及对弱视、斜视、双眼视功能等的检查方法请参阅《儿童少年卫生学》相关章节。标准对数视力表于1989年经卫生部审核批准，分为远、近视力表两种。

（1）常规使用方法

1）悬挂高度：使用远视力表时，应把正常视力5.0（1.0）这一行视标与被检眼等高（呈水平）；使用近视力表时，应与被检眼视线垂直。

2）检查距离：远视力表应置于被检眼前方5 m处，近视力表应置于被检眼前方25 cm处。除上述标准检查距离外，远、近视力表尚可采用其他检查距离变距使用。

测远视力时，若5 m处不能辨认视力表最上一行视标，令受检者站立于距视力表2.5 m处或1 m处进行检查。所得视力值分别减去校正数值0.3或0.7后，记为该受试者视力。

3）照明：使用视力表时，最好采用人工照明。直照法时，视力表表面照度应达到200～700 lx（用照度计检测）；后照法时，视力表表面亮度应达到80～320 cd（用亮度计检测）。

4）检查方法：将被检者一眼用遮眼板遮盖，避免压迫眼球。先查右眼，再查左眼。被检者可先从5.0行视标认起，若看不清再逐行上查；辨认无误则逐行下查。每个视标的识别时间不超过5 s。

5）记录方法：被检者能正确辨认的最小行视标的视标数目如超过该行视标总数的一半，则记下该行视标旁所标明的5分记录值；该行不能正确辨认的视标数，可记于该行视力5分记录值的右上角，如$5.0^{-3}$。如正确辨认的视标数未超过一半，则不能正确辨认的视标数应记于相邻上一行5分记录值的右上角，如$4.9^{+3}$。

（2）注意事项：①检查视力必须做到定时、定点，即每次检查在固定时间（一天中光线好的时间）和地点进行，便于对比。②为避免因视力疲劳而影响检查结果，不宜于下课后立即检查，至少要休息10min以上，也不宜于剧烈运动或劳动后马上进行。③检查过程中勿让儿童围观、默背视标。如被查者一时觉得视物模糊，可让其闭眼休息片刻再查，切忌用手揉眼睛。④检查时指示棒应点在视标的正下方约1 cm处，避免挡住视线。⑤远视力不良的学生可进一步检查近视力，采用对数近视力表。在良好的自然光线或人工照明下，将近视力表置于受检眼前30 cm处，和远视力检查一样，两眼分别进行，凡能辨认第10行视标者近视力记录为 5.0$^{1.0}$，即正常近视力。⑥为了了解受检者眼睛调节力和屈光状态，常需变更其检查距离，如近视力检查中在 40 cm 处看清第 10 行视标时，记录为 5.0/40 cm，这说明调节力不足，可能为老视或远视；在 20 cm 处才能看清第 10 行视标时，则记录为 5.0/20 cm，这说明可能为近视。

（3）评价标准

远、近视力均为 5.0（1.0）为视力正常；远视力<5.0（1.0）而近视力正常者，称为近视状态；若远、近视力均<5.0（1.0），可能是远视、散光或其他眼病。近视状态不一定都是近视，其中可能有远视、散光与假性近视几种情况，多由于睫状肌调节紧张所致。

### （七）思考题

1. 预防近视的措施有哪些？

2. 教室人工照明的主要卫生要求有哪些？查阅文献，阐述我国教室照明主要存在的问题有哪些。

3. 反映教室照明对学生影响的近期及远期指标有哪些？

### （八）参考文献


1. 张欣，庞淑兰. 儿童少年卫生学（案例版）[M]. 北京：科学出版社，2009.

2. 季成叶. 儿童少年卫生学 [M]. 6 版. 北京：人民卫生出版社，2007.

3. 中国学生体质与健康研究组. 2005 年中国学生体质与健康调研报告 [M]. 北京：高等教育出版社，2007.


（席 薇　张 欣）

## 十一、乙型肝炎与原发性肝癌之间因果关联的建立

## The causal association between hepatitis B and hepatocellular carcinoma

### （一）实验目的

1. 掌握因果推断的标准，熟悉因果推断的逻辑推理方法，了解假设演绎法论证因果关系的逻辑思想。

2. 掌握常用的探索和验证病因假设的流行病学研究方法的原理、设计、实施、数据分析、结果报告等内容（主要包括生态学研究、病例对照研究和队列研究），熟悉各种研究方法在探索病因方面的优点和局限性，以及论证因果关联的强度。

3. 了解 Meta 分析和系统综述的概念、研究方法以及对结果的解释。

### （二）实验安排和涉及的知识点

本次实习主要学习如何综合运用流行病学的各种方法确定某种暴露与特定疾病之间是否存在因果关联。所涉及的流行病学主要知识点有：因果推断、病例对照研究、队列研究、生态学研究、血清流行病学、Meta 分析等。

### （三）实验任务与要求

结合流行病学研究实例进一步加深对理论知识的理解，在实例中穿插一系列问题，以引导学生思考、创新，并通过查阅文献、学生讨论等形式解答问题，培养学生独立思考的能力。最终通过计算等完成数据分析，并写出完整的实验报告（从实验的设计、组织、实施，实验结果的总结分析以及报告的形式等方面规定）。

### （四）要求学生做的工作

1. 根据实习要求，计算得到表格中的数据，并回答研究中提出的问题。
2. 最终的实习报告内容包括计算得到的数据，对各个问题回答的答案。

### （五）学时

6～8 学时。

### （六）实验步骤

自 20 世纪七八十年代以来，世界各地的众多学者通过大量研究证实乙型肝炎是原发性肝癌（以下简称“肝癌”）的重要病因，全球 50%～60%的肝癌发病与乙型肝炎有关。本研究将以此关联的建立过程为例，学习如何确定某种可疑暴露与特定疾病之间的因果关联。

实验原理：流行病学的一个重要用途是探索不明原因疾病的病因，在探索病因的过程中需要综合运用各种流行病学的研究方法，如应用 Mill 准则建立假设，通过假设演绎法将待检验的假设演绎为可分析的各种具体问题，采用病例对照研究、队列研究、生态学研究、实验性研究等流行病学研究方法对具体问题进行验证，对大量的同种类型的研究还可以通过系统综述和 Meta 分析进行归纳汇总，以加强论证因果关联的能力，最终运用因果推断的标准判断暴露与疾病之间是否存在因果关联。

**问题 1：**如果你是一名科研人员，欲探索某种暴露与疾病之间是否存在因果关联，如何首先将该问题细化成可操作的具体问题？在此过程中会应用到因果推断中的哪种逻辑思维方法？

【研究一】 包括我国在内的亚太地区具有较高的乙型肝炎病毒感染率，同时也具有较高的肝癌发病率（如表 2-12）。

**问题 2：**此研究为哪种类型的研究？根据下表能获得哪些信息？是否能为本研究假设提供充足的证据支持？为什么？请制订下一步的工作或研究方案，以进一步证实两者之间的关联。

**表 2-12 不同国家乙型肝炎和肝癌发生情况**

| 国家 | 乙型肝炎患病率（%） | 肝癌年龄调整发病率（/10 万） | |
|---|---|---|---|
| | | 男 | 女 |
| 中国 | 5.3～12 | 37.9 | 14.2 |
| 韩国 | 2.6～5.1 | 47.1 | 11.4 |
| 泰国 | 4.8～8.0 | 38.6 | 17.2 |

续表

| 国家 | 乙型肝炎患病率（%） | 肝癌年龄调整发病率（/10 万） | |
|---|---|---|---|
| | | 男 | 女 |
| 美国 | 0.2～0.5 | 5.5 | 2.0 |
| 英国 | <1 | 3.3 | 1.7 |
| 德国 | 0.62 | 4.2 | 1.5 |
| 加拿大 | 0.5～1.0 | 4.0 | 1.4 |

注：CH Wong，KL Goh. Hepatitis B infection and liver cancer，Biomed Imaging Interv J，2006，2（3）：e7.

【研究二】 我国是肝癌的高发国家之一，每年约有 12 万人死于肝癌，占全世界肝癌死亡总人数的 40%以上，肝癌患者中约有 95%有乙型肝炎病毒（HBV）感染的血清学证据。我国在两者关联方面也进行了大量的流行病学调查和实验室研究，如俞顺章等在我国四个地区开展的病例对照研究、江苏启东开展的前瞻性队列研究等。

**问题 3：**如果由你来开展相关研究，你会首选哪种流行病学研究方法，病例对照研究还是队列研究？为什么？

**问题 4：**根据病例对照研究的原理，请初步拟订一个研究计划，具体包括研究对象的来源、纳入和排除标准、样本量的确定、调查内容、现场调查、数据分析、偏倚控制等。

俞顺章等在广西扶绥、江苏海门和福建同安三个肝癌高发地区采用以人群为基础的病例对照研究方法，从一般人群中得到肝癌患者和非肝癌健康对照组，病例和对照按照年龄（±5 岁）、性别和相同居住地（在当地居住 10 年以上）进行个体匹配。在三个地区分别收集研究对象 100 对、92 对和 96 对。另外，在河北石家庄以医院为基础进行病例和对照的收集，匹配条件与上述相同，共收集研究对象 71 对。肝癌诊断按协作组制定的统一标准进行。对所有研究对象收集血清，采用酶联免疫吸附试验法（ELISA）测定乙型肝炎病毒表面抗原（HBsAg）的携带状态。调查结果见表 2-13。

**表 2-13　四地肝癌病例和对照组 HBV 感染情况**

| 地区 | 病例组 | | 对照组 | | 比值比（OR） | 人群归因危险度百分比（PAR%） |
|---|---|---|---|---|---|---|
| | 调查人数 | HBsAg 阳性率 | 调查人数 | HBsAg 阳性率 | | |
| 江苏海门 | 92 | 58.7 | 92 | 8.7 | | |
| 福建同安 | 96 | 71.9 | 96 | 20.8 | | |
| 石家庄 | 71 | 59.2 | 71 | 35.2 | | |
| 广西扶绥 | 100 | 73.0 | 100 | 31.0 | | |
| 合计 | 359 | 66.3 | 359 | 23.4 | | |

**问题 5：**在研究方法中有哪些重要问题没有交代？对于这些细节问题，如果由你来设计，你会怎样做？

**问题 6：**对于表 2-13 中数据的表述，你认为是否存在疑问？

**问题 7：**我们将其作为成组资料进行分析，请计算表 2-13 中的 OR 值（及其 95%CI）和人群归因危险度百分比（PAR%），并说明其含义。

**问题 8**：石家庄地区两者之间关联的 OR 值显著低于其他三个地区，对于这种现象，你做何解释？

**问题 9**：根据表 2-13 中得到的关联，是否能肯定地说就是因果关联，为什么？还需要进一步验证什么？

为判断 HBV 和丙型肝炎病毒（HCV）同时存在是否会增加肝癌的发病风险，该研究还进行了 HBV 和 HCV 联合作用的分析，结果见表 2-14。

**表 2-14　HBsAg 与抗 HCV 对肝癌的联合作用**

| HBsAg | 抗 HCV | 病例 | 对照 | OR |
|---|---|---|---|---|
| — | — | 95 | 249 | 1.00 |
| — | + | 19 | 21 | |
| + | — | 184 | 79 | |
| + | + | 42 | 1 | |

**问题 10**：以 HbsAg 和 HCV 均阴性者为参照组，计算表 2-14 中其他各组的 OR 值，并对结果进行解释。

【研究三】 台湾前瞻性队列研究

前瞻性队列研究可以为因果关联的推断提供最强有力的证据。Beasley 等开展了迄今为止规模最大的有关乙型肝炎和肝癌关系的队列研究。该研究在中国台湾地区开展，以台湾男性公务员为调查对象，共随访男性公务员22 707人。研究对象有两个来源：一是在 1976 年 3 月至 1978 年 6 月期间在公务员临床中心或其他临床机构（如牙科、眼科等与肝病无关医院或科室）进行常规免费健康查体的公务员，其在等待体检的过程中获得一份关于本研究信息的说明，同意参加者（99.9%）填写知情同意书和一份简要的健康问卷，血样来自常规体检抽取的血样，此途径共收集受试者21 227例。另外的 1480 例来自一项心血管病研究的受试者。在 1975 年 11 月至 1975 年 12 月期间通过邮寄信件说明本研究，同意者（89.6%）到研究现场抽取一份血样，并填写一份相同的问卷。两个来源的研究对象在研究初期主要特征都相同，仅前一来源组对象年龄偏轻。

**问题 11**：对该研究样本人群的选择，你有什么看法，采用此研究人群有何优点，有何不足？（包括样本代表性的好坏及评价方法、样本人群选择的可行性等方面。）

**问题 12**：如果是在大陆开展此类研究，研究队列你将如何选择？

至 1986 年 12 月 30 日，对 22 707 名研究对象共随访了 202 000 人年，平均每人随访 8.9 年。对死亡结局的随访有两种途径——被动监测和主动监测。被动监测是通过公务员健康保险体系，获得每月更新的死亡名单，及时了解该人群中因肝癌死亡的情况；主动监测是为了确定被动监测的准确性，以及获得更详细的信息和血液样本，对所有 HBsAg 阳性的研究对象共 3454 名以及 3454 名年龄和居住地匹配的 HBsAg 阴性对象每年进行一次随访，随访内容包括健康问卷和重测 HBV 标志物。每年随访的依从性在 95%以上。对于那些不能回来接受随访的人，通过电话或家庭访视来获得研究对象的信息。对于所有死亡对象，尽早收集其死亡证明和医院记录，以确定其死因。随访结果见表 2-15 至表 2-17。

**表 2-15　不同 HBsAg 状态者在随访结束时肝癌的发病情况**

| 随访初 HBsAg 状态 | 总人数 | 肝癌发病人数 | 肝癌年发病率(/10 万人年) | 相对危险度 |
| --- | --- | --- | --- | --- |
| 阳性 | 3 454 | 152 | | |
| 阴性 | 19 253 | 9 | | |
| 合计 | 22 707 | 161 | | — |

注：本次研究的随访期为 8.9 年。

**表 2-16　不同 HBV 标志物者在随访结束时肝癌的发病情况**

| 随访初状态 | 总人数 | 肝癌发病人数 | 肝癌年发病率（/10 万人年） |
| --- | --- | --- | --- |
| HBsAg（＋） | 3 454 | 152 | 494.5 |
| HBsAg（－） | 19 253 | 9 | 5.3 |
| 抗-HBc（＋） | 17 818 | 9 | 5.7 |
| 抗-HBs（＋） | 15 570 | 7 | 5.1 |
| 抗-HBs（－） | 2 248 | 2 | 10.0 |
| 抗-HBc（－） | 1 272 | 0 | 0 |
| 未知 | 163 | 0 | 0 |
| 合计 | 22 707 | 161 | 79.7 |

注：本次研究的随访期为 8.9 年。

**表 2-17　不同年龄组肝癌发病率**

| 随访初年龄(岁) | 人数 | | 肝癌发病人数 | | 肝癌发病率(/10 万人年) | |
| --- | --- | --- | --- | --- | --- | --- |
| | 全部研究对象 | HBsAg(＋)者 | 全部研究对象 | HBsAg(＋)者 | 全部研究对象 | HBsAg(＋)者 |
| 20～ | 647 | 130 | 0 | 0 | 0 | 0 |
| 30～ | 1 814 | 398 | 7 | 7 | 43 | 198 |
| 40～ | 8 338 | 1415 | 42 | 38 | 57 | 302 |
| 50～ | 9 949 | 1 303 | 92 | 90 | 104 | 776 |
| 60～ | 1 920 | 206 | 20 | 17 | 117 | 927 |
| 70～ | 39 | 2 | 0 | 0 | 0 | 0 |
| 合计 | 22 707 | 3 454 | 161 | 152 | 80 | 495 |

注：本次研究的随访期为 8.9 年。

**问题 13：**根据表格，计算肝癌发病率及相对危险度。队列研究中常用的计算发病率的指标有哪些？分别适用于何种情况？在表中计算的发病率为哪种？采用此指标是否恰当？为什么？

**问题 14：**这些表格分别能说明什么问题？

**问题 15：**为何说此研究为两者之间关联的确定提供了最强有力的证据？试着从因果推断的各种标准来说明。

在全球许多地区开展的大量病例对照研究和队列研究都得出了类似的结论，即携带 HBsAg 或乙型肝炎会增加患肝癌的危险。但也有一些前瞻性研究，由于不能收集足够多的 HBsAg 阳性个体或不能进行足够长时间的随访而归于失败。

【研究四】有学者对我国所开展的病例对照和队列研究结果进行了 Meta 分析，结果见表 2-18 和表 2-19。这些结果能说明什么？

**表 2-18　HBV 感染与肝癌关系的前瞻性研究**

| 文献 | 作者 | 地点 | HBsAg（+）发病数 | HBsAg（+）人年数 | HBsAg（+）率（/10 万） | HBsAg（−）发病数 | HBsAg（−）人年数 | HBsAg（−）率（/10 万） | RR（95%CI） | PAR% |
|---|---|---|---|---|---|---|---|---|---|---|
| 1 | 陆氏（1988） | 启东 | 59 | 23 827.0 | 247.62 | 24 | 114 252.0 | 21.01 | 11.79（8.12～17.11） | 65.05 |
| 2 | 真氏（1984） | 扶绥 | 14 | 3 519.0 | 397.80 | 2 | 3 559.5 | 56.20 | 7.08（1.99～25.19） | 42.90 |
| 3 | 丁氏（1988） | 扶绥 | 88 | 12 505.2 | 703.71 | 80 | 62 784.4 | 127.42 | 5.52（4.22～7.23） | 89.81 |
| 4 | 陆氏（1983） | 启东 | 14 | 6 789.0 | 205.94 | 4 | 8 861.1 | 45.14 | 3.12（1.66～12.54） | 60.73 |
| 5 | 俞氏（1986） | 启东 | 93 | 10 518.6 | 884.15 | 28 | 9 890.4 | 3.12 | 44.04（27.06～71.69） | 52.25 |
| 6 | 真氏（1986） | 扶绥 | 68 | 5 394.0 | 1 260.66 | 6 | 20 964.0 | 66.27 | 8.11（6.89～9.54） | 66.72 |
| 合并 | | | | | | | | | 8.06（3.99～16.27） | 67.13 |

**表 2-19　HBV 指标与肝癌关系的病例对照研究结果**

| 文献 | 作者 | 地点 | HBsAg（+）病例组 | HBsAg（+）对照组 | HBsAg（−）病例组 | HBsAg（−）对照组 | OR（95%CI） | PAR% |
|---|---|---|---|---|---|---|---|---|
| 1 | 姜氏（1987） | 济南 | 79 | 9 | 28 | 98 | 30.72（12.92～75.31） | 71.43 |
| 2 | 林氏（1991） | 天津 | 56 | 5 | 43 | 94 | 24.48（8.61～75.06） | 54.25 |
| 3 | 叶氏（1988） | 启东 | 44 | 17 | 12 | 39 | 8.41（3.31～21.86） | 69.23 |
| 4 | 王氏（1989） | 西安 | 81 | 24 | 21 | 78 | 12.54（6.15～25.83） | 73.08 |
| 5 | 俞氏（1989） | 扶绥 | 37 | 23 | 30 | 111 | 5.95（2.39～12.16） | 45.94 |
| … | … | … | … | … … | … | … | … | … |
| 13 | 唐氏（1988） | 西安 | 34 | 6 | 20 | 46 | 13.03（4.33～41.29） | 58.13 |
| 合并 | | | | | | | 11.61（6.37～21.14） | 71.37 |

### （七）结果评价

根据本次实习给出的三个研究实例，对乙型肝炎和肝癌之间是否存在因果关联给出最终的结论，并说明支持其结论的相应证据。

### （八）思考题

通过本次实习，试分析如欲确定肥胖是否会增加脑卒中的发病风险，你打算如何开展相关研究。

### （九）选用教材及参考书


1. 李立明．流行病学［M］. 6 版. 北京：人民卫生出版社，2006.

2. Beasley RP. Hepatitis B virus：the major etiology of hepatocellular carcinoma［J］. Cancer，1988，61：1942-1956.

3. Beasley RP，Hwang LY，Lin CC，et al. Hepatocellular carcinoma and hepatitis B virus：a prospective study of 22 707 men in Taiwan. Lancet，1981，2：1129-1133.

4. 俞顺章，资晓林，陈刚，等．我国四个地区肝炎病毒感染与肝癌的病例对照研究．中华流行病学杂志，1997，18（4）：214-216.

5. 赵宁，俞顺章．乙型肝炎与肝癌关系的 Meta 分析——多个病例对照研究的综合结果. 现代预防医学，1993，20（4）：193-197.

6. 赵宁，俞顺章．乙型肝炎、黄曲霉毒素与肝癌关系的前瞻性研究综合分析．肿瘤，1994，14（4）：225-228.


## 附：本节问题的参考答案

**问题 1**：对于一个抽象的问题，首先要把它具体成可操作的问题。在本例中，可以将乙型肝炎与肝癌之间的关系具体化为：

（1）乙型肝炎患者中肝癌的发病率高于非肝炎者。

（2）在肝癌患者中有更高的乙型肝炎感染率。

（3）在乙型肝炎高发的国家肝癌的发病率也高。

（4）肝炎患者治愈后发生肝癌的危险会下降。

这个将假设细化为具体证据的逻辑思维过程在流行病学中称为演绎法。

**问题 2**：生态学研究中的生态比较研究。表 2-12 说明在乙肝患病率和肝癌发病率之间存在生态学相关，但是由于生态学研究是以人群整体为单位进行的，可能会存在生态学谬误，因此，其论证因果关联的能力不强。还需要进一步开展分析性流行病学研究，如病例对照或队列研究。

**问题 3**：通常先采用经济、快速的病例对照研究进行初步探索或验证，之后再采用论证强度更强但是也更昂贵、耗时的队列研究进行进一步的证实。

**问题 4**：对于研究对象的选择，包括以医院为基础或以人群为基础。如何保证对照的可比性和代表性至关重要，如来自医院，对照组所患疾病应与肝无关，也应该是非肿瘤患者。对肝癌和乙型肝炎要有明确的诊断标准，另外检测方法等都应该明确。

**问题5**：没有交代的内容有研究对象的来源，例如来自一般人群；是如何获得肝癌患者的，如通过问卷、医院记录、癌症登记系统；是现患病例、新发病例还是死亡病例；如果样本来自医院，则对照来自哪些科室、患有哪些疾病；样本量的计算等。

**问题6**：在实验设计阶段，采用的是配对法进行对照的选择，而在分析时采用的是成组资料的分析方法，这样会对样本信息造成一定的损失。

**问题7**：结果表2-20，此结果说明在四个地区乙型肝炎患者中发生肝癌的危险都增加。

**表2-20　四地肝癌病例和对照组HBV感染情况**

| 地区 | 病例组 | | 对照组 | | 比值比（OR） | 人群归因危险度百分比（PAR%） |
|---|---|---|---|---|---|---|
| | 调查人数 | HBsAg阳性率 | 调查人数 | HBsAg阳性率 | | |
| 江苏海门 | 92 | 58.7 | 92 | 8.7 | 14.92 | 55 |
| 福建同安 | 96 | 71.9 | 96 | 20.8 | 9.71 | 64 |
| 石家庄 | 71 | 59.2 | 71 | 35.2 | 2.66 | 37 |
| 广西扶绥 | 100 | 73.0 | 100 | 31.0 | 6.02 | 61 |
| 合计 | 359 | 66.3 | 359 | 23.4 | 6.60 | 56 |

**问题8**：石家庄地区的OR值低于其他地区，其原因可能是：①样本量不足；②入院率偏倚，因为在石家庄地区采取的是以医院为基础的病例对照研究，其对照组也来自医院其他患者，对照组具有高于一般人群的HBV阳性率，不能代表一般人群。

**问题9**：表中的关联并不一定是因果关联，只有在排除了各种偏倚之后才能确定。同时，病例对照研究不能完全确定前因后果的时间顺序，所以有待进一步证实。

**问题10**：说明两种肝炎同时存在，会协同增加发生肝癌的危险，两者之间具有交互作用。

**问题11**：优点在于该职业人群有完善的医疗保险体系，后者可以提供精确的死亡及死亡原因的记录；研究对象限定为男性，因为男性肝癌发病率是女性的3～4倍，公务员以男性为主，且平均年龄高于女性。另外，暴露和非暴露组都来自同一个自然人群，因此可以保证两组具有较好的可比性。缺点在于这一特殊职业群体在社会经济地位、健康状况等方面可能不同于一般人群，如该人群可能具有更高的教育背景和更好的健康状况，因此影响研究结果的外推。为解决此问题，应通过以往研究数据判断HBV、肝硬化和肝癌的发生频率在公务员和一般人群之间是否存在差异，该研究进行了此比较，结果发现HBV标志物的分布以及年龄、性别、地区调整的肝癌发病率在公务员和一般人群之间不存在差异。

**问题12**：如在大陆开展，首先要选择乙型肝炎和肝癌发病率较高的人群，以提高研究效率、节约成本。另外，要注意样本的代表性和可比性问题。

**问题13**：常用指标有发病密度和累积发病率，分别用于动态人群和静态人群。在本例中计算的是累积发病率，不是非常恰当。虽然研究的起点比较一致，但是由于此研究的研究跨度比较大，研究期间不可避免有一定的失访，因此不同人对随访贡献的时间是不同的，故计算发病密度更合适。

**问题14**：表2-15和表2-16说明HBsAg阳性和HBsAg阴性者肝癌发病率之间存在显著差异。HBsAg阳性者相对于其他HBV标志物阳性者而言，具有更高的发生肝癌的危险。另外，表2-17说明随着年龄增加，发生肝癌的风险也会增加，因此可以比较年龄调整的肝癌发病率在 HBsAg 阳性和阴性组之间有无差异。

**问题 15**：队列研究能够明确地给出暴露和结局之间的时间顺序，同时该研究发现两者之间具有很强的关联强度，所以有最强的论证强度。从表 2-18 和表 2-19 可以看出，在不同地区、不同人群中开展的研究都得到了类似的结果，说明结果的可重复性比较好。

（朱 红　职心乐　马 菲）

# 十二、SPSS 统计软件在医学研究中的应用

# Application of SPSS for Windows in medical research

## SPSS 数据文件的管理（Management of SPSS data set）

### （一）实验目的

1. 使学生初步认识和了解统计分析的常用软件 SPSS，为今后在学习和工作中利用软件完成统计分析奠定基础。

2. 使学生在动手操作的过程中深化对基础理论和知识点的理解，认识到统计学在医学科研工作中的重要性。

### （二）实验安排和涉及的知识点

**1. 建立数据库**

统计工作分为研究设计、收集资料、整理资料和分析资料四个步骤，资料的收集是科研工作的基础。现代医学的发展使医学科研方法日趋多元化，医学科研工作中的数据越来越呈现大型化的趋势，即收集的样本含量和研究的变量数越来越多，如大规模的流行病学调研或多中心临床对照试验等。随着计算机应用技术的发展和普及，统计分析方法的不断深化，医学科研数据的分析处理越来越依赖于计算机完成。在使用统计软件进行分析之前，将原始数据准确、完整地录入，建立合乎分析要求的数据库，是资料分析过程中的首要环节。我们在应用中可以直接在 SPSS 的数据视图窗口中按要求输入数据，直接建立数据库（“*.sav”格式），也可以通过读入已有的数据文件如 DBASE、FOXBASE、FOXPRO、EXCEL、LOTUS、SYLK、SAS 以及纯文本等格式的文件生成数据库文件。

**2. 管理数据库**

管理数据库包括整理数据、数据库维护及数据变换等内容。整理数据的过程就是对数据库中各变量的原始数据进行检查、核对、纠错、修改的过程。仅对数据进行整理是不够的，在很多情况下，还需对数据文件进行进一步的整理加工，如根据实际情况和统计分析要求进行数据库维护（如对数据进行拆分、合并、加权、筛选、排序、转置、分类汇总、变换排列格式等操作）；有时还需要进行数据变换（如生成新变量、计算秩次、设定随机函数的种子等操作）。数据库的管理是进行统计分析前重要的步骤，可为进一步的精确分析打下坚实基础。SPSS 统计软件的数据库维护功能主要集中在 Data 菜单选项中，数据变换功能主要涵盖于 Transform 菜单内。

**3. 结果的保存和输出**

用户提交统计分析命令后，统计软件运行操作并弹出结果浏览窗口。用户可以直接存储结果文件，也可将结果导出为纯文本格式或网页格式。

### （三）实验任务与要求

从实验的设计、组织、实施以及实验结果的总结分析和报告形式等方面规定。

1. 据表 2-21 内的资料，建立 SPSS 文件，命名为“某地 2005 年 65 岁以上老年人健康体检记录 . sav”。

**表 2-21　某地 2005 年 65 岁以上老年人健康体检记录**

| 编号 | 姓名 | 性别 | 年龄（岁） | 民族 | 体重（kg） | 身高（m） | 高血压 | 糖尿病 |
|---|---|---|---|---|---|---|---|---|
| 1 | 刘天宇 | 男 | 78 | 汉族 | 76.52 | 1.69 | 有 | 无 |
| 2 | 王顺义 | 男 | 82 | 汉族 | 66.72 | 1.75 | 无 | 无 |
| 3 | 苗凤兰 | 女 | 70 | 其他 | 55.10 | 1.60 | 无 | 无 |
| 4 | 马志华 | 男 | 71 | 回族 | 85.63 | 1.82 | 有 | 有 |
| 5 | 周淑宏 | 女 | 77 | 汉族 | 48.45 | 1.54 | 有 | 无 |
| 6 | 赵晓曼 | 女 | 66 | 汉族 | 58.36 | 1.64 | 无 | 有 |

2. 打开“某地 2005 年 65 岁以上老年人健康体检记录 . sav”，计算体质指数 BMI（BMI ＝体重/身高$^2$），在原数据库中生成新变量并命名为“bmi”。

3. 将年龄分段，规定年龄≤70 岁为 1，＞70 岁为 2，并在原数据库中生成新变量“age1”。

4. 按性别分类将体重进行秩变换。

### （四）要求学生做的工作

1. 认真学习 SPSS 概述及数据管理的相关知识，掌握 SPSS 数据库的生成、存储以及数据管理。

2. 按实习步骤完成本次实验任务。

3. 提交本次实习有关的 SPSS 数据库文件。

4. 学生在实习过程中，注意完成各步骤各种操作记录。

### （五）学时

4 学时。

### （六）实验内容

**1. SPSS 界面简介**

SPSS 共有三个主要窗口：数据编辑窗口、程序编辑窗口和结果浏览窗口。另有两个不常用的窗口：结果草稿浏览窗口和 VBs 宏程序编辑窗口。在三个主要窗口中，数据编辑窗口是最重要也是应用最为频繁的一个，是 SPSS 的基本操作平台。

在数据编辑窗口界面的左下方有两个标签——“Data View”和“Variable View”，分别是数据视图和变量视图。进入数据编辑窗口后，系统默认为数据视图窗口，分别单击这两个按钮可以进行两种视图的切换。现在单击“Variable View”，程序切换到变量视图窗口。

◆ name 栏：设置变量名，在 64 位以内，推荐使用英文变量名。由于 SPSS 统计软件是英文软件，使用中文名可能会有潜在的冲突，需要将数据转换为其他格式时，可能会丢失中文变量名。

◆ Type 栏：选择该框时，右侧会出现形如[…]的按钮，单击它会弹出变量类型对话框，用于设置变量类型，相应地可以在右侧更改变量运算宽度等格式。常用变量类型为 Numeric（数值型）、Data（日期型）、String（字符型）三种，一般默认数值型。

◆ Width 栏：设置变量运算宽度，如数值型默认为 8 位，一般无须更改。

◆ Decimals 栏：设置小数位数，默认为 2 位。

◆ Label 栏：定义变量名标签，可以输入中文标签，将在结果输出时显示，方便阅读。

◆ Values 栏：定义变量值标签。用于将数据中的分类变量或非连续型变量量化，应用时非常有用。定义变量后，单击 Value 框右侧[…]，弹出变量值标签对话框。分别在其中输入变量的赋值和变量标签，如分别输入“1”和“男”，单击[add]，该变量标签就会被加入下方的标签框中，再分别键入“2”和“女”，最后单击[OK]，变量标签设置完成。

◆ Missing 栏：定义变量缺失值。SPSS 中默认缺失值用“.”表示，如所用数据集中还有其他表示方法，则用该框来定义。

◆ Columns 栏：定义显示列宽。

◆ Align 栏：定义显示对齐方式。

◆ Measure 栏：定义变量的测量尺度，与变量类型联合起来可对变量做更精确的限定，在绘制交互式统计图等方面非常有用。测量尺度包括三种形式：标度测量（Scale Measurement）只能用于数值型变量，是测量的最高水平；有序测量（Ordinal Measurement）可用于数值型变量，也可用于字符型变量，用于定义等级资料；名义测量（Nominal Measurement）是三种测量的最低水平，用于定义无序分类变量。

**2. 数据库的结构**

医学科研的原始数据大多可用一种统一的数据结构表达。在数据库中，每一行称为一个记录（record）或一个观察单位（case），记录每一个研究个体的各研究指标；每一列称为一个变量（variable），表示研究中的各研究指标。横向的记录和纵向的变量构成了常见的二维数据方阵。

原始数据中，变量一般分为标识变量和分析变量。标识变量用于数据的识别、核对和修改，是数据管理和质量控制不可或缺的变量，如表 2-21 中的“编号”“姓名”即为标识变量，在数据处理时不纳入分析，只用于数据的审核和修改。其余变量如“年龄”等均为分析变量。分析变量根据数据的类型可分为数值变量和分类变量两种，数值变量又可细分为连续性变量和非连续性（离散型）变量。

数据录入的过程应遵循方便录入、便于核查、易于转换、利于分析的原则。方便录入是指在录入过程中尽可能减少录入的工作量，将原始数据中的分类变量数量化，如表 2-21 中的性别、民族、高血压和糖尿病的患病情况等皆为分类变量，在原始数据中表现为字符的形式，可根据实际情况将其数量化。比如，对于“性别”变量，将“男性”赋值为“1”，“女性”赋值为“2”；对于糖尿病的患病情况，将“有”赋值为“1”，“无”赋值为“0”。这样既可以节省录入时间，加快数据的录入速度，又可将原始指标转化为可被统计分析软件识别和运算的量化指标形式。便于核查是指一定要有标识变量，以便数据的核查校对。易于转换是指录入数据时要考虑不同软件的要求，如一些软件不能识别中文，一些软件的变量名要求不能超过 8 个字符等。因此，在录入数据时，变量名一般尽可能用英文，不超过 8 个字符，数据尽可能用数值表示，这样数据库被分析软件读入时，就不易丢失数据和出现差错。利于分析是指收集的资料尽可能录成一个数据库文件，而不要分解成多个数据库文件，且录入的格式应满足多种统计分析方法的需要。

**3. 生成 SPSS 数据库**

（1）直接录入：我们尝试通过直接录入建立数据库。首先进入变量视图窗口的操作界面，在 Name 栏中将各变量名（英文）依次输入，在 Type 栏中按变量的特征定义变量的类型，如字符型、数值型等。根据数据的实际情况分别定义宽度（Width）和小数位数（Decimals）。为了便于浏览结果，可以在 Label 栏中添加变量的中文含义。然后对 gender、nationality、HBP、diabetes 在 Values 栏中按照预先设定的数值定义变量值标签。

回到数据视图窗口，在数据栏中输入数据，可以通过 Enter 按照变量纵向输入或 Tab 按照记录横向输入。修改或补漏某个数据，只需将光标移动至相应单元格，键入相应数值，回车即可。

（2）读入其他类型的数据文件：SPSS 有很好的兼容性，能将 DBASE、FOXBASE、FOXPRO、EXCEL、LOTUS、SYLK、SAS 以及纯文本格式的数据文件读入并进行统计分析。SPSS 提供了几种方法打开其他格式的数据文件。

◆ 直接打开：直接单击快捷工具栏中的“”按钮，系统就会弹出 Open File 对话框，单击“文件类型”列表框，选择所需的文件类型，选中所要打开的文件即可。

◆ 使用数据库查询打开：SPSS 提供了利用通用的数据库 ODBC 接口读取数据的方法，可读取支持 ODBC 规范的数据库。

◆ 使用导入向导读入文本文件：选择菜单 File→read text data 即可实现数据的读入。

**4. 存数据文件**

选择菜单 File→save，对于从未保存过的数据库，将会弹出 Save Data As 对话框，通过下方的保存类型列表框，可选择保存数据文件的类型；若文件曾经存储过，系统会自动按原文件名保存数据。亦可通过热键“Ctrl S”实现文件的保存。选择 Save Data As 对话框中的 Variables 按钮可选择需要保存的变量。保存新的数据文件可选择菜单 File→save as。

如果在运行过程中产生统计分析的结果，可把 Output 窗口当作当前窗口，使用上述方法进行存储，其文件名的后缀应为“. spo”。

**5. 数据文件的管理**

管理数据库包括整理数据、数据库维护及数据变换等内容。SPSS 统计软件的数据库维护功能主要集中在 Data 菜单选项中，数据变换功能主要涵盖于 Transform 菜单内。

（1）Transform 菜单简介：Transform 菜单中主要集中了一些对变量进行变换的过程，如对原始数据进行数学运算、为变量赋值、对数据重新编码、计算秩次等。

◆ Compute 选项：为变量赋值，目标变量（Target Variable）可以是新变量，也可以是已有的变量。操作的数据集可以是所有记录，也可以设置逻辑条件，只对满足条件的记录赋值，其余记录的相应变量或保持原状（目标变量为已有变量时）或被赋为缺失值（目标变量为新变量时）。

◆ Random Number Seed 选项：用于设定伪随机函数的随机种子。

◆ Count 选项：用于标示某个值或某些值在某个变量的取值中是否出现。

◆ Recode 选项：从原变量值按照某种一一对应的关系生成新变量值，可以将新值赋给原变量，也可以生成新变量，实际效果与 Compute 选项类似。

◆ Categorize Variables 选项：将连续性变量自动按照要求分成等间距的 $n$ 组。

◆ Rank Cases 选项：根据某个选定变量 V 的数值大小排序（秩次），再将秩次结果储存为一个新变量 rV［即原变量名前加 r，表示秩次（Rank)］。

◆ Automatic Record 选项：按照原变量值的大小生成新变量，变量值为按原值的大小排列的顺次，功能与 Rank Cases 相似（等同于相同数值给予最小秩次的情况）。

◆ Create Time Series 选项：用于自动生成时间序列变量。

◆ Replace Missing Value 选项：用于时间序列模型数据的预处理。

（2）Data 菜单简介：Transform 菜单更多的是针对变量进行具体的操作，而在很多情况下，我们需要对整个数据文件进行整理加工，如根据分析要求对数据进行筛选、分组、加权、合并、拆分、转换存储格式等操作，这些功能主要集中在 Data 菜单中。根据菜单中具体选项的功能特点，可将其分为四类。

◆ 快捷命令：包括插入变量（Insert Variables)、插入记录（Insert Cases)、到达某记录(Go to Case)。这些功能在实际操作中往往采用鼠标在数据界面上直接完成，很少调用菜单。

◆ 常用的选项：包括排序（Sort Cases)、拆分文件（Split File)、选择记录（Select Cases)、加权观测（Weight Cases)。这些过程在数据管理和分析时的使用频率较高。

◆ 变量与数据文件属性向导：包括变量属性定义向导（Define Variable Properties）和复制数据文件属性向导（Copy Data Properties)，是从 SPSS 11.5 开始的版本新增内容，用于定义数据字典或将预先定义的数据字典直接引入当前数据文件，对于大型数据分析十分有用。

◆ 专用选项：包括定义日期变量（Define Dates)、数据转置（Transpose)、数据文件重排（Restructure)、数据文件合并（Merge Files)、数据汇总（Aggregate)、正交设计(Orthogonal Design)，各有其特定的用途。

### （七）实验步骤

1. 根据表 2-21 资料，建立 SPSS 文件，命名为“某地 2005 年 65 岁以上老年人健康体检记录.sav”。

2. 打开“某地 2005 年 65 岁以上老年人健康体检记录.sav”，计算体质指数 BMI（BMI＝体重/身高$^2$)，在原数据库中生成新变量并命名为“bmi”。

3. 将年龄分段，规定年龄≤70 岁为 1，＞70 岁为 2，并在原数据库中生成新变量“age1”。

4. 按性别分类将体重进行秩变换。

5. 将 SPSS 文件另存为“某地 2005 年 65 岁以上老年人健康体检记录-1.sav”。

6. 将“某地 2005 年 65 岁以上老年人健康体检记录.sav”“某地 2005 年 65 岁以上老年

人健康体检记录-1. sav”移至新创建的文件夹“×班××××号学生××”，上交文件。

### （八）结果评价

学生应按 SPSS 数据库的要求建立数据库，选择 Transform 菜单和 Data 菜单完成简单的数据管理。

### （九）思考题

1. 常见的数据库结构是怎样的？
2. 常用的统计分析软件有哪些？
3. SPSS 软件有何优点？

### （十）参考文献

1. 王建华．预防医学［M］．北京：人民卫生出版社，2009.
2. 张文彤．SPSS 11 统计分析教程基础篇［M］．北京：北京希望电子出版社，2002.
3. 方积乾，孙振球．卫生统计学［M］．6 版．北京：人民卫生出版社，2008.
4. SPSS Inc. Advanced Statistical Analysis Using SPSS（v10.0 Revised）．Chicago：Illinois，2000.
5. SPSS Inc. Statistical Analysis Using SPSS 10.0（v10.0 Revised）．Chicago：Illinois，2000.

## 统计图的绘制（Drawing statistical graph by SPSS）

作为统计描述的重要内容之一，统计图以其操作简单、形象直观等优点备受青睐。统计图比统计表更容易理解和比较，它通过点的位置、线段的升降、直条的长短或面积的大小来表现事物的数量对比关系。因此，掌握如何绘制图形精美、种类得当的统计图将有助于进一步了解资料的数量特征和分布规律。常用的统计图有直条图、直方图、百分比条图和圆图、线图、散点图和统计地图等，还有在数据探索性分析中应用的茎叶图、箱式图、残差图，序贯分析的检验区域图，判别分析的类别分布图，聚类分析的谱系图等。它们各有不同的适用范围、研究目的和绘制方法。对于常用的统计图，几乎都可以使用 SPSS 的 Graph 模块实现。

### （一）实验目的

1. 培养学生应用 SPSS 完成统计图绘制的动手能力。
2. 掌握针对不同资料和不同研究目的，灵活选择适当的统计图描述资料的方法和技巧，以便于在实际工作中实践应用。

### （二）实验安排和涉及的知识点

**1. 直条图**

直条图用等宽直条的长短来表示各独立指标的数值大小和它们之间的对比关系，适用于无连续性关系的、各自独立的资料。

**2. 圆图**

圆图通常用来表示数据的部分与整体之间的比例关系。其中，整个圆的面积表示整体，各部分面积的大小对应于所占构成比的大小。圆图适用于描述分类资料的内部构成情况。

**3. 直方图**

直方图用于表示连续性数值变量的频数分布，以直方下的面积表示频数的多少，以直方聚集的形状判断频数分布特征。

**4. 线图**

线图用线段的升降来表示某现象的数量随另一现象的变化而变化的趋势。线图包括横轴、纵轴都是算术尺度的普通线图与横轴为算术尺度、纵轴为对数尺度的半对数线图两种。普通线图适用于表示事物变化的幅度，而半对数线图更适用于比较事物变化的相对速度，描述消长趋势。线图和半对数线图适用的资料类型均为连续性数值变量。

**5. 散点图**

散点图是常用的表现两个变量或多个变量之间有无相关关系的统计图，以散点的密集程度和趋势反映事物的相互关系。常用于判断数据的异常点以及进行相关分析前的预分析等。

## （三）实验任务与要求

1. 请将表 2-22 的资料绘制成直条图。

**表 2-22　某省 1978 年四个地区某病发病率**

| 地区 | 发病率（/10 万） |
|---|---|
| 甲 | 22.0 |
| 乙 | 4.5 |
| 丙 | 1.0 |
| 丁 | 0.2 |

2. 表 2-23 是《中国卫生年鉴（2008 卷）》公布的 2007 年中国城乡居民主要死因的标准化死亡率，据此绘制适当的统计图。

**表 2-23　2007 年中国城乡居民主要死因的死亡率（/10 万）**

| | 城市 | 农村 |
|---|---|---|
| 恶性肿瘤 | 94.40 | 101.04 |
| 脑血管病 | 49.49 | 73.97 |
| 心脏病 | 44.74 | 52.57 |
| 呼吸系统疾病 | 34.67 | 59.85 |
| 损伤和中毒等外部原因 | 26.26 | 43.96 |
| 内分泌、营养和代谢疾病 | 9.60 | 5.92 |
| 消化系统疾病 | 8.84 | 10.71 |
| 其他疾病 | 5.75 | 5.03 |
| 泌尿生殖系统疾病 | 4.07 | 5.03 |
| 神经系统疾病 | 3.71 | 3.14 |

3. 将表 2-24 绘制成合适的统计图。

表 2-24　1972 年某市机械工业生产外伤分类

| 外伤类型 | 病例数 | 构成比（%） |
|---|---|---|
| 创伤 | 381 | 40.57 |
| 挫伤 | 305 | 32.48 |
| 眼外伤 | 118 | 12.57 |
| 烧伤 | 92 | 9.80 |
| 其他 | 43 | 4.58 |
| 合计 | 939 | 100.00 |

4. 根据某市某年 120 名 8 岁男孩的身高（cm）资料编制频数表，并绘制适当的统计图。

| | | | | | | | | |
|---|---|---|---|---|---|---|---|---|
| 124.6 | 126.2 | 128.1 | 130.6 | 132.6 | 125.4 | 126.6 | 128.4 | 124.5 |
| 129.5 | 124.8 | 127.8 | 128.3 | 131.8 | 125.8 | 126.8 | 129.6 | 125.6 |
| 127.6 | 129.8 | 125.5 | 120.3 | 122.3 | 118.2 | 116.7 | 121.7 | 116.8 |
| 121.6 | 115.2 | 122.0 | 121.7 | 118.8 | 121.8 | 124.5 | 121.7 | 122.7 |
| 116.3 | 124.0 | 119.0 | 124.5 | 121.8 | 124.9 | 130.0 | 123.5 | 128.1 |
| 119.7 | 126.1 | 131.3 | 123.8 | 114.7 | 122.2 | 122.8 | 128.6 | 122.0 |
| 132.5 | 122.0 | 123.5 | 116.3 | 126.1 | 119.2 | 126.4 | 118.4 | 121.0 |
| 119.1 | 116.9 | 131.1 | 120.4 | 115.2 | 118.0 | 122.4 | 114.3 | 116.9 |
| 126.4 | 114.2 | 127.2 | 118.3 | 127.8 | 123.0 | 117.4 | 123.2 | 119.9 |
| 122.1 | 120.4 | 124.8 | 122.1 | 114.4 | 120.5 | 115.0 | 122.8 | 116.8 |
| 125.8 | 121.1 | 124.8 | 122.7 | 119.4 | 128.2 | 124.1 | 127.2 | 120.0 |
| 122.7 | 118.3 | 127.1 | 122.5 | 116.3 | 125.1 | 124.4 | 112.3 | 121.3 |
| 127.0 | 113.5 | 118.8 | 127.6 | 125.2 | 121.5 | 122.5 | 129.1 | 122.6 |
| 134.5 | 118.3 | 132.8 | | | | | | |

5. 某地 1951—1956 年肺结核、白喉的死亡专率见表 2-25。若观察、比较肺结核与白喉死亡专率的变化情况，请绘制线图。

表 2-25　某地 1951—1956 年肺结核、白喉的死亡专率（/10 万）

| 时间 | 肺结核 | | 白喉 | |
|---|---|---|---|---|
| | 死亡专率 | 对数值 | 死亡专率 | 对数值 |
| 1951 | 164.4 | 2.2159 | 18.7 | 1.2718 |
| 1952 | 135.8 | 2.1329 | 25.0 | 1.3979 |
| 1953 | 79.9 | 1.9025 | 2.5 | 0.3979 |
| 1954 | 64.7 | 1.8109 | 1.0 | 0.0000 |
| 1955 | 74.5 | 1.8722 | 1.2 | 0.0792 |
| 1956 | 63.0 | 1.7993 | 1.0 | 0.0000 |

6. 10 名 2～4 岁儿童的身高和体重资料如表 2-26 所示，请绘制适当的统计图。

**表 2-26　10 名 2～4 岁儿童的身高和体重资料**

| | 身高（cm） | 体重（kg） |
|---|---|---|
| 1 | 80.1 | 10.50 |
| 2 | 82.3 | 10.95 |
| 3 | 84.5 | 11.40 |
| 4 | 85.4 | 11.15 |
| 5 | 86.4 | 12.20 |
| 6 | 89.9 | 13.20 |
| 7 | 91.1 | 13.25 |
| 8 | 96.8 | 13.85 |
| 9 | 101.8 | 15.30 |
| 10 | 104.6 | 17.70 |

### （四）要求学生做的工作

1. 认真学习 SPSS 中绘制统计图的操作过程。
2. 按实习步骤完成本次实验任务。
3. 提交本次实习有关的 SPSS 数据库文件、输出结果。
4. 学生在实习过程中，注意完成各步骤的各种操作记录。

### （五）学时

4 学时。

### （六）实验原理

**1. 单式直条图的绘制**

Graph→Bar　　选择绘制条图

Simple→ [Define]　　选择简单条图

Bars Represent→[√] Other summary function（mean）

[Variable]：rate　　定义直条代表发病率均值

[Category Axis]：aera　　将横轴分类变量定义为“aera”

[Continue]

**2. 复式直条图的绘制**

Graph→Bar　　选择绘制条图

Clustered → [Define]　　选择复式条图

Bars Represent→[√] Other summary function（mean）

Variable ：rate　　定义直条代表发病率均值

Category Axis ：disease　　将横轴分类变量定义为“disease”

Define Clustered by ：area　　将分组变量定义为“area”

OK

**3. 圆图的绘制**

Data→Weight cases　　将数据指定为频数格式

⊙weight Cases by：

Frequency Variable ：fre　　定义频数变量 fre

OK

Graph→pie　　选择绘制饼图

Summaries for groups of cases→ Define

Slice Represent→ √ N of cases　　扇形面积代表各组的病例数

Define Slices by ：kind　　将分类变量定义为“kind”

OK

**4. 直方图的绘制**

Data→Weight cases　　将数据指定为频数格式

⊙weight Cases by：

Frequency Variable ：fre　　定义频数变量 fre

OK

Graph→Histogram　　选择绘制直方图

Variable ：hyp　　选入血红蛋白含量组段

OK

**5. 线图、半对数线图的绘制**

Graph→Line　　选择绘制线图

Multiple & Summaries for groups of cases　　选择分组线图

Define

Lines Represent→ √ Other summary function (mean)　　所用的汇总变量为均数“mean”

Variable ：rate　　定义线条代表发病率均值

Category Axis ：year　　将横轴分类变量定义为“year”

Define Lines by ：disease　　将分组变量定义为“disease”

OK

半对数线图是经过图形编辑窗口对线图进行编辑，将纵轴上的算数尺度转换为对数尺度。

**6. 散点图的绘制**

| | |
|---|---|
| Graph→Scatter | 选择绘制散点图 |
| Simple → Define | 选择用于反映两变量关系的简单散点图 |
| Y Axis：weight | 纵轴表示体重 |
| X Axis：height | 横轴表示身高 |
| OK | |

### （七）实验步骤

1. 根据实验任务，分别建立相应的 SPSS 文件并存储。
2. 根据资料的特点和分析目的，绘制适当的统计图。
3. 将输出结果存盘，命名为“统计图的绘制 . spo”移至新创建的文件夹“×班×××号学生××”，上交文件。

### （八）结果评价

学生应按要求建立数据库，选择 Graph 菜单完成统计图的绘制。

### （九）思考题

表 2-27 中给出的是一组 1 周岁儿童的身高、性别数据，“1”代表男，“0”代表女。试根据表中的数据建立数据文件，编制频数表，绘制直方图。

**表 2-27　1 周岁儿童的身高表（cm）**

| 序号 | 身高 | 性别 | 序号 | 身高 | 性别 | 序号 | 身高 | 性别 | 序号 | 身高 | 性别 |
|---|---|---|---|---|---|---|---|---|---|---|---|
| 1 | 64 | 0 | 16 | 74 | 1 | 31 | 76 | 0 | 46 | 78 | 1 |
| 2 | 66 | 1 | 17 | 74 | 0 | 32 | 76 | 0 | 47 | 78 | 1 |
| 3 | 67 | 1 | 18 | 74 | 0 | 33 | 76 | 0 | 48 | 78 | 0 |
| 4 | 68 | 0 | 19 | 74 | 1 | 34 | 76 | 0 | 49 | 78 | 0 |
| 5 | 68 | 0 | 20 | 74 | 0 | 35 | 76 | 1 | 50 | 78 | 0 |
| 6 | 69 | 1 | 21 | 74 | 1 | 36 | 76 | 1 | 51 | 78 | 1 |
| 7 | 70 | 1 | 22 | 75 | 1 | 37 | 76 | 0 | 52 | 79 | 1 |
| 8 | 70 | 1 | 23 | 75 | 1 | 38 | 76 | 0 | 53 | 79 | 0 |
| 9 | 71 | 0 | 24 | 75 | 0 | 39 | 77 | 1 | 54 | 79 | 0 |
| 10 | 72 | 1 | 25 | 75 | 0 | 40 | 77 | 0 | 55 | 79 | 1 |
| 11 | 72 | 0 | 26 | 75 | 1 | 41 | 77 | 0 | 56 | 80 | 1 |
| 12 | 73 | 0 | 27 | 75 | 0 | 42 | 77 | 1 | 57 | 80 | 1 |
| 13 | 73 | 0 | 28 | 75 | 0 | 43 | 77 | 1 | 58 | 80 | 0 |
| 14 | 73 | 1 | 29 | 75 | 1 | 44 | 77 | 0 | 59 | 81 | 1 |
| 15 | 73 | 1 | 30 | 76 | 1 | 45 | 77 | 1 | 60 | 82 | 1 |

（十）参考文献

1. 王建华．预防医学［M］．北京：人民卫生出版社，2009.

2. 张文彤．SPSS 11 统计分析教程基础篇［M］．北京：北京希望电子出版社，2002.

3. 方积乾，孙振球．卫生统计学［M］．6 版．北京：人民卫生出版社，2008.

4. SPSS Inc. Advanced Statistical Analysis Using SPSS（v10.0 Revised）．Chicago：Illinois，2000.

5. SPSS Inc. Statistical Analysis Using SPSS 10.0（v10.0 Revised）．Chicago：Illinois，2000.

## 数值变量资料的统计分析（Statistical analysis on numerical data）

（一）实验目的

1. 使学生在动手操作的过程中深化对基础理论和知识点的理解，认识到统计学在医学科研工作中的重要性，体验利用统计软件完成统计分析过程的便捷、高效。

2. 掌握针对不同资料和不同研究目的，灵活选择适当的统计分析方法和技巧，以便于在实际工作中实践应用。

（二）实验安排和涉及的知识点

**1. 配对样本均数比较的 $t$ 检验**

配对资料常见的设计方法有三种：①除处理因素外，其他条件基本相似的受试对象配成对子，每对中的两个受试对象随机分配到两个处理组，观察两种处理的结果是否不同。②在同一受试对象上进行两种不同的处理，推断两种处理的效果有无差别。③在某项处理前后观察受试对象的某指标值，通过处理前后该指标值的差推断该处理是否有效。

配对样本均数比较的 $t$ 检验首先要计算各对观察数据之差 $d$，要求差值的总体服从正态分布。由于配对设计所得到的样本数据中，每对数据间都有一定的相关，若误用两独立样本 $t$ 检验则会忽略这种关系，分析时会浪费大量的有效信息。

**2. 两个独立样本均数比较的 $t$ 检验**

两样本均数的比较要求两样本来源的总体均服从正态分布，还要求两总体的方差相同。若这些应用条件不满足，情况较轻者可采用校正后的 $t$ 检验结果，否则就应采用变量变换使之满足条件，或可以采用非参数检验。

**3. 方差分析**

方差分析的应用条件为：①各样本为彼此独立的随机样本；②各样本均来自于正态总体；③各样本总体方差相等。

（三）实验任务与要求

1. 某研究人员将小学一年级的新生按是否经过幼儿教育配成 10 对，每对学生的智商（IQ 值）、家庭经济水平、一般健康状况等近似于相同。经过一段时间学习后，考试成绩见表 2-28。试比较幼儿园与散居儿童的考试成绩有无差别。

**表 2-28　幼儿园与散居儿童的考试成绩**

| 配对号 | 1 | 2 | 3 | 4 | 5 | 6 | 7 | 8 | 9 | 10 |
|---|---|---|---|---|---|---|---|---|---|---|
| 幼儿园 | 83 | 74 | 97 | 92 | 98 | 87 | 91 | 94 | 98 | 95 |
| 散　居 | 86 | 73 | 98 | 89 | 95 | 90 | 88 | 95 | 90 | 98 |

2. 某医药研究所考查一种药品对男性和女性的治疗效果是否有显著性差异，调查了 10 名男性服用者及 7 名女性服用者，对他们服药后的各项指标进行综合评分，服用的效果越好，分值就越高，每人所得的总分见表 2-29。试根据表中的数据检验这种药品对男性和女性的治疗效果是否存在统计学差异。

**表 2-29　男、女治疗效果的综合得分表**

| 编号 | 男 | 女 |
|---|---|---|
| 1 | 150 | 140 |
| 2 | 160 | 120 |
| 3 | 67 | 78 |
| 4 | 80 | 135 |
| 5 | 110 | 89 |
| 6 | 80 | 100 |
| 7 | 132 | 105 |
| 8 | 115 | |
| 9 | 60 | |
| 10 | 100 | |

3. 为了研究大豆对贫血的作用，研究者选取已做成贫血模型的大鼠 30 只，随机等分为 3 组，每组 10 只，分别用三种不同的饲料喂养：不含大豆的普通饲料、10%大豆饲料和 15%大豆饲料。喂养 1 周后，测定大鼠红细胞数（$\times 10^{12}$/L）（表 2-30）。分析三种不同的饲料对贫血的恢复作用是否不同。

**表 2-30　三种不同喂养方式下大鼠红细胞数（$\times 10^{12}$/L）**

| 普通饲料 | 10%大豆饲料 | 15%大豆饲料 |
|---|---|---|
| 4.78 | 4.65 | 6.80 |
| 4.65 | 6.92 | 5.91 |
| 3.98 | 4.44 | 7.28 |
| 4.04 | 6.16 | 7.51 |
| 3.44 | 5.99 | 7.51 |
| 3.77 | 6.67 | 7.74 |
| 3.65 | 5.29 | 8.19 |
| 4.91 | 4.70 | 7.15 |
| 4.79 | 5.05 | 8.18 |
| 5.31 | 6.01 | 5.53 |

4. 为研究不同温度对家兔血糖浓度的影响，将 12 只家兔按种属配成 4 个区组，每组 3 只，随机分配到温度 15℃、25℃、35℃的处理组中，测量家兔的血糖浓度值（mmol/L），结果如表 2-31 所示。分析三种温度下测量家兔的血糖浓度值是否不同。

**表 2-31　三种室温下测量家兔的血糖浓度值（mmol/L）**

| 种属 | 室温（℃） | | |
|---|---|---|---|
| | 15 | 25 | 35 |
| 1 | 82.22 | 90.14 | 112.76 |
| 2 | 110.10 | 100.78 | 140.62 |
| 3 | 100.15 | 120.55 | 120.49 |
| 4 | 74.20 | 100.66 | 110.31 |

## （四）要求学生做的工作

1. 认真学习数值变量资料统计分析的相关知识，掌握使用 SPSS 完成常见的数值变量资料统计分析的操作方法。
2. 按实习步骤完成本次实验任务。
3. 提交本次实习有关的 SPSS 数据库文件与输出结果。
4. 学生在实习过程中，注意完成各步骤的各种操作记录。

## （五）学时

4 学时。

## （六）实验原理

**1. 配对资料的 *t* 检验**

Analyze→Compare Means→paired-Sample T Test

[Paired Variables]：groupA、groupB　　　　选取配对变量

[OK]

**2. 两独立样本的 *t* 检验**

Analyze→Descriptive Statistics→Explore　　　　数据预分析过程

[Dependent List]：meal　　　　选择分析变量

[Factor List]：group　　　　选择分组变量

[Plots]：[√] Normality plot with tests　　　　进行正态性检验

[OK]

Analyze→Compare Means→Independent-Samples T Test

[Test Variable（s）]：meal　　　　定义检验的变量

[Grouping Variable]：group　　　　定义分组变量

选中变量 group：Define Groups

Group 1：键入 1　　分别定义分组变量的代码

Group 2：键入 2　　分别定义分组变量的代码

Continue

OK

**3. 单因素方差分析**

Analyze→Compare Means→One-Way ANOVA

Dependent List：cell　　选入分析的反应变量“红细胞数”

Factor：group　　定义分组变量“喂养方式”

Options：

√ Homogeneity-of-variance　　进行方差齐性检验

√ Means Plot　　作均数图

Continue

Post Hoc：√ S-N-K　√ LSD　　两两比较采用 SNK 和 LSD 两种方法

Continue

OK

**4. 随机区组设计的方差分析**

Analyze→General Lineal Model→Univariate

Dependent List：xuetang　　选择反应变量“血糖浓度”

Fixed Factor：wendu、kind　　定义分组变量“温度”和“种属”

Model：

⊙Custom　　要求自定义方差分析模型

Build Terms 下拉列表：Main effects　　模型只准备纳入主效应

Model：引入 wendu、kind　　模型只分析 wendu、kind 的主效应

Continue

Post Hoc Test For：wendu　　对温度做两两比较

√ S-N-K　　两两比较采用 SNK 法

Continue

OK

（七）实验步骤

1. 根据实验任务，分别建立相应的 SPSS 文件，以其对应表格的标题命名并存储。
2. 根据资料的特点和分析目的，完成统计分析。

3. 将输出结果存盘，命名为“数值变量资料的统计分析 . spo”，与各任务对应的数据库一并移至新创建的文件夹“×班××××号学生××”，上交文件。

### （八）结果评价

学生应按要求建立数据库，选择 Analyze 菜单完成数值变量资料的统计分析。

### （九）思考题

1. 为了比较两种材料的质量，选择 15 台不同设备对这两种材料进行特别处理。假设未处理前两种材料的指标数据均为 10，1 周后经测量得到两种材料的指标数据如下。试根据下面的数据检验两种材料的质量有无差异？

| | | | | | | | | | | | | | | | |
|---|---|---|---|---|---|---|---|---|---|---|---|---|---|---|---|
| 材料 A | 7.6 | 7.0 | 8.3 | 8.2 | 5.2 | 9.3 | 7.9 | 8.5 | 7.8 | 7.5 | 6.1 | 8.9 | 6.1 | 9.4 | 9.1 |
| 材料 B | 8.0 | 6.4 | 8.8 | 7.9 | 6.8 | 9.1 | 6.3 | 7.5 | 7.0 | 6.5 | 4.4 | 7.7 | 4.2 | 9.4 | 9.1 |

2. 下面给出的是大文学家马克·吐温的 8 篇小品文及斯诺特格拉斯的 10 篇小品文中由 3 个字母组成的词的比例。

| | | | | | | | | | | |
|---|---|---|---|---|---|---|---|---|---|---|
| 马克·吐温 | 0.225 | 0.262 | 0.217 | 0.240 | 0.230 | 0.229 | 0.235 | 0.217 | | |
| 斯诺特格拉斯 | 0.209 | 0.205 | 0.196 | 0.210 | 0.202 | 0.207 | 0.224 | 0.223 | 0.220 | 0.201 |

假设两组数据分别来自正态总体，试检验两位作家写的小品文稿中包含由 3 个字母组成的词的比例是否有差异，并且检验两组数据的方差是否相等。

3. 现有甲、乙、丙三家企业生产同一种型号电池，为评比其质量，从每个生产企业各随机抽取 12 只进行寿命测试，数据如表 2-32 所示。

**表 2-32 三家企业的电池寿命测试结果**

| 工厂 | 寿命（h） | | | | | | | | | | |
|---|---|---|---|---|---|---|---|---|---|---|---|
| 甲 | 40 | 48 | 38 | 42 | 45 | 43 | 42 | 39 | 48 | 44 | 47 | 43 |
| 乙 | 26 | 31 | 30 | 34 | 34 | 35 | 29 | 28 | 37 | 32 | 37 | 35 |
| 丙 | 39 | 41 | 40 | 42 | 41 | 42 | 47 | 50 | 43 | 50 | 48 | 43 |

试在检验水准为 0.05 下，比较三家企业生产的电池的平均寿命 $\mu_1$、$\mu_2$、$\mu_3$ 有无差异。

### （十）参考文献

1. 王建华 . 预防医学［M］. 北京：人民卫生出版社，2009.
2. 张文彤 . SPSS 11 统计分析教程基础篇［M］. 北京：北京希望电子出版社，2002.
3. 方积乾，孙振球 . 卫生统计学［M］. 6 版 . 北京：人民卫生出版社，2008.
4. SPSS Inc. Advanced Statistical Analysis Using SPSS（v10.0 Revised）. Chicago：Illinois，2000.
5. SPSS Inc. Statistical Analysis Using SPSS 10.0（v10.0 Revised）. Chicago：Illinois，2000.

## 分类变量资料的统计分析：非参数检验
## (Statistical analysis on categorical data: non-parametric test)

### （一）实验目的

1. 使学生在动手操作的过程中深化对基础理论和知识点的理解，训练学生对所学知识的动手实践能力，同时体验利用统计软件完成统计分析过程的便捷、高效。

2. 掌握针对不同资料和不同研究目的，灵活选择适当的统计分析方法和技巧，以便于在实际工作中实践应用。

### （二）实验安排和涉及的知识点

**1. $\chi^2$ 检验**

$\chi^2$ 检验是一种用途比较广泛的假设检验方法，在分类资料统计分析中可以检验两个（或多个）率或构成比之间的差别是否具有统计学意义，从而推断两个（或多个）总体率或构成比之间的差别是否具有统计学意义。

(1) 四格表（fourfold table）资料的 $\chi^2$ 检验

四格表资料卡方检验应用条件：

①当 $n \geqslant 40$ 且 $T$ 都 $\geqslant 5$ 时，用 Pearson $\chi^2$ 检验；若 $p \approx \alpha$，改用确切概率法。

②当 $n \geqslant 40$ 且 $1 \leqslant T < 5$ 时，用校正 $\chi^2$ 检验。

③当 $n \leqslant 40$ 或 $T < 1$ 时，使用确切概率法即 Fisher's Exact Test。

(2) 行×列表 $\chi^2$ 检验的注意事项

①行×列表资料要求表格中不应有 1/5 以上格子的理论频数小于 5，或有一个理论频数小于 1。否则，需要通过合理并组等方式对数据进行整理后再进行分析。

②当检验结论为拒绝 $H_0$，接受 $H_1$ 时，只能认为各总体率（或构成比）之间有差别，但不能说明彼此之间都有差别，或某两者间有差别。若要得出更具体的分析结果，需要用 $\chi^2$ 分割法进行两两比较。

**2. 秩和检验**

非参数统计分析方法无严格的条件限制，对计量资料、计数资料及等级资料都可适用，且多数非参数统计分析方法较为简便，易于理解和掌握，故应用范围广。但对适宜用参数统计分析方法的资料，若用非参数统计分析方法处理，常损失部分信息，降低检验效能。当资料不具备应用参数统计分析方法的条件时，或经变量变换后仍不符合参数检验条件时，非参数统计分析方法是很有效的分析方法。非参数统计分析方法很多，秩和检验（rank sum test）是较为常用的方法之一。秩和检验是对数据做秩变换后，再根据秩次做统计分析的方法，称之为基于秩次的统计方法。

(1) 配对资料的 Wilcoxon 符号秩检验：对于配对设计的计量资料，当样本例数较小且总体分布为非正态时，则配对 $t$ 检验和 $Z$ 检验的前提条件不能满足，此时可用 Wilcoxon 符号秩检验作为 $t$ 检验和 $Z$ 检验的替代方法。Wilcoxon 符号秩检验（Wilcoxon signed rank test）由 Wilcoxon（1945）提出，用于推断配对资料的差值是否来自中位数为零的总体。

(2) 完全随机设计下两组计量资料的秩和检验：当资料不符合成组设计 $t$ 检验的应用条件时，可用 Wilcoxon 秩和检验。Wilcoxon 秩和检验是通过两组样本的观察值来推断两个总体分布的位置是否相同。

### （三）实验任务与要求

1. 医师为了观察两种药物治疗慢性支气管炎的疗效，将患者随机分为两组，结果见表 2-33。试对两组疗效进行比较。

**表 2-33　两种药物治疗慢性支气管炎的效果**

| 组别 | 有效 | 无效 | 合计 | 有效率（%） |
|---|---|---|---|---|
| 甲组 | 54（50.75） | 62（65.25） | 116 | 87.10 |
| 乙组 | 44（47.25） | 64（60.75） | 108 | 68.75 |
| 合　计 | 98 | 126 | 224 | 77.78 |

注：括号中为理论频数。

2. 医院研究急性白血病与慢性白血病患者的血型构成情况有无不同，资料见表 2-34。问两组差别有无统计学意义。

**表 2-34　急性与慢性白血病患者血型组成比较**

| 组　别 | 血型 | | | | 合计 |
|---|---|---|---|---|---|
| | A 型 | B 型 | O 型 | AB 型 | |
| 急性组 | 52 | 41 | 55 | 16 | 164 |
| 慢性组 | 40 | 25 | 31 | 7 | 103 |
| 合　计 | 92 | 66 | 86 | 23 | 267 |

3. 18 位肝细胞癌患者经动脉导管溶栓（TACE）治疗，治疗前后的胆碱水平见表 2-35。试问治疗前后胆碱水平有无差异。

**表 2-35　18 名肝细胞癌患者治疗前后的胆碱水平**

| 患者编号<br>(1) | 治疗前<br>(2) | 治疗后<br>(3) |
|---|---|---|
| 1 | 11.3 | 3.5 |
| 2 | 2.6 | 0.4 |
| 3 | 0.0 | 0.5 |
| 4 | 1.7 | 0.0 |
| 5 | 2.6 | 0.0 |
| 6 | 17.2 | 0.0 |
| 7 | 6.2 | 2.7 |
| 8 | 17.0 | 2.7 |
| 9 | 9.5 | 0.0 |
| 10 | 2.4 | 0.0 |
| 11 | 4.6 | 0.0 |

续表

| 患者编号<br>(1) | 治疗前<br>(2) | 治疗后<br>(3) |
|---|---|---|
| 12 | 12.2 | 1.3 |
| 13 | 3.2 | 0.0 |
| 14 | 3.4 | 2.5 |
| 15 | 6.7 | 1.5 |
| 16 | 1.3 | 0.4 |
| 17 | 7.1 | 1.8 |
| 18 | 3.0 | 0.0 |

4. 某医师研究多发性骨髓瘤（MM）患者治疗过程中 α 干扰素疗法的影响。指定新近被诊断为 MM 的 20 位患者为研究对象。研究人员将 20 位患者随机分成两组，对其中 10 位患者采用间歇性服用（左旋）美法仑（melphalan）和 sumiferon 治疗（处理组），对另外 10 位仅采用间歇性服用（左旋）美法仑治疗。分别在采用疗法之前，以及之后第 3、8、15 天和第 1、3、6 个月测量 SB2M 的水平。用放射性免疫测定方法对 SB2M 值进行测定。治疗之前的测量值见表 2-36，试问治疗之前两组的 SB2M 值有无差异。

**表 2-36　两组患者 SB2M 值**

| 处理组 | | 控制组 | |
|---|---|---|---|
| SB2M | 秩次 | SB2M | 秩次 |
| 2.9 | 11 | 3.5 | 13 |
| 2.7 | 8.5 | 2.5 | 6 |
| 3.9 | 16 | 3.8 | 15 |
| 2.7 | 8.5 | 8.1 | 20 |
| 2.1 | 2 | 3.6 | 14 |
| 2.6 | 7 | 2.2 | 3.5 |
| 2.2 | 3.5 | 5.0 | 18.5 |
| 4.2 | 17 | 2.9 | 11 |
| 5.0 | 18.5 | 2.3 | 5 |
| 0.7 | 1 | 2.9 | 11 |

## （四）要求学生做的工作

1. 认真学习分类变量资料统计分析、秩和检验的相关知识，掌握使用 SPSS 完成卡方检验、秩和检验的操作方法。
2. 按实习步骤完成本次实验任务。
3. 提交与本次实习有关的 SPSS 数据库文件与输出结果。
4. 学生在实习过程中，注意完成各步骤的各种操作记录。

### （五）学时

4学时。

### （六）实验原理

**1. 四格表的 $\chi^2$ 检验**

| | |
|---|---|
| Data→Weight cases | 将数据指定为频数格式 |
| ⊙weight Cases by： | |
| [Frequency Variable]：fre | 定义频数变量 fre |
| [OK] | |
| Analyze→Descriptive Statistics→Crosstabs | |
| [Rows]：drug | 行变量定义为“drug” |
| [columns]：effect | 列变量定义为“effect” |
| [Statistics]：[√] Chi-square→[Continue] | 要求进行卡方检验 |
| [Cells]：[√] expected→[Continue] | 在结果中输出理论频数 |
| [OK] | |

**2. 行×列表 $\chi^2$ 检验**

| | |
|---|---|
| Data→Weight cases | 将数据指定为频数格式 |
| ⊙weight Cases by： | |
| [Frequency Variable]：fre | 定义频数变量 fre |
| [OK] | |
| Analyze→Descriptive Statistics→Crosstabs | |
| [Rows]：group | 行变量定义为“group” |
| [columns]：bloodkind | 列变量定义为“bloodkind” |
| [Statistics]：[√] Chi-square→[Continue] | 要求进行卡方检验 |
| [Cells]：[√] expected→[Continue] | 在结果中输出理论频数 |
| [OK] | |

**3. 配对资料的 Wilcoxon 符号秩检验**

| | |
|---|---|
| Analyze→Nonparametric Tests→2 Related Samples | |
| [Test Pairs List]：before、after | 先后单击选入分析变量 |
| [OK] | |

**4. 完全随机设计下两组计量资料的秩和检验**

| | |
|---|---|
| Analyze→Nonparametric Tests→2 Independent Samples | |
| [Test Variable List]：SB2M | 选入分析变量“SB2M” |

Grouping Variable：group　　定义分组变量

选中变量 group：Define Groups

Group 1：键入 1　　分别定义分组变量的代码

Group 2：键入 2　　分别定义分组变量的代码

Continue

OK

### （七）实验步骤

1. 根据实验任务，分别建立相应的 SPSS 文件，以其对应表格的标题命名并存储。

2. 根据资料的特点和分析目的，完成统计分析。

3. 将输出结果存盘，命名为“数值变量资料的统计分析 . spo”，与各任务对应的数据库一并移至新创建的文件夹“×班××××号学生××”，上交文件。

### （八）结果评价

学生应按要求建立数据库，选择 Analyze 菜单完成数值变量资料的统计分析。

### （九）思考题

1. 某城市欲调查不同环境污染程度下出生婴儿的致畸情况，资料见表 2-37，问三个地区出生婴儿的致畸率有无差别。

**表 2-37　某城市三个地区出生婴儿的致畸率比较**

| 地　区 | 畸形数 | 无畸形数 | 合计 | 致畸率（%） |
|---|---|---|---|---|
| 重污染区 | 114 | 3 278 | 3 392 | 33.61 |
| 一般市区 | 444 | 40 103 | 40 547 | 10.95 |
| 农　村 | 67 | 8 275 | 8 342 | 8.03 |
| 合　计 | 625 | 51 656 | 52 281 | 11.95 |

2. 某研究者欲比较局部注射亚甲蓝与局部封闭治疗跟痛症的效果。亚甲蓝局部注射为治疗组，共 82 例；局部封闭为对照组，共 42 例。随访 8 个月进行疗效观察，治疗后疗效分为优、良、可、差 4 个等级，数据见表 2-38。试问两种治疗方法对跟痛症的疗效有无不同。

**表 2-38　两种方法治疗跟痛症的疗效比较**

| 疗效 | 例数 | | 合计 |
|---|---|---|---|
| | 治疗组 | 对照组 | |
| 优 | 48 | 13 | 61 |
| 良 | 21 | 14 | 35 |
| 可 | 11 | 10 | 21 |
| 差 | 2 | 5 | 7 |
| 合计 | 82 | 42 | 124 |

## （十）参考文献

1. 王建华. 预防医学［M］. 北京：人民卫生出版社，2009.

2. 张文彤. SPSS 11 统计分析教程基础篇［M］. 北京：北京希望电子出版社，2002.

3. 方积乾，孙振球. 卫生统计学［M］. 6 版. 北京：人民卫生出版社，2008.

4. SPSS Inc. Advanced Statistical Analysis Using SPSS（v10.0 Revised）. Chicago：Illinois，2000.

5. SPSS Inc. Statistical Analysis Using SPSS 10.0（v10.0 Revised）. Chicago：Illinois，2000.

# 直线相关与回归（Linear correlation and regression）

## （一）实验目的

1. 使学生在动手操作的过程中体会相关与回归的区别和联系，训练学生对所学知识的动手实践能力。

2. 掌握针对不同资料和不同研究目的，灵活选择适当的统计分析方法和技巧，以便于在实际工作中实践应用。

## （二）实验安排和涉及的知识点

世间万物存在着普遍联系。在医学研究中，常常需要研究两个变量的关联性以及变量间依存变化的数量关系，这就涉及两个变量之间的相关分析与回归分析。

**1. 直线相关**

直线相关用于分析研究两个事物或现象间是否有关系、关系的密切程度和相关的方向。直线相关分析要求资料是基于服从正态分布的双变量（$X$，$Y$）随机样本，即 X 和 Y 是同一研究对象的两种观测值。

**2. 回归分析**

直线回归方程可以定量地描述一个变量（因变量 $Y$）随着另一个变量（自变量 $X$）的改变而变化的数量关系。其中 $X$ 可以是规律变化的或人为选定的一些数值（非随机变量），也可以是随机变量，前者称为Ⅰ型回归，后者称为Ⅱ型回归。

线性回归分析的应用条件：①两变量存在线性趋势（linear）；②各观测间彼此独立；③残差 $e_i$ 服从正态分布 $N(0,\sigma^2)$；④方差齐性，即 $e_i$ 的大小不随所有变量的取值变化而改变。

应用 SPSS 统计软件进行相关、回归分析时可以通过绘制散点图和残差分析（residual analysis）对资料的适用性进行判断。

**3. Spearman 等级相关**

线性相关适用于双变量正态分布的资料，在实际应用中，当资料不符合上述条件时，可采用 Spearman 等级相关（Spearman's rank correlation）推断其相关性。等级相关常用于下列几种情况：①不服从双变量正态分布而不宜做积差相关分析的资料；②原始数据是用等级表示的资料；③总体分布类型未知的资料。

### （三）实验任务与要求

1. 在一次老年人的健康体检中，随机抽取的 10 名老年人的年龄与总胆固醇（mg/dl）的数据资料见表 2-39。试对该资料进行相关分析和回归分析。

**表 2-39　10 名老年人的年龄与总胆固醇的数据资料**

| | 1 | 2 | 3 | 4 | 5 | 6 | 7 | 8 | 9 | 10 |
|---|---|---|---|---|---|---|---|---|---|---|
| 年龄（岁） | 59 | 61 | 61 | 62 | 63 | 66 | 67 | 68 | 71 | 80 |
| 胆固醇（mg/dl） | 144 | 163 | 220 | 173 | 243 | 222 | 262 | 167 | 286 | 327 |

2. 某临床医师收集了 12 例中枢神经细胞瘤患者的病程（天）与生存期（月）的数据，见表 2-40。试分析两者之间是否相关。

**表 2-40　12 例中枢神经细胞瘤患者的病程（天）与生存期（月）**

| 编号 | 病程 | 生存期 |
|---|---|---|
| 1 | 1 | 5 |
| 2 | 3 | 7 |
| 3 | 7 | 11 |
| 4 | 14 | 6 |
| 5 | 21 | 13 |
| 6 | 30 | 13 |
| 7 | 30 | 21 |
| 8 | 45 | 19 |
| 9 | 60 | 13 |
| 10 | 90 | 24 |
| 11 | 120 | 27 |
| 12 | 135 | 16 |
| 13 | 150 | 42 |
| 14 | 165 | 23 |
| 15 | 180 | 39 |

### （四）要求学生做的工作

1. 认真学习直线相关和回归的相关知识，掌握使用 SPSS 完成简单相关、秩相关和回归分析的操作方法。

2. 按实习步骤完成本次实验任务。

3. 提交与本次实习有关的 SPSS 数据库文件及输出结果。

4. 学生在实习过程中，注意完成各步骤的各种操作记录。

## （五）学时

4 学时。

## （六）实验原理

**1. 简单相关分析**

| | |
|---|---|
| Graphs→Scatter→Simple | 绘制散点图，进行预分析 |
| [Y Axis]：dgc | 散点图中 *Y* 轴代表胆固醇 |
| [X Axis]：age | 散点图中 *X* 轴代表年龄 |
| [OK] | |
| Analyze→Correlate→Bivariate | |
| [Variables]：age、dgc | 选入进行相关分析的变量 |
| [Correlation Coefficients]：[√] pearson | 计算 Pearson 相关系数 |
| [OK] | |

**2. 回归分析**

| | |
|---|---|
| Analyze→Regression→Linear | |
| [Dependent]：dgc | 总胆固醇作为应变量 |
| [Independent]：age | 年龄为自变量 |
| [OK] | |

**3. 秩相关分析**

| | |
|---|---|
| Analyze→Correlate→Bivariate | |
| [Variables]：X、Y | 选入进行相关分析的变量 |
| [Correlation Coefficients]：[√] Spearman | 计算 Spearman 等级相关系数 |
| [OK] | |

## （七）实验步骤

1. 根据实验任务，分别建立相应的 SPSS 文件，以其对应表格的标题命名并存储。
2. 根据资料的特点和分析目的，完成统计分析。
3. 将输出结果存盘，命名为“数值变量资料的统计分析 . spo”，与各任务对应的数据库一并移至新创建的文件夹“×班××××号学生××”，上交文件。

## （八）结果评价

学生应按要求建立数据库，选择 Analyze 菜单完成数值变量资料的统计分析。

## （九）思考题

30 名甲状腺功能亢进患者 $T_3$、血糖与血脂的测量结果见表 2-41。试对这些数据进行统计分析。

**表 2-41　30 名甲状腺功能亢进患者 $T_3$、血糖与血脂的测量结果**

| 序号 | 体质指数 ($X_1$) | 高密度脂蛋白 ($X_2$) | 低密度脂蛋白 ($X_3$) | 血糖 ($X_4$) | $T_3$ ($Y$) |
|---|---|---|---|---|---|
| 1 | 23.15 | 1.84 | 2.48 | 5.41 | 20.94 |
| 2 | 17.91 | 1.30 | 0.91 | 5.61 | 26.42 |
| 3 | 17.63 | 1.46 | 1.88 | 6.60 | 25.21 |
| 4 | 24.66 | 1.63 | 1.98 | 6.86 | 26.13 |
| 5 | 22.03 | 1.58 | 1.68 | 5.50 | 20.41 |
| 6 | 21.95 | 1.08 | 2.62 | 3.60 | 17.46 |
| 7 | 26.22 | 1.52 | 1.61 | 3.48 | 12.35 |
| 8 | 19.92 | 1.70 | 1.60 | 5.15 | 23.14 |
| 9 | 20.76 | 1.64 | 2.52 | 4.12 | 16.65 |
| 10 | 21.39 | 0.89 | 2.36 | 4.67 | 9.35 |
| 11 | 21.48 | 1.48 | 1.60 | 5.58 | 22.11 |
| 12 | 18.13 | 1.07 | 1.28 | 5.41 | 27.47 |
| 13 | 20.03 | 1.70 | 1.66 | 4.04 | 13.63 |
| 14 | 18.73 | 1.51 | 1.17 | 6.07 | 28.28 |
| 15 | 17.58 | 1.23 | 1.83 | 5.86 | 24.49 |
| 16 | 23.31 | 1.05 | 1.14 | 4.94 | 30.40 |
| 17 | 20.70 | 1.17 | 1.60 | 4.85 | 21.28 |
| 18 | 27.01 | 1.52 | 2.09 | 4.27 | 13.49 |
| 19 | 22.23 | 1.72 | 1.46 | 3.82 | 11.73 |
| 20 | 21.57 | 1.60 | 1.59 | 5.10 | 26.06 |
| 21 | 21.48 | 1.08 | 1.20 | 5.43 | 30.80 |
| 22 | 25.78 | 1.44 | 1.94 | 4.90 | 27.76 |
| 23 | 22.86 | 1.32 | 3.12 | 5.30 | 11.22 |
| 24 | 21.09 | 1.45 | 1.62 | 2.34 | 15.55 |
| 25 | 17.63 | 1.53 | 1.64 | 4.98 | 26.47 |
| 26 | 21.97 | 1.04 | 3.60 | 6.00 | 15.25 |
| 27 | 22.06 | 1.06 | 1.13 | 3.90 | 17.55 |
| 28 | 22.49 | 1.23 | 1.58 | 5.59 | 27.27 |
| 29 | 20.58 | 1.22 | 2.04 | 4.52 | 13.94 |
| 30 | 22.51 | 1.61 | 2.31 | 6.77 | 33.69 |

### （十）参考文献


1. 王建华. 预防医学［M］. 北京：人民卫生出版社，2009.

2. 张文彤. SPSS 11统计分析教程基础篇［M］. 北京：北京希望电子出版社，2002.

3. 方积乾，孙振球. 卫生统计学［M］. 6版. 北京：人民卫生出版社，2008.

4. SPSS Inc. Advanced Statistical Analysis Using SPSS（v10.0 Revised）. Chicago：Illinois，2000.

5. SPSS Inc. Statistical Analysis Using SPSS 10.0（v10.0 Revised）. Chicago：Illinois，2000.


（崔 壮　孙 忠）

# 第三章　设计性实验

## 一、儿童肥胖的营养流行病学调查

## Nutritional-epidemiological survey of children obesity

### （一）实验目的

目前全球儿童肥胖患病率迅速上升，已成为儿童期的严重健康问题。儿童肥胖会影响其生长发育，导致智力水平下降，同时对其心肺功能也会造成损伤，使其运动能力下降。肥胖儿童大脑垂体细胞逐渐被脂肪细胞代替，会造成性激素分泌紊乱，可导致男孩女性化、女孩男性化，这将会导致其成年后生殖功能的变化。这些变化无形会对其心理造成极大的伤害。此外，肥胖儿童在其成年以后也极易患肥胖症，并且容易诱发成年后的高血压、糖尿病、冠心病、胆结石、肾病、脂肪肝、猝死、乳腺癌、痛风等疾病。因此，应该对儿童肥胖引起足够重视。儿童肥胖的营养流行病学调查有助于肥胖症的早期发现、早期干预、早期预防和治疗。本实验围绕膳食、营养因素与儿童肥胖关系的研究方向，使学生建立起科学思维方式，综合运用营养学、儿童少年卫生学、流行病学、统计学等相关学科，将理论知识与实际研究相结合，提高其分析问题、解决问题的能力。

### （二）实验安排和涉及的知识点

**1. 调查对象的选择**

某幼儿园 3～6 岁肥胖儿童，以同年龄、同性别健康儿童为对照。

**2. 肥胖儿童的问卷调查**

（1）设计：收集如一般状况、饮食习惯、体力活动水平、家庭及父母情况、出生体重及母乳喂养情况等方面的信息。

（2）实施：给调查对象发放调查问卷，指导调查问卷填写，做好质控工作。回收调查问卷进行统计分析。

**3. 膳食摄入量的调查与分析**

采用膳食回顾法，计算肥胖儿童各营养素的摄入量，并与对照组进行比较。

**4. 肥胖儿童的体格发育及营养状况评价**

（1）身高、体重、胸围、皮褶厚度、上臂围的测量，BMI 的计算。

（2）血清维生素 A、维生素 $D_3$、血脂（血清总胆固醇、三酰甘油、高密度脂蛋白、低密度脂蛋白）。

**5. 资料分析与整理**

使用 SPSS 统计分析软件进行多因素回归分析，综合分析儿童肥胖症的危险因素。

### （三）实验任务与要求

设计肥胖儿童的调查问卷（包括一般状况、流行病学调查、体格检测和膳食调查），对肥胖儿童进行体格检查和营养状况评价，分析调查数据，以实验报告的形式上交。

### （四）要求学生做的工作

1. 复习教材中有关营养调查和流行病学调查的内容，掌握多因素回归分析。

2. 选择合适的调查方法，设计膳食调查表，完成膳食调查及膳食计算，对比肥胖儿童和正常儿童。

3. 查阅文献，设计调查问卷，通过对调查问卷结果进行统计分析，找出儿童肥胖的危险因素。

4. 针对结果给出评价和建议，上交实验报告。

### （五）学时

分 2 次课完成，共 8 学时。

### （六）实验步骤

**1. 体格检查**

对某幼儿园 3～6 岁幼儿进行统一体格测量，筛选出正常、超重和肥胖儿童，剔除继发性肥胖者。

身体形态和人体测量资料可以较好地反映人体的营养状况，体格的大小和生长速度是营养状况的灵敏指标。体格检查的数据越来越被认为是评价群体或个体营养状况的有用指标，尤其是学龄前儿童的检测结果。因为儿童最敏感，具有代表性，其测定方法比较规范，对人群营养状况的反映比较灵敏，而且所需费用相对较低。主要测量项目为身高、体重、上臂围、腰围、胸围及皮褶厚度等。

（1）身高和体重：身高和体重可反映较长时间内人体的营养状况。

测量方法：身高用身高坐高计测量，使用前应校对零点，注意用钢尺测量基准板平面。被测者上肢自然下垂，赤脚立于底台，足跟并拢，与立柱相接触，足尖分开，躯干自然挺直，臀部、背部靠紧立柱，头部正直。测试人员站在被测者右侧，轻轻将水平压板滑下，压住被测者头顶，双眼与压板平面等高进行读数，以厘米（cm）为单位，精确到小数点后一位（0.1 cm）。

体重用杠杆式人体秤测量，使用前校正。置于平坦地面上，调零使刻度尺呈水平位。被测者着装尽量少，直立于秤台中央，上、下杠杆秤动作要轻，然后调整磅码移动游码至刻度尺平衡，记下读数。读数以千克（kg）为单位，精确到小数点后一位（0.1 kg）。注意被测者测量体重之前不得进行体育活动和体力劳动。

（2）上臂围：上臂围既可反映营养状况，也可反映肌肉和脂肪的发育状况。

测量方法：采用无伸缩性材料制成的卷尺，测量左上臂肩峰至鹰嘴连线中点的周长。如测量上臂紧张围与上臂松弛围之差，则分别测量手掌向上握拳并用力屈肘时肱二头肌最粗处的紧张围和上臂伸直完全放松时肱二头肌最粗处的松弛围。

（3）腰围和胸围

测量方法：采用无伸缩性材料制成的卷尺。测量腰围时被测者自然站立，测试人员选择肋下缘最底部和髂前上棘最高点连线的中点，以此点将卷尺水平围绕腰一周，在被测者自然呼吸状态时的呼气末和吸气尚未开始时读数。测量胸围时，被测者自然站立，两脚分开，与肩同宽，双臂自然下垂，呼吸平稳时，卷尺经过乳头点上缘（未发育的男生/女生）或胸中点的胸部水平围度。

（4）皮褶厚度：皮褶厚度是衡量人体营养状况和胖瘦程度的客观指标之一。常用以推算全身体脂含量，判断营养状况，评价人体体成分，如瘦体重等。

测量方法：用皮褶厚度计测量。使用前应调零。测量时，测量者右手持皮褶厚度计，用左手拇指和示指、中指将测试部皮肤和皮下组织捏提起来，在此部位下方用皮褶厚度计钳入，放开活动把柄，使钳尖部充分卡住皮褶，读出指针的数值并记录。测量数据以毫米（mm）为单位，精确到0.1 mm。常用测试部位有：肱三头肌部皮褶厚度（肩峰点与尺骨鹰嘴点连线的中点）、肱二头肌部皮褶厚度（肩峰点与尺骨鹰嘴点连线的中点上1 cm）、肩胛下角皮褶厚度（背部右肩胛下角下1 cm处）、髂嵴上部皮褶厚度（腋前线向下延伸与髂嵴上相交点垂直部位）。

（5）体格测量的评价：与成人一样，BMI指数可用来评估儿童超重。但由于儿童不断生长发育，这使其肥胖的评价变得复杂。他们的体重随年龄而增加，不同性别和不同年龄段体脂的分布和比例也会发生变化。因此，任何一种儿童和青少年的肥胖评估都必须考虑性别和年龄因素。我国目前评价身高、体重的方法有很多，常用的有以下几种：中位数百分比法、标准差法、百分位法、体质指数（BMI）法。

我国1～5岁儿童上臂围以13.5 cm以上为良好，12.5～13.5 cm为营养中等，12.5 cm以下为营养不良。

判定肥胖采用WHO制定的身高体重标准，超过身高标准体重值10%～20%（不含20%）诊断为超重，超过20%及以上诊断为肥胖。体重超过相应身高标准体重20%～29%为轻度肥胖，超过30%～49%为中度肥胖，超过50%及以上为重度肥胖。

（6）实验室检查：实验室检查是借助生化试验，发现人体临床营养不良或过多，以早期预防、早期治疗的方法。应结合膳食调查等资料进行综合分析，对评价营养状况具有重要意义。常用指标有蛋白质和氨基酸（血清总蛋白、白蛋白、转铁蛋白等）、脂类（血清总脂、总胆固醇、三酰甘油、高密度脂蛋白、低密度脂蛋白等）、碳水化合物（血清葡萄糖、尿糖等）、铁（红细胞计数、血红蛋白等）、硒（血浆硒、发硒、尿硒、谷胱甘肽过氧化物酶等）、锌（血清锌、金属硫蛋白等）、碘（血清甲状腺素、血浆无机碘、血清蛋白结合碘等）、氟（血氟、尿氟等）和各种维生素等（维生素A、D、E、K、C、$B_1$、$B_2$、$B_6$、$B_{12}$，以及烟酸、叶酸等）。

测定方法多采用试剂盒和血生化仪相结合的方法。由于儿童血样较难采集，因此，本部分实验不要求学生实践。主要完成选择指标的任务（如哪些实验室指标主要反映肥胖儿童的状况等）。

**2. 膳食调查**

对已经筛选出的正常对照儿童和肥胖儿童进行膳食调查，了解一定时间内幼儿通过膳食摄取的能量和各种营养素的数量及质量，以此来判定营养是否合理。膳食调查方法主要有以下几种：

（1）称量法（称重法）：是指对调查对象每餐所摄入的各种食物的食用量进行称重，计算出各种营养素每人每天平均摄入量，一般调查为3～7d。这种方法能准确反映调查对象的食物摄取情况，也能看出食物分配情况，适用于团体、个人和家庭的膳食调查，但人力和时间花费大，不适合大规模的营养调查。

（2）记账法：主要针对有集体食堂的单位，这些单位一般都有伙食账目，通过查阅过去一定时期食堂各种食品的总消费量，并根据同一时期的进餐人数，粗略计算每人每日各种食物的摄取量，再查找食物成分表，计算能量和营养素数量。方法简便、快速，工作量小，但结果较粗。

（3）询问法：通过询问调查对象，回顾性调查其膳食摄入情况，一般多用 24 h 回顾法。此方法准确性依赖于被调查对象对摄取食物的估计，个体差异较大，可靠性较低，一般在称量法和记账法无法/难以应用时才使用，一般适用于非集体进餐者和家庭进餐者的大规模人群调查。

（4）化学分析法：收集被调查对象各餐摄取的食物，通过实验室化学分析测定其能量和各种营养素的数量和质量。此方法准确度最高，但费时费力，在实际工作中很难开展。

（5）食物频率法：通过问卷估计被调查对象在指定时间内摄入某些食物的频率。可反映长期膳食模式，作为研究慢性病与膳食关系的根据，但准确性较差。

**3. 膳食计算**

（1）计算能量和各种营养素的摄入量

①调查肥胖儿童摄入各种食物的数量及种类：根据各种膳食调查方法的要求和各自特点，选用合适的调查方法；根据实际情况选择调查的受访者（包括儿童本人、家长、幼儿园老师等）；选择调查时间（1d、3d、7d）；调查儿童食用的各种食物（包括园内正餐、各种饮料、零食等）。

②计算能量和各种营养素的摄入量：查阅食物成分表，设计表格，计算出被调查儿童在该段时间内能量和各种营养素的摄入量。通常主要计算三大热能营养素，维生素 A、$B_1$、$B_2$、C 和叶酸，以及钙、铁、锌、硒等矿物质。

③肥胖儿童各营养素的摄入量与对照组儿童进行比较，寻找差异。

（2）膳食评价与建议

①营养学评价：能量和各种营养素占推荐摄入量（RNI）或适宜摄入量（AI）的百分比，能量分布是否合理，三大热能营养素供能比是否合理，蛋白质摄入量以及优质蛋白质比例，铁摄入量和动物性铁所占比例等。

②建议：根据结果提出具有针对性和可行性的合理营养建议。

**4. 资料分析与整理**

采用 SPSS 统计分析软件对实验所得数据和教师提供数据进行多因素回归分析，综合分析儿童肥胖的危险因素。采用两样本 $t$ 检验，分析肥胖儿童和正常儿童营养状况的差别。

### （七）综合评价

通过调查，分析儿童肥胖的危险因素，提出预防儿童肥胖的建议。

### （八）思考题

1. 儿童肥胖的原因可能有哪些？
2. 肥胖会对儿童造成什么样的危害？
3. 针对儿童肥胖应采取何种措施？

### （九）选用教材及参考书

1. 孙长颢 . 营养与食品卫生学［M］. 北京：人民卫生出版社，2012.

2. 季成叶．儿童少年卫生学［M］. 北京：人民卫生出版社，2012.
3. 詹思延．流行病学［M］. 北京：人民卫生出版社，2012.
4. 杨月欣．食物成分表［M］. 北京：北京大学医学出版社，2004.

（俞 鸣　赛 娜）

## 二、儿童少年生长发育调查
## The growth and development survey in children and adolescents

### （一）实验目的

掌握生长发育的测量及评价方法，运用统计学和流行病学的基本知识，依据实测数据验证生长发育的基本规律，并加深对儿童少年卫生学基本理论和技能的理解与掌握。

### （二）实验安排和涉及的知识点

儿童少年卫生学的研究对象是从出生后的婴儿到发育成熟的青年，年龄范围为 0～25 岁。

生长发育的测量主要应用体质测量学方法进行，是了解儿童少年身体结构、生长发育规律和体质健康监测的基本手段。依据大样本横断面调查资料获得的生长发育“标准”，运用统计和流行病学方法，对个体或群体儿童少年的生长发育情况进行评价，了解影响生长发育的各种因素。

### （三）实验任务与要求

1. 掌握常见生长发育指标的测量方法，两人一组进行测量练习。
2. 掌握个体或群体的常用生长发育评价方法。
3. 为了解体育锻炼对儿童少年生长发育的影响，需要对体育锻炼的儿童与一般儿童进行体格发育的比较。如果你是研究者，请根据此目的，利用所学的儿童少年卫生学、卫生统计学和流行病学的基本知识，设计一个调查方案，实施现场调查，通过数据分析进行生长发育的评价，并写出完整的调查报告。

### （四）要求学生做的工作

**1. 课题背景**

1990 年教育部颁布的《学校体育工作条例》规定：普通中小学校、农业中学、职业中学每天应安排课间操，每周安排 3 次以上课外体育活动；中小学生应平均每天有 1 h 以上的体育锻炼时间；饭前和饭后 1 h 内不剧烈运动。但是中小学繁重的学习与升学负担又减少了学生本已很少的体育锻炼时间。

为促进学生体质，2007 年颁布了《中共中央国务院关于进一步加强青少年体育增强青少年体质的意见》进一步推动各地青少年“阳光体育”的开展。“全国亿万学生阳光体育运动”鼓励学生走向操场、走进大自然、走到阳光下，形成青少年体育锻炼的热潮。

儿童少年处于旺盛的生长发育阶段。长期适当的体育锻炼可全面增强机体器官、系统功能，改善中枢神经的调节控制能力，提高形态、功能和运动素质发展水平，是促进生长发育最有效的干预手段。

为了解干预措施的效果，需要对目前学生的体质进行调查分析。

**2. 查阅文献资料并简要综述**

（1）了解儿童少年生长发育调查的意义，我国儿童生长发育调查的有关历史及相关的生长发育标准。

（2）体育锻炼对儿童生长发育的影响。

**3. 课题设计**

包括立题依据、国内外研究现状、可行性分析、技术路线、研究基础、研究进度、人员组成及经费预算。

**4. 设计调查表**

（1）生长发育测量表：用于区分样本基本特征（如年龄、性别等）及记录反映生长发育情况的测量指标。

（2）体育锻炼调查表：用于区分长期适当体育锻炼的学生和不锻炼的学生，以及记录课外体育锻炼的项目。

**5. 搜集、整理及分析数据**

（1）搜集数据：按照设计要求进行生长发育的现场测量及调查，获取数据资料。

（2）资料整理：首先对卡片进行检查和整理，注意项目是否填齐，检查校名、班级、姓名、性别、出生日期和检查日期是否清晰。将身高、体重、坐高、胸围等项数据和“发育标准”进行比较，将过大或过小者剔除后，余者作为有效卡片进行统计。查看数据时要注意小数点的位置和相似易混字是否清楚，以及有无错项。

（3）数据分析：由于不同性别、年龄的学生体质不同，因此在分析时需依据学生不同特征（如男生/女生，按参加课外体育活动时间分层）分组，进行群体或个体生长发育评价，并依据不同特征进行分组比较。

**6. 提交报告**

学生所提交的报告应包括以下内容：

（1）与本研究有关的文献综述（简要）和课题设计书。

（2）个体及群体生长发育评价方法的比较，各种评价方法的优缺点及需要注意的问题。

（3）调查数据汇总，个体或群体的生长发育评价结果，不同分组的比较结果。

（4）要求学生的总结报告要按科学论文的格式书写。例如，包括文题、作者姓名、单位、中英文摘要（结构式：目的、方法、结果、结论）、关键词、前言、材料与方法、结果与分析、结论、参考文献等。

（5）总结生长发育现场调查和评价中应注意的问题及建议。

### （五）学时

分 6 次课完成，共 18 学时。

### （六）实验内容

**1. 生长发育的测量技术**

常用的生长发育测量指标可分为人体形态指标和功能指标。人体形态指标包括身高、坐高、体重、胸围、肩宽、骨盆宽、皮褶厚度。

（1）身高（height）：是指人体立位时从颅顶点到站立面的垂直距离，适用于能自行站立的所有儿童。婴幼儿用卧式身长计测量的颅顶点至足底长度为身长。身高是反映儿童生长发育状况的基本指标，最有代表性。

1）测量仪器：常用的有国家体委监制的身高坐高计、人体测高仪、马尔丁测高计、卧式身长计。本次实习中使用身高坐高计，如图 3-1。

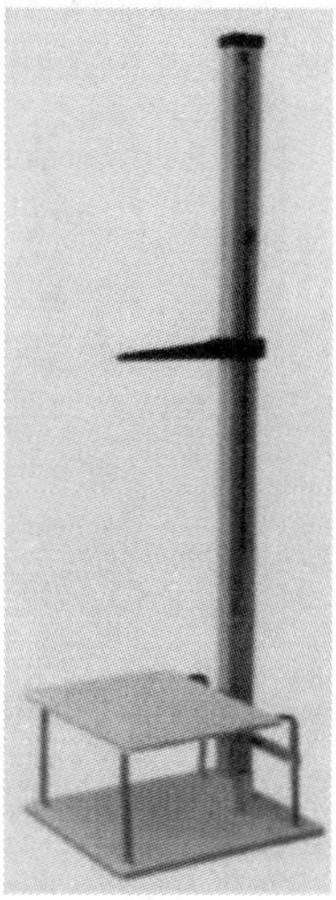

**图 3-1　身高坐高计**

2）仪器校正：使用前先检查其底板是否放置平稳，立柱是否与底板垂直，滑测板与立柱是否成直角，零件、螺丝有无松脱。

用标准钢卷尺检查其刻度是否准确。分段检查 5 cm、10 cm 及 20 cm，各段应无可见误差。身高坐高计的仪器误差不得超过 ±0.2%，即 1 m 距离之差不得超过 0.2 cm。

3）测量方法：受试者赤脚、脱帽（冬季尚应脱去厚的衣裤），立正站于身高坐高计的底板上。挺胸收腹，双手自然下垂，足跟并拢，足尖分开约 60°。足跟、骶骨部及两肩胛间紧靠立柱，躯干自然挺直，两眼平视前方，即头部保持眼耳水平，使双耳廓上缘与眼眶下缘连线保持水平位。

测试者站在受试者右侧，将滑测板沿立柱下滑，轻触受试者头顶。测试者两眼平视立柱刻度时读数，记录者复诵后记录身高，以 cm 为单位，准确到小数点后一位，测量误差不得超过 ±0.5 cm（图 3-2）。

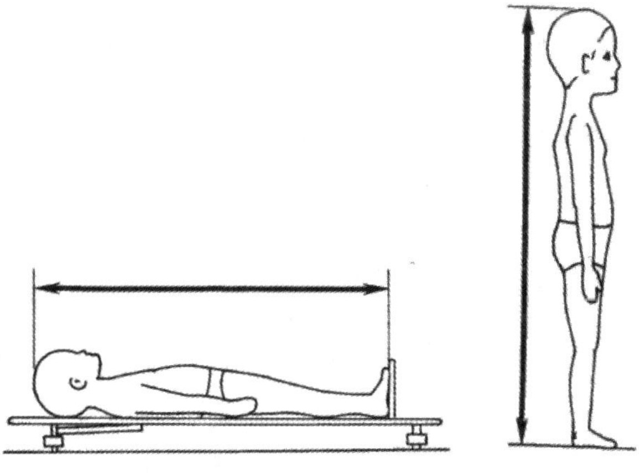

**图 3-2　身长、身高测量示意图**

4）注意事项：①身高坐高计应选择平坦的地方放置，立柱刻度面向光源。②注意受测者的足跟、骶骨部及两肩胛间区都要紧靠立柱。③滑测板与头顶接触时松紧要适度，读数完毕立即将滑测板推回安全高度，以防意外。④3 岁以下小儿用卧式身长计测身长（图 3-2）。

（2）坐高（sitting height）：是指端坐时颅顶点至座椅平面的垂直距离。坐高表示头、颈、躯干的高度，反映躯干的发育状况。与身高相比可表示躯干与下肢的比例关系。

1）测量仪器及校正：同身高的测量。

2）测量方法：受试者背靠立柱坐于坐高计的底板上，上身姿势与测量身高相同，头部保持眼耳水平，使其骶骨部、两肩胛间区紧靠立柱。双足自然平放在地面上，大腿与地面平行并与小腿间的曲度成直角（图 3-3）。

测试者轻移滑板至头顶，读数记录结果。

测试误差不得超过±0.5 cm。

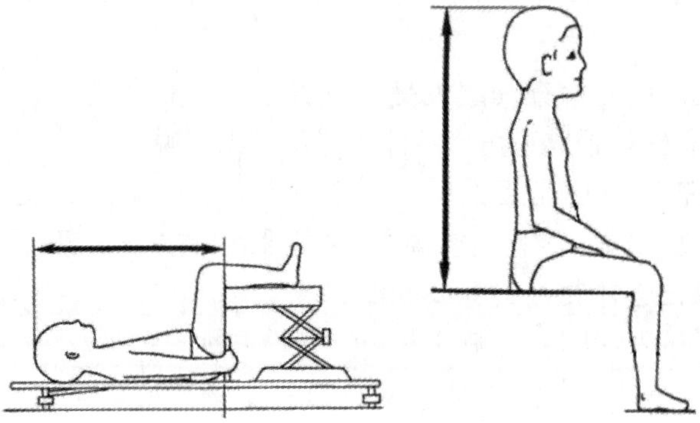

**图 3-3　坐高测量示意图**

3）注意事项：①测量时应让受试者先弯腰，使骶骨紧靠立柱而后坐直，必须使骶骨部与肩胛间区紧靠立柱。②3 岁以内小儿宜采用卧式身长计测量（图 3-3）。

（3）体重（body weight）：反映骨骼、脂肪和内脏的发育状况，是评价儿童生长发育和营养水平的基本指标。

1）测量仪器：通常使用双标尺杆式体重计，其主标尺上每移动一个牙槽为 20 kg，副标尺上每移动一个刻度为 100 g（图 3-4）。

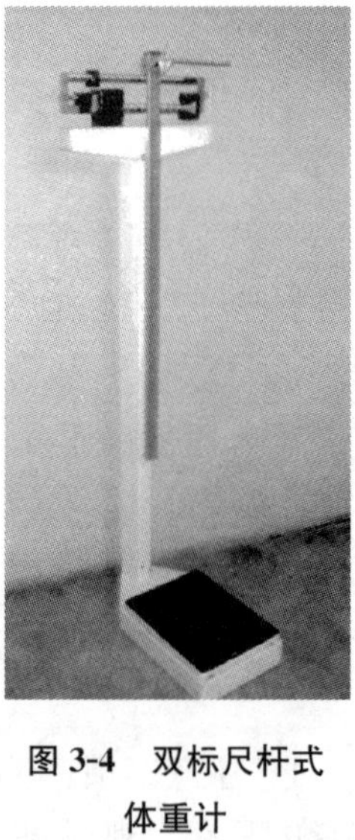

**图 3-4　双标尺杆式体重计**

2）仪器校正：首先检查承重板是否平稳，立柱有无倾斜或松动，重点检查刀口的位置，“空盘”校正。其次检查仪器的准确度。分别将 10 kg、20 kg 和 30 kg 标准砝码（或以等重量物代替）置于平台以检查仪器的准确度，仪器误差不得超过±0.1%。最后测试体重计的灵敏度，令受试者手拿 50 g 或 100 g 的砝码，观察该秤所示的重量增加数是否相符，其误差以 0.1%为限。

3）测量方法：令受试者测前排尿，男生只穿短裤，女生穿短裤、背心，赤足站于秤台中央，不可乱动或接触其他物体。

测试者移动游码至杠杆平衡后读数。记录者复诵后，以 kg 为单位记录，准确到小数点后一位，允许测试误差±0.1 kg。

4）注意事项：①测体重时，应站在秤台中央。②不得在载重情况下移动台秤。③不提倡用弹簧秤测量体重。

（4）胸围（chest circumference）：为平静呼吸时胸廓的围度，它表示胸廓的容积，在一定程度上反映胸部皮下组织、肌肉、骨骼及呼吸器官的发育状况，与身高配合可反映体型。

1）测量用具及校正：通常使用 1.5～2.0 m 长、带毫米刻度的柔软布卷尺进行测量。使用前应先用标准钢卷尺校正，检查其刻度是否准确，仪器误差不得超过±0.2%。

2）测量方法：受试者胸背裸露，自然站立，两脚分开、与肩同宽，两肩放松，两上肢自然下垂，均匀平静地呼吸。

测试人员面对受试者，将软尺上缘经背部两肩胛下角下缘至胸前水平绕一周。对男生及未发育的女生，软尺下缘经乳头上缘，对已发育的女生，软尺经乳腺上方第四肋骨处。测量平静呼吸时的胸围，应于呼气末而吸气尚未开始时读数。记录以 cm 为单位，精确到小数点后一位。连续测量 3 次，误差不得超过±1 cm。

3）注意事项：①测量时记录员应站在受试者的背后，注意带尺放置是否正确或软尺有无扭转。②测量者应注意软尺的松紧程度，并在被测者呼气末、吸气初读数。③被测者站立的姿势一定要自然，上肢自然下垂，平静呼吸，双眼平视，既不要挺胸，也不要屈背。

（5）肩宽（shoulder breadth）：即左右两肩峰之间的距离，是反映人体横径发育的指标。

1）测量仪器及校正：测肩宽可用测径器、测径规或卡尺。常用测径器见图 3-5。使用前应检查零点，并用标准钢卷尺校正，50 cm 的误差不得超过 0.2 cm。

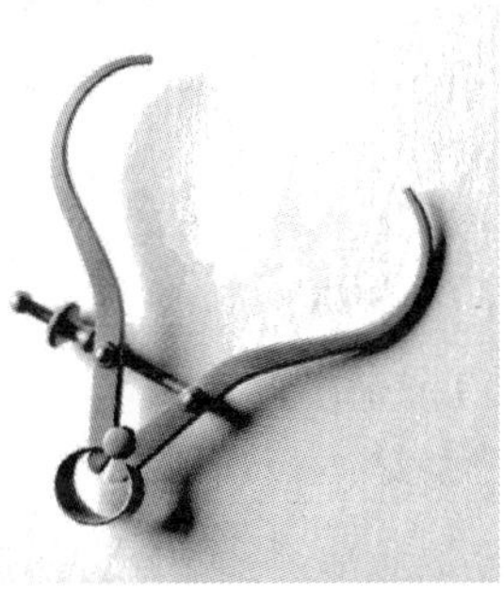

图 3-5　测径器

2）测量方法：被测者两脚分开、与肩同宽，自然站立，两肩放松，双臂下垂。检测人员站在被测者背后，先用双手示指沿肩胛骨向外摸到两肩峰点，令被测者将下垂的上臂进行旋转运动，如果该点不移动，则选取的位置正确。随即用测径器测量此两点间距离进行读数，记录员复诵后记录之。以 cm 为单位，两次误差不得超过 0.5 cm，准确到小数点后一位。

（6）骨盆宽（cristal breadth）：是两髂嵴点间的距离，也是反映人体横径发育的指标。

1）测量仪器及校正：同肩宽的测量。

2）测量方法：被测者与测量者位置同肩宽的测量。测量者用双手示指摸到髂嵴外缘，于其最宽处用测径器测量其间的距离，两次的测量误差不得超过 0.5 cm，以 cm 为单位，精确到小数点后一位。

（7）皮褶厚度（skinfold thickness）：代表人体胖瘦状况的客观指标之一，可反映全身体脂肪含量，判断儿童的营养状况，评价人体成分。也可用于间接计算体重。

1）测量仪器及校正：测量使用“皮褶厚度计”（图 3-6）。使用前调整零点，校正压力，将仪器臂钳的两接触点的压力调整至 10 g/mm$^2$ 范围内。

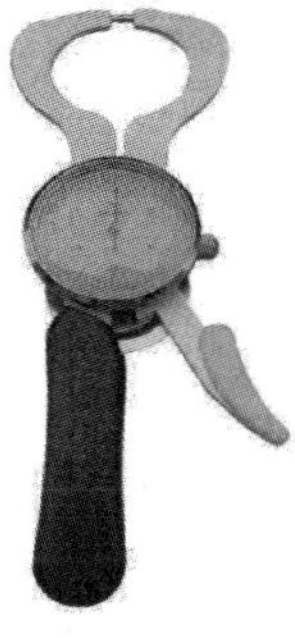

图 3-6　皮褶厚度计

2）测量部位：有肱二头肌、肱三头肌、大腿内侧、肩胛下角、髂嵴上、腹壁、腋下、面颊等部位。常用的部位有：

①臂部：有两个测定点。

A. 肱三头肌处：位于肩峰点与桡骨点连线的中点，肱三头肌的肌腹上。

B. 肱二头肌处：位于肱骨头至肘横纹连线的中点，肱二头肌的肌腹上。

②背部：右肩胛下角之下 2 cm 处。

③髂骨嵴上处：髂骨上 1 cm 处，沿腋中线取点。

④腹部：右腹部脐旁 1 cm 处。

应当指出，用皮褶厚度计所测得的皮褶厚度是皮肤和皮下脂肪组织双倍之和（图 3-7）。

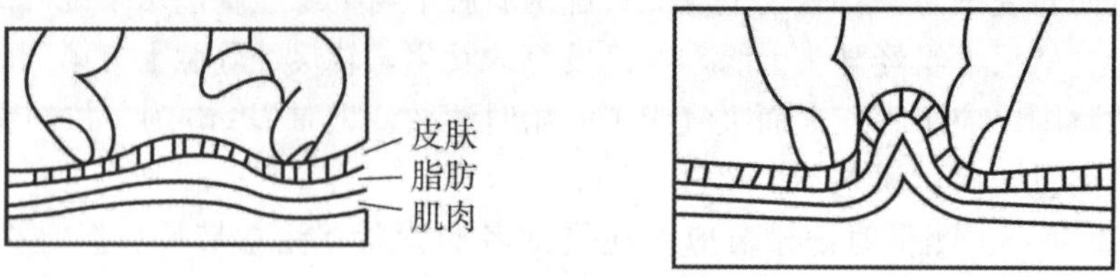


**图 3-7　皮褶厚度测量示意图**

3）测量方法：受测者上臂自然下垂，测量者用左手的拇指及示指沿测量部位长轴方向捏住受测者的皮肤及皮下脂肪（不要捏起肌肉），右手持皮褶厚度计进行测量。

在被测点用拇指、示指夹住皮肤及皮下脂肪，使之与肌肉分离。两指捏皮时，指距 3 cm，捏皮后把臂钳的两接触点放在手指下方 1 cm 处，释放压力柄将皮褶放下，读数，记录以 mm 为单位。

4）注意事项：①测量时注意手指夹持皮褶的力量要恒定。②为防止手指夹持皮褶时将肌肉提起，可令受测者主动收缩该部位肌肉，此时肌肉即滑脱。每个部位须测 3 次，取其均值记录。若前两次相同，可不测第三次。③受测者一侧肢体若有疾病或畸形，可以对侧代之。

（8）上臂围（biceps circumference）：它是衡量上肢肌肉体积和横断面面积大小的指标。上臂紧张围和松弛围可反映上臂肌肉的发育程度，二者之差可间接反映上臂肌肉的力量。

1）测量用具：同胸围的测量。

2）测量方法：受测者自然站立，双足分开、与肩同宽，测右臂。右上臂以 60°角举向右前方，掌心向上握拳，用力屈曲肘关节。

测量者面对受测者，将软尺围绕肱二头肌最隆起处测量，即为上臂紧张围，记下读数。然后令受测者放松上臂，上肢自然下垂，前臂及手指伸直，使肌肉处于松弛状态，仍在原处测量，所得读数为上臂松弛围。记录以 cm 为单位，允许测量误差为±0.5 cm。

（9）小腿围（calf circumference）：可反映下肢肌肉及脂肪的充实程度。

1）测量用具：同胸围的测量。

2）测量方法：受测者两腿分开，右腿自然放松，测右下肢。测量者将软尺放在腓肠肌最隆起处，水平绕小腿一周，读数。记录以 cm 为单位，允许测量误差为±0.5 cm。

（10）握力（grip strength）：是反映上肢肌肉力量和肌肉发育程度的重要指标。

1）测量仪器：有指针或蹬形握力计及椭圆形钢圈握力计两种。蹬形握力计可以调节内外蹬的距离以适应受测者手的大小，因此使用比较普遍（图 3-8）。

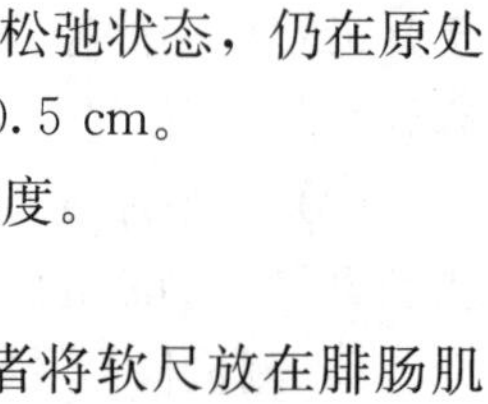

**图 3-8　蹬形握力计**

2）测量方法：测定前将握力计指针调节到零点，并根据受测者手的大小调节握距，使拇指的第一指关节握于外蹬，其余四指的第二指关节刚好捏在内蹬上。

受测者自然站立，双足分开半步，持握力计手臂伸向体侧方，与躯干成 30°，计量盘面向外侧，在不屈肘的状态下用全力紧握内外蹬至不能再用力为止。右手或左手分别测定 3 次，记录最大值，以 kg 为单位，读数精确到小数点后一位。

3）注意事项：测定时受测者不能来回走动，不能将手臂靠在腰部或其他物体上。

（11）背肌力（back strength）：可反映腰背部及上、下肢大部分肌肉的力量。

1）测量仪器：使用数字式背力计（图 3-9）。

2）测量方法：受测者先做腰部运动，然后双脚稍分开踏在踏板上，躯干前倾，弯腰约 30°，调节链条长短，使链条上的握柄相当于受测者膝盖的高度，双臂及双腿伸直，双手握紧握柄，以最大的力量向上牵拉至不能再用力为止。反复测 3 次，记录最大值。

3）注意事项：①应用中等速度牵拉握柄，用力不宜过猛，以免损伤腰部。②患腰痛、疝气者及女生月经期禁做此项目。③一次牵拉完应稍休息，使肌肉关节放松，然后再做第二次。

（12）肺活量（vital capacity）：是在一次尽量深吸气后能呼出的最大气量，用于反映肺的容量及呼吸肌的力量。

1）测量仪器：测定肺活量有干式和湿式肺活量计两大类。干式肺活量计携带、使用方便，是目前常使用的类型（图 3-10）。湿式肺活量计有圆筒形及舟形两种，使用需进行校正。

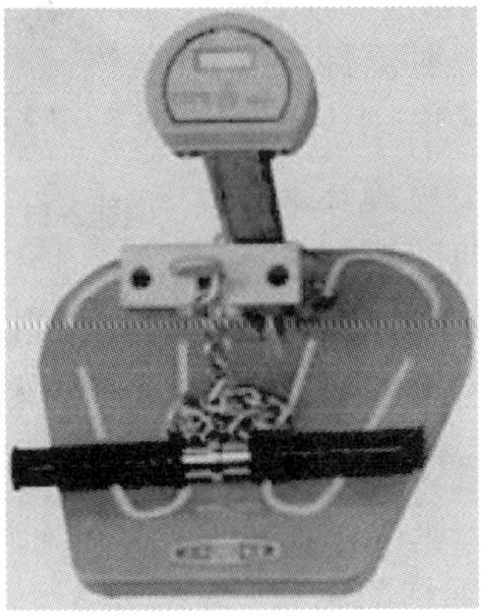

**图 3-9　数字式背力计**

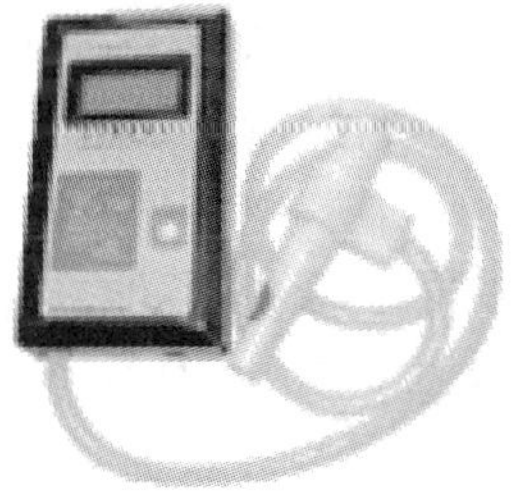

**图 3-10　干式肺活量计**

2）测量方法：受测者自然站立，两脚分开约半步，做 1～2 次扩胸式深呼吸后，尽力深吸气，立即将肺活量计的吹嘴按紧在嘴上，随后将吸入气体以中等速度尽力呼出，直到不能再呼出为止。待平稳后读数，连续测 3 次，取最大值记录，以 ml 为单位，精确到 50 ml。

3）注意事项：①测量前应注意检查吹嘴与橡皮管，有无堵塞或漏气现象。②吹嘴每使用一人后必须用酒精棉球消毒。③测时要安静，切勿喧哗或开玩笑。对少数尚未掌握吹气技术者，应加以注明，其数据不列入统计。④随时观察被测者在测试时吸气和呼气是否充分，吹气时有无漏气或进行第二次吸气等。要求测定同一人的肺活量时，每次测量之间的差异应不超过 200 ml。

（13）脉（搏）率（pulse rate）：是单位时间内脉搏的次数（次/分），是反映心血管功能的一项基本指标。

1）测量仪器：用秒表计时。使用前应校正，每分钟误差不超过 0.2 s。

2）测量方法：受测者坐下，伸出右前臂平放于桌面，掌心向上。测量者以示指、中指及无名指的指尖摸受测者腕部的桡动脉，应清晰地感知桡动脉搏动。正式计数前，应先测量3次10s的脉搏数，以判断是否处于安静状态。当3次测定值相同或其中两次值相同并与另一次相差不超过1次时，即可认为是相对安静状态。然后测量30 s的脉搏数，所得值乘以2即为脉率，记录下来。

3）注意事项：脉率应在安静状态下测量，测量前1 h不得从事剧烈活动，测量前10 min应静坐休息。

（14）血压（blood pressure）：是反映心血管功能的一项基本指标，它与脉率一样，只有与运动试验相结合才能充分反映心血管的功能。

1）测量仪器及校正：血压计种类很多，常规使用水银血压计（图3-11）。使用前应将水银柱调至零点，检查水银柱内有无气泡，出现气泡时应予以排除，使用时血压计应平放。

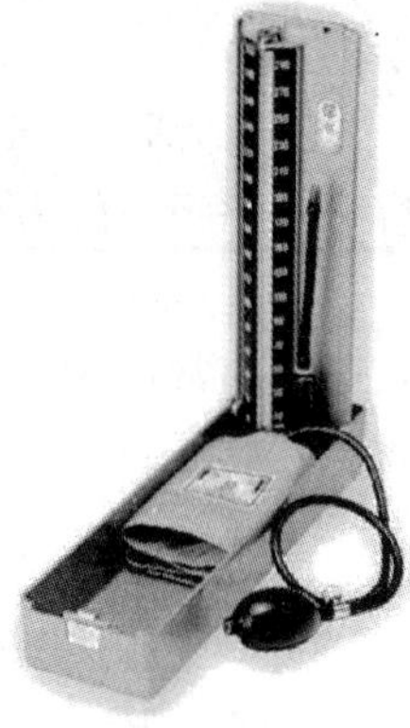

**图3-11 水银血压计**

应根据儿童少年年龄不同选择适宜的袖带，其宽度应为上臂长的2/3。学龄前儿童用8 cm宽的袖带，学龄儿童用9～12 cm宽的袖带。袖带过宽或过窄所得结果均不准确。

2）测量方法：受测者坐于测量者右侧，右臂自然前伸，平放于桌面，要求血压计零点与被测者心脏和右臂袖带处于同一水平，即约和第四肋骨同高。捆扎袖带要平整，松紧适度，肘窝部要留出足够放置听诊器胸件的地方。

测量者摸清肱动脉位置后，将胸件置于该点，不可施压。然后向袖带内充气，使水银柱急速上升，直至听不到动脉搏动声后再升高20～30 mmHg，随后缓缓放气，以水银柱每秒下降2～4 mm为度。当第一次听到清晰的"咚、咚"脉搏声时，记下读数，即为收缩压。继续放气，当脉搏声突然从洪亮的声音变成模糊的混声时，水银柱的高度即为舒张压的"变音点"；继续减压，脉搏声消失的瞬间为舒张压的"消音点"，一般取"消音点"为舒张压。血压应连续测量3次，以其中较接近的两次读数均值为受测者的血压值，单位为kPa，精确到个位数。

3）注意事项：①测量前1h内不得做剧烈活动。②测量前10 min内应静坐休息，保持情绪稳定。③测量时，受测者上臂不可受过紧的衣袖压迫。④每次重复测量时，应将袖带内的气体完全放出，使水银柱降到零点后再进行测定。⑤测定的房间必须较为宽敞，并保持安静。

**2. 生长发育的评价**

生长发育的评价可分为个体儿童少年生长发育的评价和集体儿童少年生长发育的评价。由于评价的对象不同，选用的评价方法也不同。

（1）个体儿童少年生长发育的评价

1）发育等级评价法：以均值为基准值，正态分布资料以标准差为离散距制出评价标准。评价时将个体发育指标的实测值与当地发育等级标准中同年龄、同性别相应指标作比较，并进行评价。一般常采用五级标准：

一级：$\bar{X}-2s$ 以下，下等。

二级：$(\bar{X}-2s)\sim(\bar{X}-1s)$，中下等（不包括 $\bar{X}-1s$）。

三级：$\bar{X}\pm1s$，中等。

四级：$(\bar{X}+1s)\sim(\bar{X}+2s)$，中上等（不包括 $\bar{X}+1s$）。

五级：($\overline{X}+2s$) 以上，上等。

例 3-1：7 岁城市女孩，身高 130 cm，体重 25kg，胸围 58 cm，坐高 71 cm。依据 2005 年天津城市学生体质调研结果（附表 3-1 至附表 3-6），可得出该女生体格发育等级的结果为：身高、体重、坐高发育均为中上等，胸围发育为中等（表 3-1）。

**表 3-1　7 岁城市女孩检测结果及评价**

| 项目 | 实测数值 | 当地数值 | 标准差级 | 等级 |
|---|---|---|---|---|
| 身高(cm) | 130 | 121.96±5.38 | (130－121.96)/5.38＝1.49 | 四级,中上等 |
| 体重(kg) | 25 | 21.33±2.68 | (25－21.33)/2.68＝1.38 | 四级,中上等 |
| 胸围(cm) | 58 | 56.10±2.56 | (58－56.10)/2.56＝0.76 | 三级,中等 |
| 坐高(cm) | 71 | 67.63±2.75 | (71－67.63)/2.75＝1.22 | 四级,中上等 |

2）体型图法：使用一块与标准体型图等大的玻璃纸，覆盖在标准体型图上（如用于资料保存，可直接在标准体型图上绘制），将个体儿童少年的身高、体重、坐高、胸围等发育资料的实测值标记在同性别、同年龄标准体型图的相应位置上，连接各点，即可进行发育等级和匀称度评价。方法如下：

①发育等级评价：将个体发育指标的实测值点在同年龄、同性别的体型图上，可见各点落在何标准差范围内，以确定发育等级。

一级：$\overline{X}-2s$ 以下，下等（不包括 $\overline{X}-2s$）。

二级：($\overline{X}-2s$) ～ ($\overline{X}-1s$)，中下等（包括 $\overline{X}-2s$，但不包括 $\overline{X}-1s$）。

三级：$\overline{X}\pm1s$，中等（包括 $\overline{X}\pm1s$）。

四级：($\overline{X}+1s$) ～ ($\overline{X}+2s$)，中上等（包括 $\overline{X}+2s$，但不包括 $\overline{X}+1s$）。

五级：$\overline{X}+2s$ 以上，上等（不包括 $\overline{X}+2s$）。

例 3-2：我市城市 10 岁某男童，身高 136.5 cm，体重 27 kg，胸围 62.5 cm，坐高 74 cm。在评价时将上述实测值标入我市城市男童 10 岁标准体型图中（见图 3-12），由图可见四指标各点均在 $\overline{X}\pm1s$ 之间，故该儿童属中等发育水平。

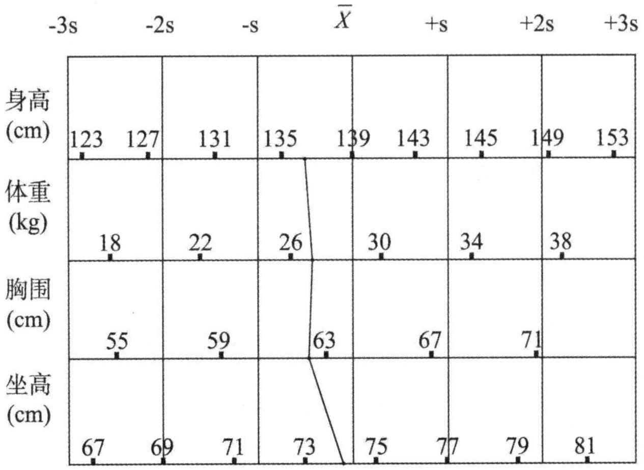


**图 3-12　我市城市男童 10 岁标准体型图**

（摘自天津市 7～25 岁学生标准体型图及其制作和应用，铁铮绘制）

②发育匀称度评价：以身高为中心，结合体重、胸围等值在体型图上的位置，评价个体儿童发育的匀称程度。

如体重、胸围、坐高均在身高的一个标准差范围以内，即发育比较匀称，否则为不匀称。但是身高与体重的关系，以标准差来说，不是 1∶1 的关系。实际上，身长越大，如 $\overline{X}+3s$ 时，与身高相适应的体重应相对地小于体重 $\overline{X}+3s$，身体才匀称；而身长在 $\overline{X}-3s$ 范围内，体重应大于 $\overline{X}-3s$，才显得匀称。

评价方法：①通过身高点向横坐标做垂线 AB。②如体重、坐高、胸围各点（C、D、E）与 AB 之间的垂直距离在身高的一个标准差范围内，为发育匀称；否则，为发育不匀称。

例 3-3：用表 3-2 中的个体资料作发育评价。

**表 3-2　天津市城市 10 岁女孩个体发育资料**

| 指　标 | 甲 | 乙 |
|---|---|---|
| 身高（cm） | 136.5 | 146.0 |
| 体重（kg） | 29.1 | 37.0 |
| 坐高（cm） | 63.0 | 68.0 |
| 胸围（cm） | 74.2 | 79.5 |

将甲、乙两资料标在城市 10 岁女孩体型图上。甲生身高、体重、胸围、坐高均在 $\overline{X}+s$ 范围内，故发育中等；C、D、E 点到 AB 的垂直距离小于 20 mm（即身高的一个标准差在体型图上的距离），故发育匀称。乙生身高、体重、胸围、坐高均在（$\overline{X}+1s$）～（$\overline{X}+2s$）之间，故发育为中上等；C、D、E 点到 AB 的垂直距离小于 20 mm，故发育匀称（图 3-13）。

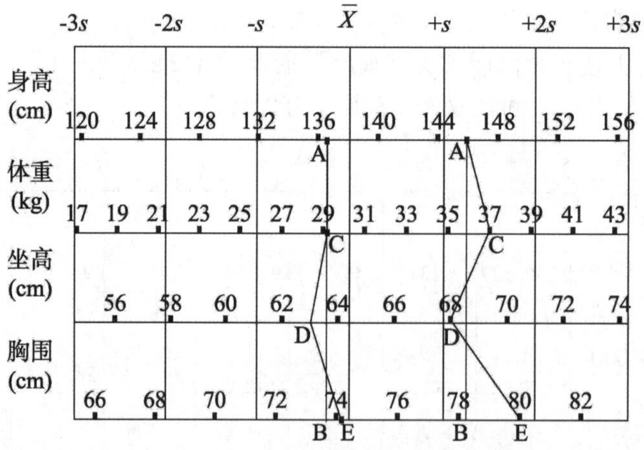


**图 3-13　天津市城市 10 岁女孩体型图（1979 年）**

例 3-4：两个个体资料见表 3-3，用体型图法评价。

表 3-3　12 岁男孩发育资料

| 指标 | 甲 | 乙 |
|---|---|---|
| 身高（cm） | 142.0 | 137.0 |
| 体重（kg） | 39.6 | 25.5 |
| 胸围（cm） | 69.0 | 62.0 |
| 坐高（cm） | 80.0 | 71.5 |

将表 3-3 的资料标于标准体型图上，见图 3-14。从图中可见甲生发育中等，不匀称（属矮胖体型）；乙生身高、胸围属中下等，坐高、体重属下等，匀称（属瘦小体型）。

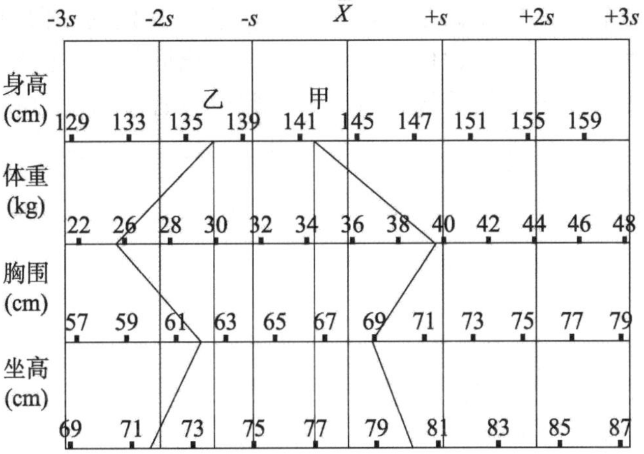


图 3-14　天津市城市 12 岁男孩体型图

3）曲线图法：此法对儿童的发育状况可以进行连续观察，但不能同时将各项发育指标结合起来评价。

曲线图的制作：在坐标纸上以横坐标代表年龄，纵坐标代表发育指标，根据所在地区某项发育指标的均值、均值加减一个标准差、均值加减两个标准差，按年龄分别标出，连成五条曲线即可（图 3-15）。

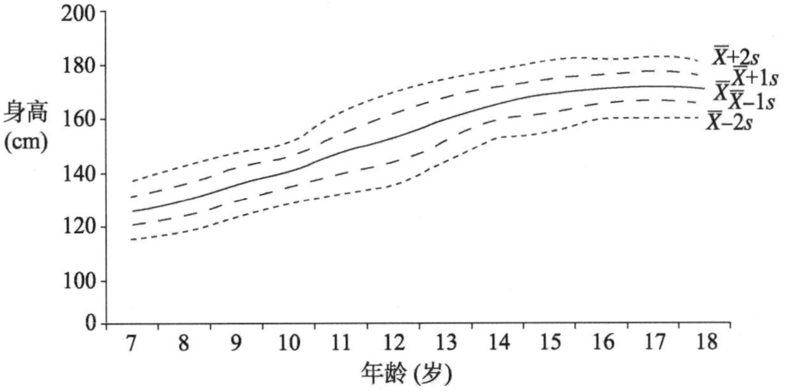


图 3-15　天津市城市 7～18 男生身高发育标准曲线图

图 3-15 包括同一性别、不同年龄的单项指标发育情况，绘图时注意统一比例规格，通过纵轴与横轴所定的点应点在年龄的组中值上。

做个体儿童身高发育评价时，把儿童的实测值按年龄标在同性别、同指标的标准曲线图上，根据其位置进行发育等级评定。同时，还可把不同时期该儿童的实测值逐个标在图上，追踪观察其发育动态。

用途：①评定发育等级（见前文“发育等级评定法”）。②动态追踪：将某一儿童某项指标发育的实测值标在标准曲线图上，再连成曲线，即可了解该儿童发育随年龄增加的动态变化。

4）普通相关法：普通相关法是以离差法为基础评价身高发育水平，同时利用回归方程（以身高为自变量，体重、胸围为应变量）制成包括主要发育指标的回归表，评价身体发育匀称程度，对身体发育作出综合评价的方法。

评价方法：评价前应备有该地区近期（5～10 年内）制定的“回归评价表”作为评价标准，评价时按被测儿童的身高数值，在回归表上找出同年龄、同性别身高数值相同的一行，看身高发育水平属于哪个等级。然后，按此身高所在的一列综合查表得出与身高相适应的体重和胸围数，以此为标准，与该儿童实际体重、胸围数相减，其差以回归标准差相除，得出评价个体身体发育情况的匀称度 $(R)=\dfrac{Y-\hat{Y}}{s_{x-y}}$，由此可评价该儿童的发育匀称程度。

- $|R|\leqslant 1$，匀称。
- $|R|>1$，不匀称。

例 3-5：一名 8 岁男孩，其身高为 128 cm，体重为 23 kg，胸围为 58 cm。评价时，查当地回归表得知男孩身高值在均值的一个标准差范围内，故发育水平为中等水平。在回归表上与该身高相应的估计体重为 23.98 kg，估计胸围为 58.75 cm，在表下方查得体重的回归标准差为 3.07，胸围的回归标准差为 2.27，然后计算实际体重、胸围与估计体重、胸围的偏差程度。

实际体重与估计体重的偏差（$R$）为$(23-23.98)/3.07=-0.3$，$|R|<1$。

实际胸围与估计胸围的偏差（$R$）为$(58-58.75)/2.27=-0.3$，$|R|<1$。

二者绝对值皆小于 1，都在估计值±1 个标准差的范围内，所以体重、胸围发育与身高是相应的，身体发育匀称。

最后，对被测儿童的发育状况，可根据下列评价标准得出结论。

①体重、胸围与身高相应者：

A. 身高为上等或中上等，体重、胸围发育与身高相应者为发育良好。

B. 身高为中等或中下等，体重、胸围发育与身高相应者为发育一般。

C. 身高为下等，体重、胸围与身高相应者为发育较差。

②体重、胸围或其中的一个指标与身高不相应者：

A. 体重、胸围或其中的一个指标比身高偏大者（$R$ 大于 $+1.0$），属粗壮型。其中身高为上等、上中等或中等而粗壮者，为“发育较好”；身高为中下等或下等而粗壮者，为“发育一般”。

B. 体重、胸围或其中的一个指标比身高偏小者（$R$ 小于 $-1.0$），属细长型。其中身高为上等、上中等或中等而细长者，为“发育较差”；身高为中下等或下等而细长者，为“发育落后”。

细长型各类中胸围比体重显著落后者为“窄胸”，体重比胸围显著落后者为“体重、胸围发育全面低下”。

按上述评价标准，该 8 岁男孩的发育水平属“一般”（身高中等，体重、胸围相应）。

用途：①评价发育水平。②最主要的优点是能将两项指标结合起来对个体儿童进行比较，可较正确地评价匀称情况。

该法标准用实习课所发《天津市青少儿发育评价表》。

5）百分位数评价法：此方法以 $P_{50}$ 为基准值，其他百分位数为离散距，制成生长发育评价标准，对儿童身体发育进行评价。评价时将个体某项指标的实测值与当地发育标准中同年龄、同性别相应指标比较，根据所处百分位数确定发育水平。通常采用以下五等级标准：

一级：$P_3$ 以下，下等。

二级：$P_3$～$P_{25}$（不包括 $P_{25}$），中下等。

三级：$P_{25}$～$P_{75}$，中等。

四级：$P_{75}$～$P_{97}$（不包括 $P_{75}$），中上等。

五级：$P_{97}$以上，上等。

此方法标准用附表 3-6。

（2）集体儿童少年生长发育的评价：集体儿童少年生长发育资料是许多个体生长发育特征的集中表现，因此，各项生长发育指标数值的意义较大，统计结果具有代表性。

集体儿童少年生长发育评价的意义：①能评价出某集体儿童少年（一个小学或一个中学等）生长发育水平的高低。②了解该集体儿童生长发育的动态，以检查卫生措施实施的效果和说明一定生活条件对生长发育的影响。

评价集体儿童少年生长发育的水平。一般用两种方法来进行。

1）曲线图法：将两次测量的不同性别、年龄儿童各项指标的均值画成曲线进行比较。可以是某地区集体儿童不同年代均值曲线的比较，如本实习中用附表 3-1 至附表 3-6 对资料进行比较；也可以是某集体儿童和当地的标准均值曲线的比较，即将某集体儿童少年身长发育某项指标的均值曲线和“标准”均值曲线绘制在一个图上，看该集体儿童少年发育曲线与标准曲线相比较的波动大小，以评价发育水平高低（之上者为发育水平高，之下者为发育水平低，波动大者不规则；如图 3-16）。

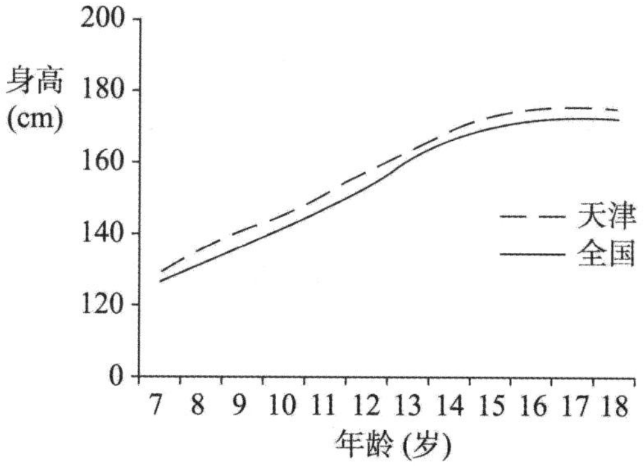


**图 3-16　2005 年天津市与全国城区男生身高的比较**

本实习用附表 3-1 和附表 3-2 的天津市城市学生各年龄身高进行比较。

2）发育等级百分比评价法：适用于小集体儿童的生长发育评价。首先用百分位数法（也可用离差法或相关法），对个体儿童逐个进行身体发育的评价，然后再计算出两组（或两组以上）儿童少年身体发育各等级的百分数。根据同等级的百分数差异，对不同集体或同一集体不同时期儿童发育情况进行比较并做出评价。也可将上述百分数与标准中各等级所占的理论百分数进行比较，视其高低进行评价。

例 3-6：比较甲、乙两地学生的生长发育情况，资料见表 3-4。

**表 3-4　甲、乙两地学生身高、体重的比较**

| | 身高 | | | 体重 | | | 合计 |
|---|---|---|---|---|---|---|---|
| | 好（上，中上） | 中（中，中下） | 差（下） | 好（上，中上） | 中（中，中下） | 差（下） | |
| 甲地人数 | 1392 | 1687 | 87 | 1621 | 1446 | 69 | 3136 |
| % | 44.0 | 53.8 | 1.8 | 51.7 | 46.1 | 2.2 | 100.0 |
| 乙地人数 | 2049 | 2174 | 522 | 2211 | 2126 | 408 | 4745 |
| % | 43.2 | 45.8 | 11.0 | 46.6 | 44.8 | 8.6 | 100.0 |

从发育差（下等）的学生占比来看，身高方面甲地仅占 1.8%，而乙地竟占 11.0%；体重方面甲地仅占 2.2%，而乙地竟占 8.6%。经统计学分析，则更能看出明显差别。

（3）发育速度评价：发育速度是指发育进程的快慢，既指每一年增长的数量，也可用年增加量的百分比来表示。发育速度评价一般用于以下几种情况：①某地区男、女儿童发育速度比较。②不同地区男童/女童发育速度比较。③某集体与其所在地区“标准”发育速度比较。

在作上述分析、评价时，应在同质基础上进行。

1）年增加百分比计算步骤：①首先根据某地男、女儿童或不同地区儿童某发育指标的均值计算出每一年增加的绝对值。②根据每一年发育指标增加的绝对值计算出每一年增加的百分比。③应用二次二项平均法，修匀年增加的百分比。④以修匀后年增加的百分比绘出曲线，进行分析评价。

例 3-7：评价某地 13～17 岁男、女学生发育速度，资料见表 3-5。

第一步：计算各年龄组儿童在每一年中体重增加的绝对值。男生 13 岁，一年中体重增加绝对值等于 40.71 与 35.41 之差，其余类推得表 3-6。

**表 3-5　某地 13～17 岁男、女学生体重均值（kg）**

| 年龄组 | 男 | 女 |
|---|---|---|
| 13～ | 35.41 | 37.23 |
| 14～ | 40.71 | 41.36 |
| 15～ | 45.22 | 43.91 |
| 16～ | 49.28 | 45.65 |
| 17～ | 51.72 | 46.21 |

**表 3-6　某地 13～17 岁男、女学生体重增加的绝对值（kg）**

| 年龄组 | 男 | 女 |
|---|---|---|
| 13～ | 5.30 | 4.13 |
| 14～ | 4.51 | 2.55 |
| 15～ | 4.06 | 1.74 |
| 16～ | 2.44 | 0.56 |
| 17～ | — | — |

第二步：计算各年龄组体重的增加百分比。男孩 13 岁一年中体重的增长速度（%）即年增加百分比为$\frac{5.30}{35.41}\times 100\%=14.96\%$，14 岁一年中体重的增长速度（%）为：$\frac{4.51}{40.71}\times 100\%=11.80\%$。其余类推得表 3-7。

**表 3-7　某地 13～17 岁男、女学生体重增加的百分比**

| 年龄组 | 男 | 女 |
|---|---|---|
| 13～ | 14.96 | 11.09 |
| 14～ | 11.08 | 6.16 |
| 15～ | 8.98 | 3.96 |
| 16～ | 4.95 | 1.23 |
| 17～ | — | — |

第三步：用二次二项平均法标出体重年增加百分比的修匀值。二次二项平均法修匀年增加百分比的意义在于缩小各年增加百分比之间的差距，以便更准确地反映出增长速度的变化规律。设 13、14、15 岁的年增加百分比分别为 a、b、c，则 14 岁的体重年增加百分比修匀值为：

$$\frac{a+2b+c}{4}=\frac{14.96+2\times 11.08+8.90}{4}=11.53$$

此外注意，由于每一年龄组的年增加百分比修匀值的计算要应用其上、下相邻的两个年龄组的年增加百分比，故修匀完毕时，该资料的最小与最大年龄组的年增加百分比修匀值就消失了。

经过以上三步计算，体重年增加百分比（修匀值）的统计表如表 3-8。

**表 3-8　某地学生体重年增加百分比**

| 年龄组 | 男 | | | 女 | | |
| --- | --- | --- | --- | --- | --- | --- |
| | 年增加绝对值（kg） | 年增加百分比（%） | 年增加百分比修匀值（%） | 年增加绝对值（kg） | 年增加百分比（%） | 年增加百分比修匀值（%） |
| 13 | 5.30 | 14.96 | — | 4.13 | 11.09 | — |
| 14 | 4.51 | 11.08 | 11.53 | 2.55 | 6.16 | 6.85 |
| 15 | 4.06 | 8.93 | 8.50 | 1.74 | 3.96 | 3.82 |
| 16 | 2.44 | 4.95 | — | 0.56 | 1.23 | — |
| 17 | — | — | | — | — | |

最后，根据各年龄组的年增加百分比修匀值绘成曲线图，并加以分析评价。

**3. 相关课程知识点**

（1）流行病学的研究方法：描述性流行病学主要是描述疾病或健康状况的分布，起到揭示现象、为病因研究提供线索的作用。通过现况研究，我们可以掌握目标人群健康状况的分布，如儿童少年体格特征、素质特征以及常见病的患病水平，如近视眼、龋齿的患病率。

（2）卫生统计学：调查设计是对调查研究所作的周密计划，包括资料的收集、整理和分析全过程的统计设想和合理安排。调查表是在正式调查前制作好的包含调查项目的书面材料。抽样方法很多，如单纯随机抽样、系统抽样、分层抽样、整群抽样和非概率抽样等。科学设计的抽样能很好地代表总体，并能从中得到科学、合理的结果及得出结论。能否取得准确、可靠的调查数据会对数据分析及实际工作的指导产生直接影响，因此，调查过程中的组织实施与质量控制有重要意义。

## （七）思考题

1. 由于生长发育的速度是有阶段性的，因此，在样本量的确定上有哪些要求？
2. 如果调查对象是青春期的儿童少年，还可以考虑哪些方面的指标？
3. 在生长发育调查中，如何控制现场调查质量？

## （八）参考文献


1. 张欣，庞淑兰．儿童少年卫生学（案例版）[M]. 北京：科学出版社，2009.
2. 季成叶．儿童少年卫生学 [M]. 6 版. 北京：人民卫生出版社，2007.
3. 王桂芸，冯容芬，欧嘉美，等．身体检查与评估 [M]. 北京：科学技术文献出版社，1999.
4. 李立明．流行病学 [M]. 5 版. 北京：人民卫生出版社，2004.
5. 方积乾．卫生统计学 [M]. 5 版. 北京：人民卫生出版社，2003.
6. 中国学生体质与健康研究组．2005 年中国学生体质与健康调研报告 [M]. 北京：高等教育出版社，2007.

# 附表

附表 3-1　2005 年天津城市学生各年龄组身高统计表（单位：cm）

| 性别 | 年龄（岁） | 人数 | 均值 | 标准差 |
|---|---|---|---|---|
| 男生 | 7 | 150 | 128.67 | 5.82 |
| | 8 | 155 | 135.76 | 5.90 |
| | 9 | 147 | 140.09 | 5.92 |
| | 10 | 155 | 144.15 | 6.42 |
| | 11 | 152 | 151.12 | 7.25 |
| | 12 | 170 | 156.67 | 7.74 |
| | 13 | 150 | 162.44 | 7.31 |
| | 14 | 155 | 168.04 | 7.04 |
| | 15 | 192 | 172.19 | 6.39 |
| | 16 | 151 | 174.07 | 6.19 |
| | 17 | 154 | 174.32 | 5.92 |
| | 18 | 166 | 174.59 | 6.15 |
| | 19 | 148 | 174.63 | 6.10 |
| | 20 | 148 | 174.73 | 5.59 |
| | 21 | 149 | 173.87 | 6.28 |
| | 22 | 118 | 174.81 | 6.71 |
| | 19～22 | 563 | 174.49 | 6.15 |
| 女生 | 7 | 153 | 126.82 | 5.44 |
| | 8 | 150 | 133.39 | 6.85 |
| | 9 | 154 | 140.07 | 6.66 |
| | 10 | 165 | 144.98 | 6.73 |
| | 11 | 151 | 150.97 | 7.61 |
| | 12 | 198 | 155.24 | 5.79 |
| | 13 | 153 | 158.57 | 4.99 |
| | 14 | 154 | 159.75 | 4.94 |
| | 15 | 166 | 160.88 | 6.01 |
| | 16 | 160 | 161.44 | 5.52 |
| | 17 | 178 | 162.10 | 5.38 |
| | 18 | 168 | 162.06 | 6.09 |
| | 19 | 179 | 161.86 | 5.73 |
| | 20 | 195 | 161.95 | 5.08 |
| | 21 | 204 | 161.91 | 5.20 |
| | 22 | 130 | 160.75 | 5.70 |
| | 19～22 | 708 | 161.70 | 5.41 |

附表 3-2　1991 年天津市青少儿各年龄组身高统计表（单位：cm）

| 性别 | 年龄（岁） | 人数 | 均值 | 标准差 |
|---|---|---|---|---|
| 男生 | 7 | 101 | 126.01 | 5.48 |
| | 8 | 100 | 129.80 | 6.02 |
| | 9 | 100 | 135.88 | 5.98 |
| | 10 | 99 | 140.25 | 5.83 |
| | 11 | 99 | 147.51 | 7.58 |
| | 12 | 100 | 152.59 | 8.66 |
| | 13 | 99 | 159.40 | 7.77 |
| | 14 | 100 | 165.64 | 6.05 |
| | 15 | 100 | 168.76 | 6.60 |
| | 16 | 100 | 171.03 | 5.23 |
| | 17 | 101 | 172.04 | 5.76 |
| | 18 | 100 | 171.03 | 5.00 |
| | 19 | 100 | 172.27 | 5.40 |
| | 20 | 100 | 172.54 | 6.28 |
| | 21 | 100 | 172.33 | 5.96 |
| | 22 | 100 | 172.91 | 5.19 |
| | 19～22 | 400 | 172.51 | 5.72 |
| 女生 | 7 | 98 | 125.08 | 5.12 |
| | 8 | 100 | 128.43 | 5.61 |
| | 9 | 100 | 134.60 | 6.44 |
| | 10 | 100 | 140.67 | 7.15 |
| | 11 | 100 | 146.50 | 6.55 |
| | 12 | 100 | 151.99 | 6.01 |
| | 13 | 100 | 157.05 | 5.30 |
| | 14 | 99 | 159.24 | 6.23 |
| | 15 | 100 | 158.51 | 5.96 |
| | 16 | 99 | 158.78 | 5.44 |
| | 17 | 100 | 159.84 | 5.79 |
| | 18 | 99 | 160.06 | 4.90 |
| | 19 | 100 | 160.11 | 5.00 |
| | 20 | 100 | 160.63 | 5.28 |
| | 21 | 99 | 159.78 | 5.54 |
| | 22 | 100 | 160.92 | 4.85 |
| | 19～22 | 399 | 160.36 | 5.17 |

**附表 3-3　2005 年天津市城市学生各年龄组体重统计表（单位：kg）**

| 性别 | 年龄（岁） | 人数 | 均值 | 标准差 |
|---|---|---|---|---|
| 男生 | 7 | 150 | 28.86 | 8.02 |
| | 8 | 155 | 33.98 | 7.94 |
| | 9 | 147 | 37.47 | 9.73 |
| | 10 | 155 | 42.07 | 11.16 |
| | 11 | 152 | 47.84 | 12.09 |
| | 12 | 170 | 49.88 | 11.37 |
| | 13 | 150 | 56.05 | 14.16 |
| | 14 | 155 | 61.70 | 14.73 |
| | 15 | 192 | 65.02 | 15.27 |
| | 16 | 151 | 67.92 | 14.55 |
| | 17 | 154 | 67.03 | 13.80 |
| | 18 | 166 | 68.98 | 15.16 |
| | 19 | 148 | 66.39 | 11.89 |
| | 20 | 148 | 67.45 | 12.28 |
| | 21 | 149 | 67.21 | 12.01 |
| | 22 | 118 | 66.14 | 10.79 |
| | 19～22 | 563 | 66.84 | 11.79 |
| 女生 | 7 | 153 | 26.02 | 4.98 |
| | 8 | 150 | 29.93 | 6.94 |
| | 9 | 154 | 35.57 | 9.26 |
| | 10 | 165 | 38.08 | 9.36 |
| | 11 | 151 | 43.33 | 11.17 |
| | 12 | 198 | 47.76 | 11.50 |
| | 13 | 153 | 50.10 | 10.04 |
| | 14 | 153 | 52.35 | 9.98 |
| | 15 | 166 | 54.58 | 11.19 |
| | 16 | 160 | 55.85 | 9.55 |
| | 17 | 178 | 56.52 | 11.26 |
| | 18 | 168 | 55.61 | 9.09 |
| | 19 | 179 | 55.27 | 6.85 |
| | 20 | 195 | 55.72 | 9.03 |
| | 21 | 204 | 54.95 | 8.01 |
| | 22 | 130 | 54.26 | 7.45 |
| | 19～22 | 708 | 55.12 | 7.94 |

**附表 3-4　2005 年天津市城市学生各年龄组胸围统计表（单位：cm）**

| 性别 | 年龄（岁） | 人数 | 均值 | 标准差 |
|---|---|---|---|---|
| 男生 | 7 | 150 | 62.86 | 7.30 |
| | 8 | 155 | 67.25 | 7.90 |
| | 9 | 147 | 69.71 | 9.06 |
| | 10 | 155 | 73.17 | 9.69 |
| | 11 | 152 | 76.30 | 9.66 |
| | 12 | 169 | 76.97 | 8.51 |
| | 13 | 148 | 79.90 | 9.67 |
| | 14 | 155 | 83.33 | 9.53 |
| | 15 | 192 | 85.84 | 9.97 |
| | 16 | 149 | 88.02 | 9.72 |
| | 17 | 152 | 87.74 | 8.60 |
| | 18 | 166 | 88.81 | 9.42 |
| | 19 | 148 | 89.01 | 7.80 |
| | 20 | 148 | 89.87 | 7.64 |
| | 21 | 149 | 88.80 | 7.84 |
| | 22 | 118 | 88.66 | 6.61 |
| | 19～22 | 563 | 89.11 | 7.53 |
| 女生 | 7 | 153 | 59.83 | 4.83 |
| | 8 | 150 | 62.62 | 6.43 |
| | 9 | 154 | 67.42 | 8.31 |
| | 10 | 165 | 69.89 | 8.39 |
| | 11 | 151 | 73.13 | 9.31 |
| | 12 | 198 | 76.32 | 8.83 |
| | 13 | 153 | 77.01 | 6.98 |
| | 14 | 154 | 79.00 | 7.36 |
| | 15 | 166 | 81.45 | 7.81 |
| | 16 | 160 | 82.55 | 6.84 |
| | 17 | 178 | 82.05 | 7.42 |
| | 18 | 168 | 81.88 | 7.27 |
| | 19 | 178 | 81.93 | 5.80 |
| | 20 | 195 | 92.83 | 6.74 |
| | 21 | 204 | 82.38 | 6.41 |
| | 22 | 130 | 82.70 | 7.08 |
| | 19～22 | 707 | 82.45 | 6.49 |

**附表 3-5　2005 年天津市城市学生各年龄组皮褶厚度之和统计表（单位：mm）**

| 性别 | 年龄（岁） | 人数 | 均值 | 标准差 |
|---|---|---|---|---|
| 男生 | 7 | 150 | 19.47 | 11.75 |
| | 8 | 155 | 23.32 | 11.67 |
| | 9 | 147 | 24.39 | 13.07 |
| | 10 | 155 | 26.80 | 12.30 |
| | 11 | 152 | 29.55 | 13.98 |
| | 12 | 170 | 25.24 | 12.75 |
| | 13 | 150 | 27.03 | 17.30 |
| | 14 | 155 | 27.91 | 15.27 |
| | 15 | 192 | 26.99 | 15.61 |
| | 16 | 151 | 29.17 | 16.24 |
| | 17 | 154 | 26.03 | 12.69 |
| | 18 | 165 | 30.61 | 16.66 |
| | 19 | 148 | 31.09 | 13.87 |
| | 20 | 148 | 30.10 | 12.66 |
| | 21 | 148 | 30.06 | 12.48 |
| | 22 | 118 | 30.50 | 13.12 |
| | 19～22 | 562 | 30.43 | 13.01 |
| 女生 | 7 | 153 | 18.24 | 7.51 |
| | 8 | 150 | 20.25 | 9.09 |
| | 9 | 154 | 23.71 | 11.14 |
| | 10 | 165 | 22.51 | 9.78 |
| | 11 | 151 | 25.04 | 10.74 |
| | 12 | 198 | 28.23 | 11.25 |
| | 13 | 153 | 30.57 | 12.13 |
| | 14 | 154 | 33.29 | 11.69 |
| | 15 | 166 | 33.20 | 10.46 |
| | 16 | 160 | 35.92 | 9.65 |
| | 17 | 178 | 34.10 | 10.66 |
| | 18 | 168 | 35.23 | 11.11 |
| | 19 | 179 | 40.46 | 10.78 |
| | 20 | 195 | 39.89 | 12.00 |
| | 21 | 204 | 38.75 | 11.71 |
| | 22 | 130 | 40.19 | 10.92 |
| | 19～22 | 708 | 39.76 | 11.42 |

注：皮褶厚度之和为上臂部皮褶厚度＋肩胛部皮褶厚度。

附表 3-6　2005 年中国汉族城市学生身高百分位数表（单位：cm）

| 性别 | 年龄（岁） | $P_3$ | $P_{25}$ | $P_{50}$ | $P_{75}$ | $P_{97}$ |
|---|---|---|---|---|---|---|
| 男生 | 6 | 111.3 | 117.3 | 120.5 | 124.0 | 130.3 |
| | 7 | 115.0 | 121.7 | 125.7 | 129.5 | 136.7 |
| | 8 | 120.0 | 127.0 | 131.1 | 135.3 | 143.2 |
| | 9 | 124.7 | 131.8 | 136.0 | 140.1 | 148.5 |
| | 10 | 129.0 | 136.4 | 140.9 | 145.5 | 154.0 |
| | 11 | 133.3 | 141.7 | 146.4 | 151.4 | 161.5 |
| | 12 | 137.5 | 146.8 | 152.5 | 158.5 | 169.0 |
| | 13 | 142.7 | 154.3 | 160.7 | 166.2 | 174.6 |
| | 14 | 149.6 | 161.5 | 166.4 | 171.0 | 179.0 |
| | 15 | 156.8 | 165.0 | 169.5 | 173.9 | 181.4 |
| | 16 | 159.3 | 167.0 | 171.0 | 175.3 | 183.0 |
| | 17 | 159.9 | 167.8 | 171.7 | 176.0 | 183.6 |
| | 18 | 160.1 | 167.8 | 171.8 | 176.0 | 184.1 |
| | 19 | 161.0 | 168.0 | 171.7 | 175.8 | 183.4 |
| | 20 | 160.9 | 168.0 | 172.0 | 176.4 | 183.9 |
| | 21 | 160.8 | 168.0 | 171.9 | 176.0 | 184.0 |
| | 22 | 160.5 | 168.0 | 171.6 | 175.7 | 183.1 |
| 女生 | 6 | 110.0 | 115.7 | 119.0 | 122.4 | 129.0 |
| | 7 | 113.5 | 120.3 | 124.0 | 127.8 | 135.0 |
| | 8 | 118.7 | 125.7 | 129.7 | 133.7 | 141.4 |
| | 9 | 123.7 | 130.8 | 135.0 | 139.8 | 148.2 |
| | 10 | 128.3 | 136.6 | 141.4 | 146.3 | 155.3 |
| | 11 | 134.0 | 143.1 | 148.2 | 153.0 | 161.5 |
| | 12 | 138.2 | 148.0 | 152.9 | 157.5 | 164.9 |
| | 13 | 144.5 | 152.3 | 156.5 | 160.3 | 167.6 |
| | 14 | 147.6 | 154.2 | 158.0 | 162.0 | 169.2 |
| | 15 | 148.8 | 155.1 | 159.0 | 163.0 | 170.0 |
| | 16 | 149.0 | 155.7 | 159.5 | 163.3 | 170.3 |
| | 17 | 149.7 | 156.0 | 159.8 | 163.6 | 170.7 |
| | 18 | 149.5 | 156.0 | 159.8 | 163.4 | 170.5 |
| | 19 | 150.5 | 156.5 | 160.0 | 164.0 | 171.0 |
| | 20 | 150.2 | 156.5 | 160.0 | 164.0 | 170.8 |
| | 21 | 150.1 | 156.6 | 160.0 | 164.0 | 170.5 |
| | 22 | 150.1 | 156.4 | 159.9 | 163.5 | 170.0 |

（席　薇　张　欣）

# 三、某地区乙型肝炎和肝癌的流行情况调查

## Epidemiologic investigation of liver cancer and hepatitis B

### （一）实验目的

掌握对于这两种疾病可采用何种方法获得人群的流行情况，获取资料的方式、资料分析的指标等。

### （二）实验安排和涉及的知识点

传染性疾病和慢性病的描述性研究，描述疾病分布的内容和主要指标。

### （三）实验任务与要求

学习并分析、讨论实验设计案例，并根据实验指导内容思考回答相应问题。

### （四）要求学生做的工作

1. 熟悉现况调查的原理、实施步骤和优缺点。
2. 根据案例中的问题提示完成相应的讨论和计算。
3. 完成实验报告。
4. 按照案例中的提示问题总结出现况调查的具体实施步骤以及各步骤应该解决的问题以及完成的相关计算。

### （五）学时

分 2 次课完成，共 8 学时。

### （六）实验内容

**1. 实验原理**

描述性研究（descriptive study）又称描述性流行病学（descriptive epidemiology），它是根据专门设计的调查所获得的资料或已有的各类资料，按照不同地区、不同时间和不同人群特征分组，将疾病或健康状况的分布特点真实地展示出来，为进一步开展流行病学研究提供基础资料。在某一特定时间对某一特定范围内的人群，以个人为单位收集和描述人群的特征及疾病或健康状况的方法称为现况调查或横断面研究。现况调查是由于所收集的有关特征与疾病或健康状态的资料都是当时的情况而得名；又因为现况调查所用的指标主要是患病率，故又称为患病率调查（prevalence study）。现况调查所获得的描述性资料是在某一时点或在一个短暂时间内收集的，能客观地反映该时点的疾病分布，以及人群的某些特征与疾病之间的关联，如同在时间的一个横断面开展的调查，因而又称横断面研究或横断面调查（cross sectional study）。

我国是乙肝大国，全国大约有 7 亿人曾经感染过乙肝病毒，其中约 1.3 亿人是乙肝病毒携带者。基本上每 10 个中国人，就有 1 个乙肝病毒携带者。目前乙肝已经成为危害我国人民健康的罪魁祸首。乙肝感染率高，预后较差，在乙肝病毒携带者中，约 25%的人最终将

转化为慢性肝病，包括肝硬化和肝癌。我国现有慢性肝炎患者1000余万例，每年死亡30余万例，其中一半是因肝癌而死亡。此外，目前对于乙肝尚无特效药物，一旦发病，只能对症治疗。一个人如果感染了乙肝病毒，不仅严重影响身心健康，干扰正常生活，影响升学、就业、入伍、婚嫁，而且会给家庭带来沉重的经济负担。

**2. 慢性乙型肝炎的患病情况调查**

要进行现况调查，我们首先遇到的问题就是研究对象的选择。

【问题1】 为了了解人群慢性乙肝患病情况，为更进一步的研究提供基线资料，某地区于2004年对慢性乙肝患病率进行了一次现况调查。如果要获得该地区的慢性乙肝患病率信息，我们应该如何选择研究对象？采用哪种抽样方法比较合适？样本量如何估计？

抽样方法：采取多阶段整群系统抽样方法。第一阶段，考虑到该地区14个镇的地理位置、经济发达程度、卫生状况、生活水平和乙肝疫苗接种率的差异等因素，为使调查有较好的代表性，采取分层随机抽样。于2004年7—9月选取8个镇。第二阶段，每个镇随机抽取1个行政村作为调查点。第三阶段，用单纯随机抽样的方法在选取的行政村中选取第一户之后，按照出门向右的原则进行调查，根据样本量确定户数。可确定入户3次随访不在定为失访，失访率控制在10%。

样本量的估计：假定该地区慢性乙肝患病率为1%，估计该地区总样本量为5000人，约1250个家庭。本次共选择8个调查点，每个调查点共调查840人，约210户。调查对象一般应为具有该地区正式户口的常住人口。

【问题2】 确定好调查对象，我们要进一步思考我们的调查内容包括哪些，如何从调查对象那里得到我们所需要的信息。

【问题3】 对不同疾病健康状况的现况调查往往要涉及疾病的诊断问题，本例调查慢性乙型肝炎，我们还要结合临床知识明确诊断标准。

调查内容及方法：对全部调查对象按统一的调查表由专人入户询问并填写调查表。对慢性乙肝患者（指在我们规定的某一特定时段患慢性乙肝），应填写个案调查表，全部调查完毕后进行计算机双人录入。

诊断标准：按照国家慢性乙肝诊断统一标准（GB15990—1995），急性乙肝病程超过半年或原有乙肝或HBsAg携带史，本次又因同一病原再次出现肝炎症状、体征及肝功能异常者可诊断为慢性肝炎。发病日期不明或虽无肝炎病史，但肝组织病理学检查符合慢性肝炎，或者根据症状、体征、化验及B超检查综合分析，亦可作出相应诊断。

【问题4】 任何一项流行病学调查都需要有一套严格的质量控制程序以保证其高质量的实施和完成。如果你是研究的设计人员，你考虑应该如何进行质量控制的设计？

统一制订该地区自然人群慢性乙肝患病率的调查方案以及慢性乙型肝炎个案调查表。选派各级具有丰富入户调查经验的大夫作为调查员，在调查前进行培训，统一调查标准。调查结束后，根据调查方案，组织核查小组，抽取1个调查点进行二次入户调查，将前后两次调查结果进行对比，如果二次调查结果与初次调查结果的误差大于10%，则该区域将重新调查。

**3. 数据分析**

【问题5】 根据调查得到的信息，我们对该地区慢性乙型肝炎的总体患病情况进行了统计描述，请根据已知数据完成表3-9。现况调查的数据分析中我们常常使用到标化患病率，为什么要标化？如何对患病率进行标化？

**表 3-9　某地区慢性乙型肝炎患病率情况**

| 年龄组 | 男性 | | | 女性 | | | 合计 | | |
|---|---|---|---|---|---|---|---|---|---|
| | 调查人数 | 病例数 | 患病率（%） | 调查人数 | 病例数 | 患病率（%） | 调查人数 | 病例数 | 患病率（%） |
| 0～ | 185 | 0 | | 194 | 0 | | 379 | 0 | |
| 10～ | 569 | 1 | | 532 | 0 | | 1 101 | 1 | |
| 20～ | 386 | 0 | | 368 | 0 | | 754 | 0 | |
| 30～ | 562 | 2 | | 601 | 0 | | 1163 | 2 | |
| 40～ | 607 | 1 | | 598 | 1 | | 1205 | 2 | |
| 50～ | 353 | 1 | | 424 | 0 | | 777 | 1 | |
| 60～ | 316 | 1 | | 377 | 0 | | 693 | 1 | |
| 合计 | 2 978 | 6 | | 3 094 | 1 | | 6 072 | 7 | |

表 3-10 为该地区慢性乙型肝炎患病率情况。

**表 3-10　某地区慢性乙肝患病率情况**

| 年龄组 | 男性 | | | 女性 | | | 合计 | | |
|---|---|---|---|---|---|---|---|---|---|
| | 调查人数 | 病例数 | 患病率（%） | 调查人数 | 病例数 | 患病率（%） | 调查人数 | 病例数 | 患病率（%） |
| 0～ | 185 | 0 | 0.00 | 194 | 0 | 0.00 | 379 | 0 | 0.00 |
| 10～ | 569 | 1 | 1.76 | 532 | 0 | 0.00 | 1101 | 1 | 0.91 |
| 20～ | 386 | 0 | 0.00 | 368 | 0 | 0.00 | 754 | 0 | 0.00 |
| 30～ | 562 | 2 | 3.56 | 601 | 0 | 0.00 | 1163 | 2 | 1.72 |
| 40～ | 607 | 1 | 1.65 | 598 | 1 | 1.67 | 1 205 | 2 | 1.66 |
| 50～ | 353 | 1 | 2.83 | 424 | 0 | 0.00 | 777 | 1 | 1.29 |
| 60～ | 316 | 1 | 3.16 | 377 | 0 | 0.00 | 693 | 1 | 1.44 |
| 合计 | 2 978 | 6 | 2.01 | 3 094 | 1 | 0.32 | 6 072 | 7 | 1.15 |

为了与不同人口特征的地区进行地区间比较，我们常常要对数据进行标化，比如可以使用近期人口普查年龄构成比进行标化。

【问题 6】 得到了总体患病情况后，为了探索该地区慢性乙型肝炎的患病率分布特征，可以尝试哪些深入的分析？

可以尝试包括不同年龄、性别、区域的患病率分析。

【问题 7】 尝试对年龄进行分组，进一步比较患病率情况，应该使用哪种统计学检验方法？结合表 3-11 计算后解释你的结论。

**表 3-11　某地区不同年龄组慢性乙型肝炎患病率情况比较**

| 年龄组 | 调查人数 | 病例数 | 患病率（‰） |
|---|---|---|---|
| 0～ | 2 234 | 1 | |
| 30～ | 3 145 | 5 | |
| 60～ | 693 | 1 | |
| 合计 | 6 072 | 7 | |

将年龄分为 0～、30～、60～三个组别，比较患病率差异无统计学意义。结果得到：$\chi^2=1.537$，$P=0.464$。

【问题 8】　尝试对不同性别分组分析，比较患病率情况。请完善表 3-12 并解释你的结论。

**表 3-12　某地区不同性别组慢性乙型肝炎患病率及平均年龄比较**

| 性别 | 调查人数 | 病例数 | 患病率（‰） | 平均患病年龄 |
|---|---|---|---|---|
| 男性 | 2 978 | 6 | | 42.50±15.36 |
| 女性 | 3 094 | 1 | | 47.00±0.00 |
| 合计 | 6 072 | 7 | | 43.14±14.12 |

男性患病率为 2.01‰，女性为 0.32‰，男女性之比为 6.28∶1，性别间患病率的统计学差异有待进一步证实（Fisher's Exact Test $P=0.065$）。慢性乙型肝炎平均患病年龄为 43.14±14.12 岁，性别间平均患病年龄差异无统计学意义（$t=-0.271$，$P=0.797$）。

【问题 9】　尝试对不同地区进行患病率的比较，请完善表 3-13。

**表 3-13　某地区 8 个镇慢性乙型肝炎患病率情况比较**

| 调查地区 | 调查人数 | 病例数 | 患病率（‰） |
|---|---|---|---|
| 镇 1 | 694 | 2 | |
| 镇 2 | 741 | 0 | |
| 镇 3 | 833 | 2 | |
| 镇 4 | 858 | 1 | |
| 镇 5 | 742 | 2 | |
| 镇 6 | 634 | 0 | |
| 镇 7 | 827 | 0 | |
| 镇 8 | 743 | 0 | |
| 合计 | 6 072 | 7 | |

### 4. 肝癌的流行情况调查

肝癌（liver cancer）是死亡率仅次于胃癌、食管癌的第三大常见恶性肿瘤，初期症状并不明显，晚期主要表现为肝痛、乏力、消瘦、黄疸、腹水等症状。晚期患者因癌细胞扩散而治愈率较低，因此要做到肝癌的早期发现、早期诊断、早期治疗。

【问题10】 为了了解肝癌的流行情况，某地拟进行肝癌的流行病学调查，通过该地区1981—1990年肝癌死亡报告卡片资料进行调查分析。其间共统计到肝癌死亡3257例，请根据表3-14中的人口信息完善表格，并评价该地区的肝癌死亡情况。

**表3-14 某地1981—1990年肝癌年平均死亡情况（/10万）**

| 累计人口 | 累计死亡数 | 本地区年平均死亡率 | 本地区标化死亡率 | 全国平均死亡率 | 相邻省区平均死亡率 |
|---|---|---|---|---|---|
| 13233148 | 3257 | | 24.08 | 10.09 | 10.62 |

该地区1981—1990年肝癌死亡3257人，年平均粗死亡率24.61/10万，中国人口标化死亡率24.08/10万，是全国平均死亡率（10.09/10万）的2倍多，比相邻另一省区平均水平（10.62/10万）高1倍以上。

【问题11】 该地区的肝癌死亡动态及时间分布情况可以从表3-15中得到体现，请完善表格。

**表3-15 某地1981—1990年肝癌死亡率时间分布情况**

| 年度 | 年内平均人口数 | 肝癌年死亡数 | 肝癌粗死亡率（/10万） | 肝癌标化死亡率（/10万） |
|---|---|---|---|---|
| 1981 | 1 252 421 | 246 | | 19.89 |
| 1982 | 1 273 497 | 266 | | 20.10 |
| 1983 | 1 290 844 | 314 | | 23.80 |
| 1984 | 1 305 416 | 298 | | 22.16 |
| 1985 | 1 317 283 | 310 | | 22.95 |
| 1986 | 1 327 454 | 311 | | 22.61 |
| 1987 | 1 338 607 | 329 | | 24.10 |
| 1988 | 1 349 957 | 401 | | 29.21 |
| 1989 | 1 362 337 | 382 | | 27.41 |
| 1990 | 1 415 332 | 400 | | 27.53 |
| 合计 | | | | 24.08 |

## （七）思考题

结合本例回忆、印证现况调查的特点和用途。

## （八）参考文献


1. 李立明．流行病学［M］．6版．北京：人民卫生出版社，2007.

2. 谭红专．现代流行病学［M］．北京：人民卫生出版社，2001.

3. Rothman KJ, Greenland S. Modern Epidemiology [M]. 2nd ed. Boston: Lippincott Williams & Wilkins, 1998.


（朱 红 职心乐 马 菲）

# 四、中药雷公藤对雄性小鼠生殖作用的影响
# Impact of Tripterygium wilfordii on male reproductive function in mice

## （一）实验目的

1. 了解中药雷公藤的生殖毒性作用，并对其毒性成分进行探讨。
2. 熟悉其造成生精细胞损害的生精细胞毒性检测方法。
3. 学会小鼠睾丸原代生精细胞提取技术及存活状态检测方法。
4. 掌握小鼠精子畸形试验方法。

## （二）实验安排和涉及的知识点

1. 将毒理学研究与中医药研究相结合。
2. 将毒理学研究与生殖医学研究相结合。
3. 将毒理学研究与细胞生物学研究相结合。

## （三）实验任务与要求

1. 学生查阅文献，进行实验设计并完成实验。
2. 提高学生解决实际问题的能力。

## （四）要求学生做的工作

1. 查阅文献，进行实验设计。
2. 完成实验，提交实验报告。
3. 完成实验设计。实验设计报告内容包括：实验名称、小鼠的选择及控制、剂量设计、染毒方式、检测指标及检测方法、结果分析及评价、参考文献。
4. 提交实验报告。报告内容包括：实验名称、实验目的、实验原理、主要器材与试剂、实验步骤、原始数据、数据计算、分析结果、实验中遇到的问题及解决方法等。

## （五）学时

本实验分 2 次完成，共 6 学时。

## （六）实验内容

**1. 实验原理**

（1）精子发生过程：睾丸生精细胞是由不同发育阶段的各级生精细胞组成的，包括精原细胞、初级精母细胞、次级精母细胞、精子细胞及精子。精子发生是指由精原细胞形成精子的过程。精原细胞可分为 A、B 两型。A 型精原细胞经过有丝分裂可部分分化为 B 型，B 型精原细胞经过有丝分裂分化为初级精母细胞，初级精母细胞经过减数分裂形成两个次级精母细胞，次级精母细胞迅速完成减数分裂形成两个精子细胞，精子细胞经过变形阶段转变为精子。精子进入附睾后，再发育 11～16 天，才能达到功能上的成熟，并具备受精能力。

（2）外源性化学物对睾丸生精细胞的影响

1）对精子发生的影响：由精原细胞形成精子的精子发生过程非常复杂，涉及一系列有丝分裂和减数分裂，以及一系列基因的激活和失活，并有许多细胞因子和生物大分子参与。外源性化学物可通过影响精子发生的不同环节，进而影响生精过程和遗传物质的传递而产生生殖毒性。

2）对成熟精子的影响：其中包括对精子 DNA 的损伤及对精子运动的影响。

### （七）实验设计指导

**1. 小鼠的选择及控制**

（1）小鼠个体选择：健康小鼠，6～8 周龄，小鼠初始体重不应超过或低于平均体重 20%。小鼠购进后应观察 5～7 天。

（2）小鼠性别：雄性。

（3）小鼠数量：每组应保证至少 5 只动物存活。

（4）小鼠称重、编号及分组：称小鼠体重并编号，再将体重从大到小排序，最后利用随机数字表进行分组。

**2. 剂量设计**

至少设置 3 个染毒剂量组，同时设置阴性对照组及阳性对照组。最高剂量组的总剂量应能使部分动物死亡，然后以 1/2 至 1/4 递减作为中、低剂量组。阴性对照组使用等体积溶剂。阳性对照组可使用 20～40 mg/kg 环磷酰胺腹腔注射，每天 1 次，连续注射 5 天。

**3. 染毒方式**

每天定时灌胃染毒 1 次，连续染毒 5 天。停药 1 周后颈椎脱臼处死小鼠。灌胃前需将固体受试化学物配成溶液，可采用等浓度稀释法或等容量稀释法。

（1）等浓度稀释法：将受试化学物配成一种浓度，按设计的剂量给予各剂量组小鼠不同体积受试化学物。

（2）等容量稀释法：按设计的剂量配置不同浓度的受试化学物溶液，给予各剂量组小鼠相同单位体重体积的受试化学物。

**4. 可检测指标及检测方法**

（1）小鼠生精细胞毒性试验

1）小鼠生精细胞凋亡的检测

①形态学观察方法

A. 光学显微镜检测：可采用 HE 染色、姬姆萨染色或瑞氏染色等。

B. 荧光显微镜检测：DNA 特异性染料，包括吖啶橙、HO33342 及 HO33258 等。

C. 透射电镜检测

②生化特征检测方法

A. 琼脂糖凝胶电泳

B. 原位末端标记技术：可采用脱氧核糖核苷酸末端转移酶介导的 dUTP 缺口末端标记技术、DNA 聚合酶或 Klenow 大片断介导的原位末端缺口转移技术。

C. 酶联免疫吸附法（ELISA）检测核小体。

D. 流式细胞仪分析技术：可采用碘化丙啶（PI）单染或 Annexin V-FITC、PI 双染。

2）小鼠生精细胞存活状态的检测

①小鼠生精细胞存活率测定

A. 台盼蓝染色法。

B. 乳酸脱氢酶释放法。

C. 中性红染料滞留试验。

D. PI 染色法。

②细胞增殖测定

A. 细胞直接计数法。

B. 脱氧胸苷嘧啶（$^{3}$H-TdR）掺入法。

C. 细胞周期分析。

③细胞代谢活力测定

A. MTT 试验。

B. Alamar Blue 还原法。

原代生精细胞提取：摘取睾丸置于生理盐水中冲洗，撕去白膜，再用生理盐水冲洗，然后用加样器直接吹打，沉淀 5 min，吸去上清液中的间质细胞。在 37℃下，用组合酶法（组合酶包括 1 mg/ml 胶原酶，1 mg/ml 胰蛋白酶，1 mg/ml 透明质酸酶及 5 μg/ml Dnase）消化小鼠曲细精管 30 min。400 g 离心 5 min，去上清。重复消化 1 次，自然沉淀 10 min，去上清。加入含血清的培养液终止消化。

（2）小鼠精子畸形试验

1）制片：摘取双侧附睾置于 1 ml 生理盐水中，用镊子轻轻撕开附睾包膜，徐徐摇动附睾组织，静置 5～10 min，用镊子将组织碎片尽量取出。轻轻吹打精子悬液，用加样器吸取 40 μl 精子悬液滴在清洁玻片上，作均匀推片，自然晾干。甲醇固定 10 min，自然晾干。用 1%伊红染液染色 1～1.5 h，自来水冲洗，自然晾干。

2）镜检：先用低倍镜粗检，选择背景清晰、精子重叠较少的区域，然后用油镜计数。每只小鼠为一个观察单位，计数 1000 条完整的精子中畸形精子数，计算各组小鼠精子畸变率。其中有头无尾（轮廓不清）、头部与其他精子或碎片重叠及人为剪碎的精子均不计算。精子畸形是指精子的形状异常，主要表现在头部，其次为尾部，可分为胖头、双头、双尾、香蕉形、无定形、无钩、卷尾等类型。

（3）小鼠睾丸相关基因表达变化的检测：可检测与细胞凋亡或氧化应激相关的基因转录或蛋白水平的变化。

1）转录水平的变化常用检测方法：①RT-PCR 法；②实时定量 PCR 法等。

2）蛋白水平的变化常用检测方法：①免疫组织化学法；②蛋白质免疫印记法（Western blot）；③ELISA 法等。

## （八）思考题

1. 研究外源性化学物的生殖毒性有什么意义？
2. 如何确定中药雷公藤的染毒剂量？

## （九）结果分析及评价

1. 判断雷公藤是否能引起雄性小鼠睾丸生精细胞凋亡。
2. 判断雷公藤是否能引起雄性小鼠畸形精子显著增多。

3. 判断雷公藤的生殖毒性可能与哪些因素有关。

## （十）参考文献

1. 王心如．毒理学基础 [M]. 5版. 北京：人民卫生出版社，2008.

2. 张爱华，孙志伟．毒理学基础 [M]. 北京：科学出版社，2008.

3. 薛理璟，贾晓斌，谭晓斌，等．雷公藤化学成分及其毒性研究进展 [J]. 中华中医药杂志（原中国医药学报），2010，25（5）：726-733.

4. 郭利利，刘晓慧，秦定霞，等．纳米二氧化钛对雄性小鼠生殖系统的影响 [J]. 中华男科学杂志，2009，15（6）：517-522.

5. 范瑞泉，魏青，丘钦英，等．小鼠精子畸形试验改良法与传统法效果比较 [J]. 华南预防医学，2004，30（2）：51-52.

（杨 昆　刘永哲）

# 第四章　案例分析

## 一、营养相关疾病案例分析

## Case discussion of nutrition-related disease

### （一）实验目的

随着社会经济的发展和生活水平的提高，居民饮食结构发生变迁，导致营养相关疾病发病率逐年升高。本实验通过营养相关疾病案例分析，探讨患者的营养水平及营养相关疾病情况，分析其膳食结构，并给出营养治疗原则。

### （二）实验安排和涉及的知识点

营养相关疾病案例分析，涉及肥胖及糖尿病的定义、诊断方法、发生机制、临床表现、营养治疗及预防措施。

### （三）实验任务与要求

讨论案例内容，根据病史诊断患者营养相关疾病，总结分析，回答问题，以实验报告的形式上交。

### （四）要求学生做的工作

1. 查阅文献资料，复习教材中营养相关疾病的内容，掌握肥胖及糖尿病的定义、诊断方法、流行病学特点、分类及营养治疗原则。

2. 预习实验教材，回答提出的问题。

3. 完成实验报告。实验报告一般应包含实验目的及任务要求，分析、总结案例中遇到的问题及解决的办法，总结实验成功与失败的原因、经验教训、心得体会。

### （五）学时

1 次课完成，共 4 学时。

### （六）案例分析

**1. 患者基本情况与体检结果**

患者，男性，45 岁，自述乏力、多尿来医院就诊。

1）一般状况与既往史：该男性为某银行中层管理人员。居住地与单位距离较远，每日开车上下班。因单位业务较忙，经常外出用餐。自述既往身体健康，无住院史。该男性单身，独居。无吸烟史，无食物过敏史，从未服用过营养补充剂，无时间锻炼身体。

2）家族史：无高血压、心脏病、肥胖等家族史。其外祖母患有 2 型糖尿病 20 余年。

3）体格检查结果：体温 36.5℃，心率 72 次/分，呼吸 20 次/分，身高 175 cm，体重 98 kg，血压 120/75 mmHg，心、肺、肝、脾等内脏听诊及触诊未见异常。

4）实验室检查结果：见表 4-1。

**表 4-1　该患者实验室检查结果**

| 检测指标 | 检测结果 | 正常值参考范围 |
|---|---|---|
| 空腹血糖 | 13.7 mmol/L | 3.6～5.8 mmol/L |
| 餐后 2 h 血糖 | 16.9 mmol/L | <7.8 mmol/L |
| 血清总胆固醇 | 6.4 mmol/L | 3.59～5.17 mmol/L |
| 血清三酰甘油（甘油三酯） | 2.41 mmol/L | 0.57～1.71 mmol/L |
| 血尿素氮 | 5.9 mmol/L | 1.7～8.3 mmol/L |
| 血肌酐 | 63 μmol/L | 44～115 μmol/L |
| 血尿酸 | 223 μmol/L | 140～414 μmol/L |
| 尿糖 | +++ | 0 |

### （七）思考题

【思考题 1】　什么是肥胖？其诊断方法是什么？

肥胖（obesity）指人体脂肪过量贮存，表现为脂肪细胞增多和（或）脂肪细胞体积增大，即全身脂肪组织块增大，与其他组织失去正常比例的一种状态。

肥胖的诊断方法包括人体测量法、物理测量法和化学测量法，临床上多采用人体测量法。人体测量数据的肥胖判断标准及方法主要有：身高标准体重法、体质指数法、皮褶厚度法和腰围及腰臀比。①身高标准体重法采用公式：肥胖度(%)=[实际体重(kg)－身高标准体重(kg)]/身高标准体重(kg)×100%。判断标准：肥胖度≥10%为超重，20%～29%为轻度肥胖，30%～49%为中度肥胖，≥50%为重度肥胖。②体质指数（BMI）法：BMI=体重(kg)/[身高(m)]$^2$，单位为 kg/m$^2$。我国的标准为 BMI≥24 为超重，BMI≥28 为肥胖。③皮褶厚度法：用皮褶厚度计测量肩胛下和肱三头肌处的皮褶厚度，两值之和为皮褶厚度。一般情况下，皮褶厚度不单独作为肥胖的判定依据，而多与身高标准体重法结合来判定，即：肥胖度≥20%，两处皮褶厚度≥第 80 百分位数，或其中一处皮褶厚度≥第 95 百分位数者为肥胖；如果肥胖度<10%，无论皮褶厚度如何，均为体重正常。④腰围和腰臀比：上身性肥胖多见于男性，下身性肥胖多见于女性。WHO 建议采用腰围和腰臀比作为测定腹部脂肪分布的指标，即：男性腰围≥102 cm，女性腰围≥88 cm 作为上身性肥胖的标准；男性腰臀比≥0.9，女性腰臀比≥0.8 作为上身性肥胖的标准。我国提出的标准为：男性腰围≥85 cm，女性腰围≥80 cm 作为上身性肥胖的标准。

【思考题 2】　什么是糖尿病？糖尿病的诊断标准是什么？

糖尿病（diabetes mellitus，DM）是由于机体的胰岛素分泌绝对或相对不足，外周组织对胰岛素不敏感而引起的以糖代谢紊乱为主的全身性疾病。此病为一种全身性、终身性，目前还不能根治，只能控制的疾病。糖尿病并发症多，病残、病死率仅次于癌症和心血管疾病，是危害人类健康的第三大疾病，但若及早确诊，良好控制，患者的生活质量及寿命也可近于常人。如能够在糖尿病之前的糖耐量低减期接受干预治疗，则其中 30%～60%的人可免患此病。

糖尿病的诊断标准为：具有糖尿病症状，且任意一次血糖≥11.1 mmol/L；空腹血糖≥7.0 mmol/L；口服糖耐量试验服糖后2 h血糖≥11.1 mmol/L。符合上述标准之一者，另一天复查，若仍符合上述标准其中之一，即诊断为糖尿病。

【思考题3】 该患者可诊断的主要疾病是什么？根据是什么？

该患者患有肥胖、高脂血症、糖尿病。该患者身高175 cm，体重98 kg，经计算，其体质指数为32，属肥胖。该患者理想体重＝175 － 105＝70（kg），实际体重98 kg，超过理想体重的40％，属肥胖。其血胆固醇、三酰甘油明显高于正常参考值上线，为高脂血症。其空腹血糖、餐后2 h血糖明显升高，伴有乏力、多尿，可诊断为糖尿病。

【思考题4】 为了了解患者饮食情况，如何进行膳食调查？

膳食调查是了解调查对象在一定时间内，通过膳食所摄取的能量和各种营养素的数量及质量，并与营养素参考摄入量进行比较，从而评价个体的营养需要被满足的程度。膳食调查的主要方法有称重法、记账法、询问法和食物频率法。对于该名患者，适宜采用询问法中的膳食回顾法对其膳食营养状况进行调查评价。

【思考题5】 已知患者就诊前一日食谱如表4-2，根据膳食调查结果，能得出哪些信息以评价膳食质量？

**表4-2　该患者就诊前一日食谱**

| 餐次、加餐 | 食　物 |
|---|---|
| 早餐 | 煎饼果子（两个鸡蛋、油炸脆皮）一套、牛奶半斤 |
| 午餐 | 米饭4两，黄焖牛肉3两，烧三丝一盘（鱿鱼丝、海参丝、笋丝各1两），鲜橙汁500 ml |
| 晚餐 | 手擀面2两，八宝菠菜一盘（4两），京酱肉丝（猪肉2两、豆皮半两），葱爆肉片3两，芹菜百合（芹菜3两，百合1两），啤酒1瓶 |
| 水果 | 苹果1个，山竹2个 |

（1）可根据《食物成分表》计算各种营养素及能量的实际摄入量。

（2）计算各种营养素实际摄入量占参考摄入量的百分比，评价各营养素满足机体需要的情况。

（3）参考中国居民平衡膳食宝塔，评价各类食物占所有摄取食物的比例，以评价其膳食结构是否合理。

（4）三餐能量百分比。

（5）分析蛋白质来源，动物性蛋白质与豆类蛋白质即优质蛋白质应占总蛋白质摄入量的1/3～1/2或以上。

（6）三大产能营养素供能比：蛋白质应为10％～15％，脂类为20％～30％，碳水化合物为50％～65％。

【思考题6】 已知该日膳食总热量为3410 kcal，蛋白质供能比为15.16％，脂肪供能比为39.4％，碳水化合物供能比为45.44％。根据该患者的病情及上述数值，分析导致他目前状况的主要原因是什么？

该患者体重严重超标，并患有高脂血症、糖尿病。导致他目前状况的主要原因有：

（1）运动量很少（居住地与单位距离较远，每日开车上下班，无时间锻炼身体）。

（2）膳食结构不合理。该男性能量的需要量（EER）为2250 kcal/d，脂肪供能比应为

20%～30%。可见其膳食总能量摄入明显高于 EER，膳食中脂肪摄入量过高，脂肪供能比较高，碳水化合物供能比较低。

【思考题 7】 肥胖的饮食治疗原则是什么?

肥胖的饮食治疗最主要的原则即控制总能量的摄入，限制每天食物摄入量和种类。减少能量应以保证人体从事正常活动为前提。控制三大产能营养素的供能比，蛋白质占总能量的15%，脂肪占总能量的比例小于 30%，碳水化合物占总能量的 50%～55%。多吃谷类食物、瘦肉、奶类、蔬菜和水果，少吃肥肉等脂肪含量高的食物。注意保证蛋白质，尤其是优质蛋白质、维生素、矿物质的摄入量达到推荐供给量标准，以满足机体正常活动需求。

【思考题 8】 糖尿病的饮食治疗原则是什么?

糖尿病饮食治疗的总原则：在限制总能量的前提下，适当增加碳水化合物比例，进行低脂肪、高纤维素、其他营养素足够的饮食。

(1) 热量：合理控制摄入总热能，使体重维持或略低于理想体重水平（肥胖的人减少热能的摄入，消瘦的人提高热能的摄入）。

(2) 碳水化合物：在合理控制总热能的前提下，适当提高碳水化合物的摄入量，不仅不会使患者的血糖升高，反而还有增强胰岛素敏感性、兴奋胰岛 B 细胞、增强胰岛素作用和改善葡萄糖耐量的作用。多数学者主张碳水化合物供给量应占总能量的 50%～60%。我国糖尿病患者的碳水化合物供给量控制在 200～300 g/d，折合主食 250～400 g/d；肥胖者可控制在 150～200 g/d，折合主食 200～250 g/d。应根据血糖、尿糖和用药情况随时调整。最好选用多糖类，严格控制单糖及双糖的使用量。米、面等含淀粉为主，属多糖类，可按规定量食用。因为淀粉水解生成的糖类易于吸收，可使血糖很快升高。蔬菜类含少量碳水化合物，含纤维素较多，吸收较慢，可适量多用。土豆、山药等块根类食物，所含淀粉为多糖类，含量在 20%左右，可代替部分主食。不同的水果含糖量不同，含糖量在 10%～20%的水果，因其吸收较快，空腹血糖控制不佳者应慎食。

(3) 脂肪：适当限制脂肪的摄入量，使其占总能量的 20%～25%，最高不可高于 30%。总供给量 40～60 g/d，其中烹调油最好低于 25 g/d。饱和脂肪酸的摄入不宜过多，一般不宜超过总能量的 10%。单不饱和脂肪酸则是较理想的脂肪来源，在菜子油及橄榄油中含量丰富，应优先选用。胆固醇摄入量应低于 300 mg/d，同时患高脂血症者应低于 200 mg/d。避免食用富含胆固醇的食物，如动物内脏、鱼子、蛋黄等。为防止或延缓糖尿病患者的心脑血管并发症，也必须限制脂肪的摄入。

【思考题 9】 请为该患者制订一份饮食治疗原则。

(1) 严格控制总能量：能量供给量为 70 kg×(20～25)kcal＝1400～1750 kcal。

(2) 糖类供给量：1400 kcal×57%÷4 kcal＝200(g)。提倡多食用富含膳食纤维的食物以及血糖指数低的食物作为主食。不必严格限制单糖类食物，但需将其产热量计算入总热量之中。

(3) 蛋白质供给量：1400 kcal×18%÷4 kcal＝63(g)。在 2 型糖尿病中已证明中度高血糖会增加蛋白质的转换，提示蛋白质的需要量增加。

(4) 脂肪供给量：1400 kcal×25%÷9 kcal＝39(g)。控制饱和脂肪酸、反式脂肪酸的摄入，如动物油脂、禽类皮下脂肪、黄油、天然奶油、人造奶油、起酥油及其制品等。胆固醇摄入量控制在 300 mg 以下，如动物内脏、蛋黄、墨斗鱼等应控制食用。

(5) 应用食品交换单位：患者的食物用量见表 4-3。

表 4-3　患者的食物用量

| 食物种类 | 交换单位 | 重量（g） |
|---|---|---|
| 牛奶类 | 2 | 250 |
| 蔬菜类 | 1 | 500 |
| 谷　类 | 8 | 200 |
| 肉蛋类 | 3 | 150 |
| 油脂类 | 2 | 2 汤勺 |

注：1 交换单位瘦肉可换成 1 个鸡蛋或豆腐干 50 g。

【思考题 10】 根据该患者的具体情况，请你再为他制订一套综合治疗方案。

(1) 经糖尿病门诊临床医师诊治，服用降糖药物。

(2) 严格执行营养医师提供的膳食治疗处方，1 个月后复诊。

(3) 每日进行一定时间的体力运动。建议午餐、晚餐后分别步行 30 min。

### （八）选用教材及参考书

1. 孙长颢．营养与食品卫生学［M］. 北京：人民卫生出版社，2012

2. 焦广宇，蒋卓勤．临床营养学［M］. 北京：人民卫生出版社，2012.

3. 中国营养学会．中国居民膳食营养素参考摄入量［M］. 北京：科学出版社，2014.

（赛　娜　吴蕴棠）

## 二、急性职业中毒案例讨论

## Case discussion of acute occupational poisoning

### （一）实验目的

急性职业中毒是指生产过程中，从事职业活动的人员一次或短时间大量接触外源性化学物，引起机体功能性或器质性损伤，甚至危及生命的病变。职业中毒是指在工作场所，职业人群接触化学物引起中毒的事件。通过本实验提高学生应对急性职业中毒事件的现场救治、现场处置能力，提高学生抢险救灾实战能力和应急处置工作的总体水平，切实保证人民群众生命财产安全。

### （二）实验内容和涉及的知识点

复习和掌握职业中毒的理论，掌握急性职业中毒的诊断与处置方法，熟悉现场监测工作。涉及的知识点包括对中毒现场的空气及可能造成中毒的水或物质进行的必要的现场快速检测方法。

### （三）实验任务与要求

讨论案例内容，根据职业中毒案例总结分析、回答问题，以实验报告的形式上交。

### （四）要求学生做的工作

1. 查阅文献资料，复习教材中职业卫生与中毒控制相关的内容，依据《中华人民共和国职业病防治法》《职业病危害事故调查处理办法》等法律、法规的规定，制订中毒现场卫生应急处置技术方案。

2. 预习实验教材，回答提出的问题。

3. 以急性职业中毒事件的现场调查与处理方案为内容完成实验报告。

### （五）学时

1 次课完成，共 4 学时。

### （六）实验内容

【案例 1】 1987 年 10 月 7 日，某漂染厂运进 5 吨次氯酸钠，存放在新建水泥池东侧小格内，仅仅过了两天，次氯酸钠液体已大部分渗漏至西侧的大格内。10 月 20 日上午，该厂又运来 13 吨碱式氯化铝，拟放至水泥池的大格内，但发觉大池内已渗漏有次氯酸钠，即派人清除，但未清除干净。有关人员误认为两种溶液均含氯，又都是水净化剂，放在一起不会有问题，即于当天 9 时 30 分左右开始用泥浆泵将碱式氯化铝灌入池中。约 5 min 后（这时已灌入碱式氯化铝 1 吨多），管理员甲发现池内泛气泡，并有黄绿色气体逸出。厂长乙与厂三废处理人员丙得到报告后赴现场，刚上水泥池顶盖不久，突然发生爆炸，乙和丙分别掉入池内。车间主任丁闻声赶来，欲翻墙进去抢救，但因氯气浓度高而绕道过来抢救。此时，厂长乙被救出后因急性重度肺水肿而送医院救治。丙被拉出时已口吐血性泡沫、昏迷，在被送往医院的途中死亡。

提示：注意不相溶化学品混装发生爆炸。

【案例 2】 1995 年 9 月 28 日凌晨 2 时，某化肥厂 AC 发泡剂试生产，由第四班 11 人接班，一至三楼的操作人员对设备和生产条件进行检查。一楼回收泵氯气管的进口塑料阀门损坏，二楼回收釜内用来吸收氯气的大部分稀碱液从该处漏出，阀门修好后没有及时关闭，也没有及时回补反应釜内的稀碱液，造成釜内的进氯气管口失去液封，同时二楼一根进回收釜的氯气管阀误开。3 时 20 分，当操作工打开一楼氯气瓶向楼上反应釜加氯时，部分氯气从二楼未碱封阀门处泄漏，扩散到车间，约 10 min。三楼操作工发现烟雾后，马上叫一楼操作工关闭液氯，同时楼上的操作人员向下疏散。5 名女工在三楼分析室闻讯后，开门看见烟雾又闭门而未能及时下楼，后由几名男工戴上防毒面具再度上楼分两批护送下楼，共 9 人（5 女 4 男）送医院检查治疗，其中 5 人诊断为急性轻度氯气中毒，10 月 11 日后康复出院。

调查发现，作业工人没有关闭二楼回收釜上送氯气阀，而氯气吸收液没有及时回补，导致氯气泄漏而人员中毒；管理不善，交接班不清，不知谁开了阀门没有及时关闭，而送氯气前又未按《操作规定》检查阀门是否关闭；厂房系改造而成，三楼通风差；操作人员离岗，没有及时发现泄漏；防护器材配置不完全，防毒面具都放在一楼和二楼，三楼没有放置，而出事时三楼又集中了大部分人员；平时缺乏应急训练，慌乱中 6 套防毒面具只使用了 3 套，还有人不会正确使用，同时女工缺乏自我救护能力。

提示：建立健全安全操作规程，并严格培训。

【案例 3】 1997 年 10 月 7 日 20 时 40 分，技术员违章更换氯气罐（容量 10 吨）阀门时，氯气喷泄，直到次日凌晨才停止，附近 1.5 $km^2$ 范围内严重污染，同时造成 16 人急性氯气中毒。

提示：严禁违章操作。

【案例4】 2001年8月3日18时20分，气温36℃，某交易商场人来人往。突然，从堆放在废旧钢材上的一个气体钢瓶中冒出一股黄色气体，在场人员当即睁不开眼、咳嗽、呼吸困难。事件共造成61人中毒，其中4例肺水肿，无人员死亡。调查发现，废旧物资收购时，违规收购了装过氯气的废旧钢瓶，遇高温发生泄漏，而泄漏地点又处在人群密集的交易场地。现场采样测定为氯气泄漏物。

提示：氯气废旧钢瓶应在特殊地方处理。

【案例5】 2003年5月22日13时40分，某印染化工有限公司染料车间因亚硝酰硫酸贮槽阀门松动，导致贮槽内亚硝酰硫酸液体泄漏，泄漏的液体流入附近约1 m远处的下水道后，亚硝酰硫酸遇水产生硝酸、硫酸及黄褐色的氮氧化物气体。事故发生后，该公司迅速组织人员进行现场抢修，采用水泥填埋泄漏液体等措施，至15时左右控制了泄漏事故。发生泄漏事故的地点位于染料生产车间，与处于下风向的印染车间有30 m的间距。事故发生后，当时在印染车间上班的有近200名员工，闻到刺鼻的气体后，绝大部分员工迅速转移至安全地带，但仍有17名员工戴上普通纱布口罩后返回车间继续工作。

经体格检查后，接触者院外医学观察72 h。在密切接触的30人中，17人无明显自觉症状，13人出现咳嗽、气急、胸痛等症状，发生恶心、呕吐的有4人，咯粉红色泡沫痰的有2人。化验检查白细胞增高者4人。X线检查：5例出现两肺纹理增粗，散在小片状或斑片状阴影。依据《职业性急性氮氧化物中毒诊断标准》分级诊断，氮氧化物中毒5例，氮氧化物接触反应8例。13例患者入院后，经合理氧疗，早期、足量、短程应用肾上腺糖皮质激素，并联合应用莨菪碱药物、雾化吸入等治疗措施，病情好转。住院4～10日后，复查血常规、X线摄片正常，全部痊愈出院。

【案例6】 1985年10月4日，某冶炼厂钴粉工段B班甲等4人上中班，按岗位分工，2人做化工工作，2人做还原工作，班长甲负责化工工作。上班后，4人一起做钴粉的出炉、筛粉、成品包装等还原岗位的工作，化工岗位本班的任务只需加温加水继续溶解、调整pH。甲为了增加本班产量，未按工艺技术操作规程进行操作，于20时至21时在溶液中加了上清液（含有硝酸、草酸、钴等），在温度较高的情况下，产生剧烈反应，于21时10分至21时25分大量冒槽。甲在关闭蒸气和上清液阀门时，双腿被溶液烫伤（二度伤，面积14%），同时吸入大量氮氧化物气体和酸雾，呼吸衰竭，中毒死亡。

调查发现，车间在承包生产指标时没有安全指标，工艺技术操作规程和安全操作规程不完善，缺乏安全生产意识，设备安全设施有缺陷，专用个人防护用品针对性不强。

提示：作业时要严格执行操作规程。

【案例7】 1995年1月19日，某铜棒厂酸洗车间共有9个酸洗槽，每个酸洗槽容积约3.5 $m^3$。事故当日9时，酸洗车间清洗酸洗槽，在将东侧第一个酸洗槽内的5个盛放硫酸铜、硝酸铜废渣的塑料桶吊上来时，有2只桶的把手损坏，致使桶内物散落在槽内。操作工见状，便另带2只桶进入槽内，用铁锹将散落的含有氮氧化物气体的废渣装入桶内，共入槽4次，每次约30 s，间隔约15 min，并在离槽约1.5 m处吸烟，在下槽时只戴普通纱布口罩。当日10时，该操作工自感胸闷，停止工作，17时胸闷加剧，出现呼吸困难，送市职业病防治所，诊断为急性轻度氮氧化物中毒。

提示：一般纱布口罩无效，应使用压力需气式呼吸器或正压携气式呼吸器。

【案例8】 1998年8月24日，某公司硝酸车间在处理高压釜加氧阀伸长杆与室外阀门连接处脱离时，当班班长用手动扳手将加氧阀门关闭，并将伸长杆连接好，不慎吸入泄漏的氮氧化物，自觉咳嗽，8 时左右入院抢救，21 时 16 分死亡。调查发现，车间排毒通风设备效果不好，且在工作场所有明显危险时未戴个人防护用品，导致急性氮氧化物中毒死亡。

提示：开关阀门时应加强个人防护。

【案例 9】 2001 年 1 月 26 日 20 时，氰化车间氰化钠泵发生故障，检修工甲（男，40 岁）进入现场检修时发生中毒；同年 2 月 20 日 22 时许，氰化车间氰化钠管道堵塞，浸出工乙（男，31 岁）疏通管道时中毒；同年 2 月 28 日，氰化车间一楼原矿泵输出管损坏，检修工丙（男，38 岁）换管时中毒。3 人中毒症状基本相同，均为头晕、恶心、呕吐、周身乏力；丙较重，出现昏迷和抽搐。3 例患者均在发现当时送医院救治。

调查发现，公司用氰化法生产黄金，生产过程中使用大量的氰化钠，产生氰化氢气体。事故现场无有效的通风排毒措施，接触氰化物作业的工人未佩戴防护用品，对新上岗工人未进行防毒知识教育。

提示：疏通管道时，应加强作业管理，做好个人防护。

【案例 10】 某日 8 时左右，某厂临时工甲（男，38 岁）在车间外用氰化物溶液浸泡剥离残次插件上的金膜，再往溶液中加入盐酸和锌，通过沉淀法回收金。当日工作 2 h 后，感到不适，稍休息，13 时 30 分又开始工作，约 15 min 后被人发觉昏倒在工作槽边，急送医院抢救，约 15 时 20 分死亡。

调查发现，氰化物属高毒物，其溶液可以直接经皮肤吸收，加酸后放出大量氰化氢气体，可从呼吸道吸入。厂方为回收利用已镀在质次品上的金膜，通常用 15～20 g/L 氰化物溶液浸泡剥离金膜，再向溶液中加入盐酸和锌，沉淀回收金。由于这种金回收是技术性较强的工作，且一年只有 2 次左右，每次用 4 小时完成，所以厂里通常请人完成。甲在回收金时，未听劝阻，不在车间通风排毒装置下操作，也未戴防毒口罩和耐酸碱手套，徒手操作，而且边工作边吸烟，导致氰化物经口、呼吸道和皮肤三种途径同时进入体内。电镀厂没有安全操作规则，未能有效阻止职工违规操作。

提示：作业场所可能产生氰化物时应加强通风排毒和个人防护。

【案例 11】 1997 年 3 月 23 日 16 时许，无线电元件厂电镀车间操作工甲（男，57 岁）和乙（男，54 岁）在电镀车间回收电镀废液银时发生急性中毒，未被其他人发现，没有及时抢救而死亡。

调查发现，由于电镀废液中含有氰化物，与加入的浓盐酸发生反应，生成氰化氢气体。

提示：接触有毒物质的作业应采取防护措施。

【案例 12】 1982 年 7 月 20 日中午 1 时左右，某水产加工厂对编号为 29 号、31 号、33 号、35 号的四个深 2 m 的腌鱼池进行卤水和污水清除作业。甲清除 31 号池，下池作业数分钟后自觉强烈刺眼，便上池休息，此时旁人已发现甲眼结膜充血，却未引起重视，甲再度下池作业即昏倒在池中。池上的人误以为甲是体弱昏倒，有 3 人接替甲继续作业，下池后也很快昏倒在池中。又有 4 人先后下池救人也昏倒在池中。此时，池上人员才发觉情况严重，立即用鼓风机对腌鱼池强制送风，将池内 8 位中毒者背上池来，在此过程中又有 6 人中毒。14 名中毒者立即被送往医院抢救，包括副厂长在内共 4 人抢救无效死亡，其余 10 人经抢救脱险，诊断为急性硫化氢中毒。事发当日，在鼓风机对腌鱼池强制通风的条件下，取 31 号池内空气样品，测得硫化氢浓度严重超标。

调查发现，31 号腌鱼水池已有 5 年未启用。由于在其他腌鱼池操作过程中常有臭鱼等杂物散入该池，另有冲洗场地的水和雨水常将鱼体及腐败物冲入池里，鱼体腐败，蛋白质分解产生大量硫化氢沉积在池底。

提示：清理腌鱼池时应佩戴空气呼吸器。

【案例 13】 1984 年 8 月 11 日上午 11 时左右，某电化厂三车间二硫化碳工段，甲等 6 名农民工在鼓风机房内从事酸剂油化作业时停电，用于排除硫化氢废气的鼓风机突然停止运转，致使大量硫化氢气体从风机口倒灌至酸剂油化作业场所，在场的 6 名农民工均因吸入高浓度硫化氢而引起急性硫化氢中毒。其中甲等 4 人当即昏迷，呼吸停止，瞳孔散大。经现场及时救援，将中毒者迅速送入医院抢救脱险。

提示：注意鼓风机停转引起的硫化氢倒灌至作业场所造成的危害。

【案例 14】 1986 年 4 月 7 日上午 9 时左右，某污水处理厂厂长带领几名技术人员到下属某污水泵站测量泵站机械设备的技术参数，并了解设备运转情况。在关闭水泵后进入室内污水池，进行室内污水池排水二阀的测量时，由于进水阀门未关紧，突然大量硫化氢气体伴随污水涌入室内污水池中，似闪电一击，众人悉数倒下，泵站其他人员见状，急忙呼救。邻近一工程队闻声赶来，立即组织十多人的抢救队和泵站的同志一起投入抢救，从室内污水池救出 4 人，其中 3 人送医院途中死亡，另 2 人在现场死亡。同时，在抢救过程中，又有 4 人先后中毒。在整个事件中，有 10 人中毒，其中 5 人死亡。

事故调查发现，该泵站排水阀门已关闭数周，室外污水池内积聚的污水达 5～6 m 深，污水腐败产生大量的硫化氢。在事故发生 3.5 小时后，现场检测显示空气中硫化氢浓度仍严重超标。

提示：进入室内污水池应佩戴空气呼吸器。在没有防护的条件下，不要盲目救援。

【案例 15】 某日中午 12 时左右，某污水处理厂为疏通污水管道，打开了 6 只窨井盖抽取污水。11 时左右，井内污水抽至露管口，民工甲自己用绳子绑住腰部，未佩戴防毒面具下井作业，下井后用榔头、凿子等敲凿管道内的石块，敲落一块砖块时，管道内的污水冲了出来，甲即昏迷。在井口上守望的民工乙发现有异常，想拉甲出井，因绳子松开无法拉出，乙下井救人，也即刻昏倒在井内。井上民工丙立即用绳子系住自己的腰部下井救人，将乙救出后再次下井时也昏倒在井内。污水处理厂职工丁系绳下井，先后将丙和甲救出井外后昏倒在路边。在场的其他职工将 4 人急送医院抢救。第一次下井作业的民工甲经抢救无效死亡，另外 3 名工人出现脑水肿等，经医院抢救脱险，诊断为急性重度硫化氢中毒。

提示：下井作业应佩戴空气呼吸器，没有防护不要盲目救援。

接到急性中毒事故报告后，有关人员（如疾病预防控制中心、医疗机构）应尽快赶赴事故现场进行调查与救治。

### （七）思考题

【思考题 1】 到达现场后如何进行中毒事故的调查？

到达急性职业中毒现场后，迅速与现场负责人取得联系，统一行动。调查人员应在安全有效的个体防护下开展调查工作。根据调查到及掌握的资料，立即就中毒事件现场控制措施、中毒患者人数统计、检伤以及急救处理、救援人员的个体防护、人员疏散、现场隔离带设置等提出有关建议，并且开展调查工作。若中毒事件已经得到控制，应尽快了解中毒事件发生的时间、地点、范围，中毒人数及救治情况等，随后进行详细的现场调查。

【思考题 2】 上述案例中引起中毒的原因是什么？如何确定中毒现场是何种有毒气体？

在事故现场确定中毒的原因时，主要是根据在一定区域内突然发生中毒事故，往往是有毒气体引起的。刺激性气体可能带有刺激性，造成人眼睛、上呼吸道刺激症状，而窒息性气体如一氧化碳无色无嗅，有含碳物质发生不完全燃烧的情况；氰化物溶液遇酸后即可放出无色、有毒并带有苦杏仁味的氰化氢气体，其溶液可以直接经皮肤吸收造成人体中毒；硫化氢亦无色，但有“臭蛋样”气味，常与水、油等混溶在一起，随污水喷出引起中毒事故。

在现场通过对事故单位人员的询问，了解工艺流程以及模拟发生中毒时的作业过程，进行毒物检测等即可发现引起中毒的原因，甚至确定造成中毒事故的物质。

【思考题3】 如何在现场进行样本采集与检测？

为准确诊断急性职业中毒，要及时了解发生急性职业中毒的原因，因此要进行现场检测工作，要对中毒现场可能造成中毒的空气、水等物质进行必要的现场快速检测。对于不能进行现场测定的项目，应在现场采样后，及时送至有关监测检验中心进行化验分析。

特别是现场空气检测，对于确定中毒的原因极其重要。快速确定毒物关系到患者的抢救，检测应争分夺秒，因此一般使用一些简单、快速的检测方法。可采用便携式检测仪，如一氧化碳测定仪、硫化氢气体测定仪、二氧化碳测定仪、氯气及氮氧化物测定仪等专用仪器，以利于在较短的时间内明确发生中毒的原因。

但对重大的职业中毒事件进行调查时，检测方法则要求准确，多需采样后用较高级的仪器设备进行检测，以及进行定量分析。气相色谱/质谱分析仪：可为车载式或其他能够现场使用的气相色谱/质谱分析仪，可用于各种挥发性有机化合物的检测，精确度高，检测范围广，特别适用于未知毒物和多种混合毒物存在的现场。

【思考题4】 刺激性和窒息性气体中毒的主要表现是什么？

刺激性气体中毒的临床表现：此类气体对人体的毒性作用主要表现为呼吸道局部症状。如果接触浓度高、时间长，则出现全身性中毒症状，如昏迷、抽搐。接触水溶性高的刺激性气体如氯气、氨气、二氧化硫等后，立即出现畏光、流泪、结膜充血、咽痛、呛咳、胸闷、气短、头痛、头晕、恶心、乏力，严重时引起喉痉挛和声门水肿，甚至肺水肿；水溶性低的刺激性气体如光气、臭氧、八氟异丁烯等对上呼吸道刺激性较小，初期表现为胸闷、气短、呼吸困难，但可在数小时后发生肺水肿。

窒息性气体中毒的临床表现：窒息性气体中毒主要的致病环节是引起机体缺氧，脑对缺氧最为敏感，中毒后出现注意力不集中、头晕、头痛、乏力、烦躁不安、嗜睡，严重者昏迷、抽搐，常伴有喷射性呕吐、视乳头水肿等颅内压升高的表现。在浓度高的化学性窒息性气体（如硫化氢、氰化氢）环境中，中毒患者可发生“电击式”死亡。

【思考题5】 对密切接触的人员应如何进行医学观察？

对密切接触的人员进行24～72 h观察，观察时间的长短随化学毒物水溶性的高低而变化，一般水溶性越小，观察时间越长。如接触的是氮氧化物，因其水溶性很小，氮氧化物进入人体组织的时间较长，造成人体损害较慢，往往要进行72 h的医学观察。进行医学观察是要求被观察者在观察期内尽量卧床休息，保持安静。

【思考题6】 根据上述案例现场，如何采取援救？

（1）刺激性气体中毒的现场救援原则

1）迅速脱离现场：迅速将患者移离中毒现场至上风向的空气新鲜场所，安静休息，避免活动，注意保暖，必要时给予吸氧。密切观察24～72 h。医务人员根据患者病情迅速将病员检伤分类，做出相应的标志，以保证医务人员抢救。

2）防止毒物继续吸收：脱去被毒物污染的衣物，用流动的清水及时反复清洗皮肤、毛发 15 min 以上。对于可能经皮肤吸收中毒或引起化学性烧伤的毒物更要充分冲洗，并选择适当的中和剂中和处理；眼睛溅入毒物要优先彻底冲洗。

3）应用特效解毒剂：刺激性气体中毒主要应用酸碱中和剂治疗，分别以 3%～5%碳酸氢钠或 3%～5%硼酸、柠檬酸冲洗，或湿敷，或呼吸道雾化吸入。

4）对症支持治疗：保持呼吸道通畅，密切观察患者意识状态、生命体征变化，发现异常立即处理。保护各脏器功能，给予维持电解质、酸碱平衡等对症支持治疗。

（2）窒息性气体中毒的现场救援原则

1）迅速脱离现场：救护人员必须佩戴有效的个人呼吸保护器，迅速将患者移离中毒现场至上风向的空气新鲜场所，使其安静休息，避免活动，注意保暖，保持呼吸道通畅。病情严重者应立即给予氧气吸入，心肺功能衰竭者应立即进行心、肺、脑复苏。使用淋洗装备、洗眼器、皮肤清洗装备清洗污染部位。硫化氢中毒致呼吸困难者应尽量采用人工呼吸器，救助者应避免采用口对口人工呼吸以防止救助者发生中毒。密切接触者应观察 24～72 h。医务人员根据患者病情迅速将病员检伤分类，做出相应的标志，以保证医务人员抢救。

2）积极防治脑水肿：及时给予氧气吸入，包括应用人工呼吸机。尽量采用高压氧治疗。应早期、足量、短程使用糖皮质激素（如地塞米松），根据病情及时使用甘露醇利尿脱水等。重者可采用人工低温冬眠等措施。

3）应用特效解毒剂：在现场应抓紧时机，立即早期给予相应的特效解毒剂。氰化氢中毒最常使用亚硝酸钠-硫代硫酸钠疗法，临床上常用亚硝酸异戊酯、亚硝酸钠、4-二甲氨基苯酚（4-DMAP）、亚甲蓝、对氨基苯丙酮（PAPP）等高铁血红蛋白生成剂；严重中毒出现呼吸衰竭、脑血管损伤而不能使用亚硝酸钠时，可用钴类化合物，最常用的钴类化合物为依地酸二钴。

4）其他对症支持治疗：根据病情使用尼莫地平、氟桂利嗪（西比灵）等改善脑血流灌注。使用扩血管药物低分子右旋糖酐等，维持正常血容量，改善脑内微循环障碍。使用腺苷三磷酸、辅酶 A、细胞色素 C、三磷酸胞苷、胞磷胆碱、脑活素等改善脑组织代谢。预防与控制感染、维护重要脏器功能，积极治疗休克或严重的心肌损害、心律失常、心力衰竭、肺水肿、呼吸衰竭等并发症。纠正水、电解质及酸碱平衡失调，解痉等。可使用清除氧自由基药物，如维生素 E、维生素 C、辅酶 Q、谷胱甘肽、超氧化物歧化酶（SOD）制剂等。

另外，在抢救中毒患者的同时，须及时做好周围人员及居民的紧急疏散工作。

【思考题 7】 为防止同类事故再次发生，应采取什么措施？应对从业人员进行哪些安全教育？

（1）卫生行政部门要加强对有关专业技术人员的培训，以及上岗前职工的岗前培训，使其明确岗位存在或可产生的毒物危害和特征，熟悉一旦发生中毒事故后现场的自救方法。

（2）职工应熟练掌握仪器设备的规范操作及严格执行管理规章制度。

（3）工厂或用人单位应在可产生毒物危害的部位安装安全防护设施，为接触者发放个人防护用品。在产生毒物的地方设置有毒、有害气体报警装置；分划并标明存在有毒、有害物的区域，设置安全警示牌，对报警装置进行定期检查。

（4）工厂或用人单位对本单位有毒物存在的场所应有相应的应急处置措施，组织并训练应急援救人员，并组织应急援救人员定期进行演练。

## （八）选用教材及参考书

1. 孙贵范．职业卫生与职业医学［M］．北京：人民卫生出版社，2012．

2. 张文昌，夏昭林. 职业卫生与职业医学［M］. 北京：科学出版社，2008.

（汤乃军　王志静）

# 三、学生一日生活制度及学日工作能力调查

# Survey of daily regime in children

## 学生一日生活制度调查

### （一）实验目的

儿童少年既在旺盛地生长发育，同时又经历着接受教育的过程。教学过程卫生研究的中心任务是为儿童少年安排科学的学习、作息制度，消除教育过程中的不良影响因素，以提高学生的学习能力，并为改进教学卫生措施提供依据。

通过本实验，使学生掌握对学校教育过程（如学生作息制度）进行卫生学调查的设计方法和内容，学会测定学习能力的方法，并能根据调查结果进行卫生学评价。

### （二）实验安排和涉及的知识点

合理的作息制度可以保证学生劳逸结合，满足其生理和生活的需要，促进生长发育，增强身体抵抗力和预防疲劳。生活和学习等容易形成动力定型，合理安排可提高学习能力，减轻学习负荷。

1. 一日生活制度是学生一昼夜内的课业学习、课外活动、睡眠、休息、进餐和自由活动的时间分配和交替顺序。

2. 课业学习：我国《中小学生一日学习时间卫生标准》明确规定，每日学习时间高中生不宜超过 8 h；初、高中生每节课时间为 45 min；初、高中生每日早读时间不宜超过 30 min；一般中小学上午排 4 节课，下午初中和高中排 2～3 节课，课外自习时间不超过 90 min。

3. 学日工作能力变化：在每个学日学生的脑力工作能力都会出现动态变化，通过学日脑力工作能力曲线的变化可以了解学生学习负荷是否合理。

4. 学生在学习过程中的生理、心理功能变化，可作为制订学习负荷卫生标准和评价作息制度的依据，目的是发现早期学习疲劳。

（1）学习疲劳是因为脑力工作时间和/或强度超负荷，导致皮层细胞的功能消耗超过限度而产生的保护性抑制现象。在研究中学习疲劳可以分为两个时相：早期疲劳和显著疲劳。发生早期疲劳时及时休息可使大脑皮层功能迅速恢复，发生显著疲劳时大脑皮层则需要较长时间的修复。

（2）学习疲劳的评价方法较多，选择的原则为：能直接反映大脑皮层的功能状况，能区分疲劳的不同阶段，便于早期发现疲劳，便于现场使用，结果稳定，符合受试者年龄特征及接受能力，不过多增加受试者的脑力负荷。

（3）学习疲劳的测定方法：①体征与行为观察法，如健康调查、行为观察等；②教育心理学方法，如短时记忆等；③心理学方法，如明视持久度、闪光融合频率测定等；④心理-

教育心理结合法，如剂量作业试验、运动条件反射法等。该类方法可以评定疲劳的两个时相，发现早期疲劳的发生。

### （三）实验任务与要求

掌握对学校教育过程（如学生作息制度）进行卫生学调查的设计方法和内容，学会测定学习能力的方法，并能根据调查结果进行卫生学评价。

### （四）要求学生做的工作

1. 练习学习疲劳的测定方法，了解学日学习能力测定的调查设计。

2. 熟悉不同学习疲劳测定方法的优缺点。

3. 参考所提问题，分组讨论后按照科学论文的格式书写总结报告，包括文题、作者姓名、单位、中英文摘要（结构式：目的、方法、结果、结论）、关键词、前言、材料与方法、结果与分析、结论、参考文献等。

### （五）学时

3学时。

### （六）实验内容

过重的课业负担会损害儿童少年的身心健康，为了解高一学生的学习负担和作息情况，某研究者在班主任老师的帮助下对某普通中学住校学生作息制度、休息时间的利用及睡眠时间进行调查，以期了解作息制度对学生学习能力的影响。

研究者随机选取一所普通中学住校高中一年级的学生进行作息制度及休息时间利用情况的调查，并随机选取其中18名学生（男、女各半）用校字法剂量作业试验进行日工作能力变化的测试。得到如下结果：

**1. 作息时间表**

该中学一日作息情况见表4-4至表4-6。

**表4-4　某中学作息时间表**

| | |
|---|---|
| 6:00 | 起床 |
| 6:20～6:30 | 洗漱、宿舍扫除 |
| 6:30～6:45 | 早操 |
| 6:50 | 早餐 |
| 7:00～8:00 | 早读 |
| 8:00 | 上课预备 |
| 8:10～9:00 | 第一节课 |
| 9:10～10:00 | 第二节课 |
| 10:10～10:20 | 课间操 |
| 10:20～11:10 | 第三节课 |
| 11:20～12:10 | 第四节课 |
| 12:10 | 午餐 |

续表

| | |
|---|---|
| 13:10～14:00 | 第五节课 |
| 14:10～15:00 | 第六节课 |
| 16:10～17:00 | 课外活动 |
| 18:00 | 晚餐 |
| 19:00 | 晚自习预备 |
| 19:10～20:00 | 第一节晚自习 |
| 20:10～21:00 | 第二节晚自习 |
| 21:30 | 熄灯 |

**表 4-5　某中学学生睡眠时间**

| 睡眠时间（h） | 高一 | |
|---|---|---|
| | 人次 | % |
| 6 | 1 | 1.00 |
| 7 | 12 | 12.00 |
| 8 | 20 | 20.00 |
| 9 | 35 | 35.00 |
| 10 | 24 | 24.00 |
| 11 | 8 | 8.00 |
| 12 | 0 | 0.00 |

**表 4-6　某中学高一学生休息时间利用结果**

| 种类 | 课间 | | 午间 | |
|---|---|---|---|---|
| | 人次 | % | 人次 | % |
| 室外休息 | 91 | 29.6 | 26 | 33.8 |
| 室内休息 | 194 | 63.2 | 47 | 61.0 |
| 学习/看小说 | 22 | 7.2 | 4 | 5.2 |
| 合计 | 307 | 100.0 | 77 | 100.0 |

注：课间休息每天只调查了上午三次。
午间有午睡者统计在“室内休息”项下。

【问题 1】 请问一日作息制度包括哪些内容？
【问题 2】 该校高一学生的作息制度是否合理，为什么？

**2. 学生工作能力测定**

表 4-7 和表 4-8 是 18 名学生（男、女各半）6 天剂量作业试验的平均结果，及一天内各项工作能力差异的比较。

**表 4-7　学生一天内工作能力的变化（18 名学生 6 天平均结果）**

| 年级 | 早读前 | | 第二节课后 | | 第四节课后 | | 第五节课前 | | 第六节课后 | |
|---|---|---|---|---|---|---|---|---|---|---|
| | 查阅数 | 错误(%) | 查阅数 | 错误(%) | 查阅数 | 错误(%) | 查阅数 | 错误(%) | 查阅数 | 错误(%) |
| 高一 | 445.1 | 1.06 | 564.4 | 0.44 | 489.3 | 1.15 | 320.8 | 0.44 | 496.9 | 0.85 |

**表 4-8　一天内各项工作能力差异比较（*P* 值）**

| | 第二节课后比早读前 | 第四节课后比第二节课后 | 第四节课后比第五节课前 | 第五节课前比第四节课后 | 第六节课后比第五节课前 | 第六节课后比早读前 |
|---|---|---|---|---|---|---|
| 查字数 | <0.05 | <0.05 | <0.05 | >0.05 | >0.05 | <0.05 |
| 错误率 | <0.05 | <0.05 | >0.05 | <0.05 | <0.05 | >0.05 |

【问题 3】　学习疲劳的测定方法有哪些？各有何特点？

【问题 4】　你是否能依据表格给出的结果绘制出日工作能力的变化曲线？合理的曲线是怎样的？

【问题 5】　通过剂量作业试验，你认为学生的学习负荷是否合理，你有什么建议？

## 学生学日工作能力调查

### （一）实验目的

脑力工作能力直接反映大脑皮层的功能状态，是影响学习效率、学习成绩的重要因素。学生在学习日中的脑力工作能力，通常有四类规律性变化。通过对学生学日工作能力变化趋势的监测，可以合理安排、组织教学活动，促进学生的身心健康。

要求学生熟悉学日工作能力调查方案的制订，并熟悉其评价方法。

### （二）实验安排和涉及的知识点

1.《中小学生一日学习时间卫生要求》（GB/T 17223—2012）规定：中学生每节课均为 45 min；上午 4 节课，下午 2～3 节课。

2. 课程表的编排原则要依据学周、学日脑力工作能力的变化规律：星期一和星期五的学习任务不宜过重；早晨第一节课前安排早读，最难的课通常安排在上午第二、三节课，最容易的课排在上午第四节和下午末节。通常不连排两节相同的课程。

一般认为数学是最难的课程，应放在每天上午的第二、三节课，星期三和星期五的数学课应做适当调整。

3. 脑力工作能力是影响学习效率、学习成绩的重要因素，学校作息制度的安排要确保学生的脑力工作能力处于良好状态，在经过一日生活后学生不至于产生显著疲劳。通常我们用生理-教育心理结合法来评价疲劳，如剂量作业试验。

采用剂量作业试验进行测试。测试时间为：每周星期一至星期五早读前各测一次，用作脑力工作能力的周动态分析；星期二除早读前测一次外，在上午第二节和第五节课后，下午第一节课前和第四节课后各测一次，用以反映日动态变化。

通过测试得出工作速度、错误率及脑力工作能力指数的平均值及疲劳率。利用阅字数和错误率绘制不同学校学生学日、学周的脑力工作能力变化趋势图，比较其结果的差异。通过上述分析反映不同学校作息制度是否符合教育过程卫生的要求。

### （三）实验任务与要求

1. 实验前要求学生根据实验内容查阅相关文献，制订实验方案。
2. 对实验结果进行总结分析。

### （四）要求学生做的工作

1. 要求学生在实验前做好预习，查阅相关文献资料。
2. 撰写实验报告。

### （五）学时

3 学时。

### （六）实验内容

1. 背景资料

为增加学生自习课或参加各个兴趣小组的时间，某中学将原有的作息时间进行调整，每节课由 45 min 缩短为 40 min，上午由 4 节课增加为 5 节课（表 4-9）。

**表 4-9　某中学初一年级课程表**

| 时　间 | 星期一 | 星期二 | 星期三 | 星期四 | 星期五 |
|---|---|---|---|---|---|
| 7:30～7:45 | 英语 | 语文 | 英语 | 语文 | 英语 |
| 7:50～8:30 | 历史 | 语文 | 地理 | 语文 | 数学 |
| 8:40～9:20 | 数学 | 英语 | 历史 | 政治 | 语文 |
| 9:30～10:10 | 语文 | 地理 | 英语 | 数学 | 泛读 |
| 10:30～11:10 | 生物 | 美术 | 语文 | 舞蹈 | 班会 |
| 11:20～11:50 | 自习 | 自习 | 自习 | 自习 | |
| 14:30～15:10 | 电脑 | 体育 | 数学 | 生物 | |
| 15:25～16:05 | 写作 | 自习 | 电脑 | 英语 | |
| 16:20～17:00 | 综合课 | 特长课 | 综合课 | 特长课 | |
| 17:00～17:30 | 自习 | 自习 | 自习 | 自习 | |

2. 试分析课程表的安排有哪些特点。
3. 设计一个调查方案，反映应用该课程表后学日工作能力的变化情况。
4. 试述你对该校的课程安排有何建议。

### （七）主要参考文献


1. 张欣，庞淑兰．儿童少年卫生学（案例版）[M]. 北京：科学出版社，2009.
2. 季成叶．儿童少年卫生学 [M]. 6 版. 北京：人民卫生出版社，2007.
3. 王桂芸，冯容芬，欧嘉美，等．身体检查与评估 [M]. 北京：科学技术文献出版社，1999.

4. 李立明. 流行病学［M］. 5版. 北京：人民卫生出版社，2004.

5. 方积乾. 卫生统计学［M］. 5版. 北京：人民卫生出版社，2003.

6. 中国学生体质与健康研究组. 2005年中国学生体质与健康调研报告［M］. 北京：高等教育出版社，2007.

（席 薇　张 欣）

## 四、乙型肝炎疫苗接种预防乙型肝炎和肝癌的效果分析
## Efficacy of hepatitis B vaccination on hepatitis B prevention and on hepatocellular carcinoma

### （一）实验目的

通过课题资料分析，加深理解实验流行病学的基本概念；掌握现场试验研究的基本原则与步骤；掌握预防接种效果评价的常用指标，学会预防接种计划制订和实施方案的设计。

### （二）实验安排和涉及的知识点

本实验为综合运用流行病学基本理念，使用现场试验的研究方法，进行预防接种效果评价的综合运用练习。

### （三）实验任务与要求

学习并分析讨论试验设计案例，根据试验指导内容思考回答相应问题。

### （四）要求学生做的工作

1. 熟悉实验流行病学的原理、实施步骤和优缺点。
2. 根据案例中的问题完成相关的计算和讨论。
3. 完成实验报告。
4. 按照案例中提示的问题总结出实验流行病学实施方案的具体步骤以及解决相关问题并完成计算。

### （五）学时

4学时。

### （六）实验内容

**1. 乙型肝炎疫苗对乙型肝炎高发区儿童的保护效果随访观察**

乙型肝炎（乙肝）和原发性肝细胞癌（肝癌）是我国常见的疾病，乙肝病毒（HBV）感染主要发生于婴儿期和儿童早期，预防乙肝和肝癌的关键是防止婴幼儿时期感染HBV。用乙肝疫苗免疫新生儿和婴幼儿可获得较好的免疫效果和较高的保护率，同时也有可能是第一个疫苗有效预防癌症的典型范例。

（1）基础研究：G 省 L 县是我国乙肝和肝癌高发区之一，人群中乙肝表面抗原（HBsAg）携带率为 16.5%，HBV 总感染率为 75.5%。大多数慢性携带者是在 2 岁以前被感染，其中约 1/3 为围生期传播，2/3 为幼儿期水平传播。1985 年对 L 县自然人群13 066 人进行了 HBV 感染标志的血清流行病学调查，了解免疫前人群 HBV 感染状况，并从该县肿瘤监测站了解 1969—1988 年肝癌平均死亡率作为本底资料。1987 年起，G 省疾病预防控制机构在 L 县对新生儿及 1～10 岁儿童开展大规模乙肝疫苗免疫接种；1989 年起，将乙肝疫苗列为计划免疫并每 2 个月运转一次；1987—1996 年之间，乙肝疫苗平均接种率为 90%（75%～95%）。本次研究引用 1987—2002 年 G 省 L 县儿童急性乙肝发病和肝癌死亡监测及病例追踪观察结果，在与历史资料对比的基础上，观察乙肝疫苗普种对预防 HBV 慢性感染以及降低急性乙肝发病率和肝癌死亡率的效果。

（2）实验设计：本研究采用三种方法进行乙肝疫苗接种预防乙肝和肝癌的效果评价。

1）出生队列调查：对 1987 年出生并接种乙肝疫苗的儿童定群随访 1～13 年，观察免疫持久性。

2）横断面调查：调查免疫前（1987 年）和免疫后 15 年（2002 年）人群 HBV 感染标志，观察其动态变化。采用整群抽样获取研究对象，应用如公式（4-1）计算样本量大小：

$$n=\frac{\left[Z_{\alpha}\sqrt{2\,\overline{p}(1-\overline{p})}+Z_{\beta}\sqrt{p_1(1-p_1)+p_2(1-p_2)}\right]^2}{(p_1-p_2)^2} \tag{4-1}$$

$p_1$ 为对照组发病（感染）率，$p_2$ 为疫苗组发病（感染）率，$\overline{p}=\frac{(p_1+p_2)}{2}$，$n$ 为计算所得一个组的样本量。

人群中 HBsAg 携带率为 16.5%，若证明疫苗保护率为 90%，$\alpha=0.01$，$\beta=0.1$（单侧检验），算得需 95 名既往未曾暴露于 HBV 的儿童，随访 12 个月。由于 34%的 1～24 月龄儿童至少已有一项 HBV 感染标志，且失访率为 50%（出生第一年婴儿死亡率约为 20%，另有 30%的儿童不能按规定追踪），因此，本研究所需儿童数为 279 名或以上；如果 $\alpha=0.01$，$\beta=0.05$（单侧检验），则需 348 名儿童。

本研究从 L 县接种乙肝疫苗的 16 个乡中，随机选取 9 个乡 64 个村作为研究现场，以户籍在册的全部 7543 名 1987—1989 年出生的儿童为研究对象，远高于此最低样本量限值。疫苗组人员为成功接种乙肝疫苗者，对照组为经核实未接种乙肝疫苗但接种四苗（百日咳、破伤风、白喉疫苗及卡介苗）者。

3）建立肝病和肝癌监测报告制度，对 1989—2002 年肝病和肝癌发病情况进行监测，探讨乙肝疫苗免疫对肝病和肝癌的预防效果。

（3）疫苗和免疫

1）乙肝疫苗：1986 年在 L 县对 1～10 岁 HBsAg 阴性儿童实施大规模乙肝疫苗免疫接种。自 1987 年起对新生儿实施乙肝疫苗普种，剂量为 10 $\mu$g×3，接种程序为 0、1、6 月龄各一针。1989 年将乙肝疫苗纳入计划免疫管理。1996 年以前使用国产乙肝血源疫苗，1996 年以后被重组酵母乙肝疫苗取代，剂量为 5 $\mu$g×3，接种程序同上。注射部位为上臂三角肌内，疫苗被证明安全可靠。所有疫苗均由原卫生部北京生物制品研究所提供。

2）对照疫苗：对照组接种白喉、破伤风、百日咳疫苗及卡介苗，由原卫生部北京生物制品研究所提供。

全部调查对象于每次注射疫苗的当天，抽取血样检测 HBV 感染标志。疫苗接种记录由公共卫生护士完成，其内容包括：①受种者编码；②受种者姓名、年龄、性别、母亲姓名、户主、村名；③疫苗接种日期和结果。

（4）实验室检测：本研究应用美国 Abbott 固相放射免疫夹心法（SPRIA）检测 HBsAg 和抗-HBV。HBsAg 的 S/N 值＞2.1 判定为阳性；抗-HBV 水平定量测定，将测定值代入改良的 Hollinger 公式计算，抗体水平＞10.0 mIU/ml 定为保护性抗体阳性，2.1～10.0 mIU/ml 为弱阳性，≤2.1 mIU/ml 为阴性。疫苗保护率定义为（对照人群发生率－免疫人群发生率）/对照人群发生率。检测试剂盒由原卫生部北京生物制品研究所提供。

（5）肝病诊断标准：参照中华医学会传染病与寄生虫病学分会和肝病学分会 2000 年修订的《病毒性肝炎防治方案》，肝癌的诊断依据典型临床表现、血清甲胎蛋白（AFP）浓度、B 超或 CT 检查的结果综合判定。

（6）结果

1）研究人群特征比较见表 4-10。

**表 4-10　研究人群特征比较**

| | | 疫苗组（$n$=6785） | | 对照组（$n$=758） | |
|---|---|---|---|---|---|
| | | 人数 | 百分数（%） | 人数 | 百分数（%） |
| 性别 | 男 | 3223 | 47.5 | 386 | 50.9 |
| | 女 | 3562 | 52.5 | 372 | 49.1 |
| 月龄 | 1～12 | 4 051 | 59.7 | 415 | 54.7 |
| | 13～24 | 2 734 | 40.3 | 343 | 45.3 |

2）血清学效果观察：免疫后 15 年中，儿童 HBsAg 阳性率波动在 0.7%～2.9%之间（平均为 1.5%），保护率为 83.5%～96.6%；HBV 感染率波动在 1.1%～5.5%之间（平均为 2.2%），保护率为 93.5%～98.4%。保护效果较稳定，未见随免疫年限延长而下降的趋势（表 4-11）。

**表 4-11　L 县新生儿乙肝血源疫苗远期免疫效果观察**

| 免疫年限 | 检查人数 | | 疫苗组(HBsAg) | | 对照组(HBsAg) | | 保护率 | 疫苗组(HBV) | | 对照组(HBV) | | 保护率 |
|---|---|---|---|---|---|---|---|---|---|---|---|---|
| | 疫苗组 | 对照组 | 阳性例数 | 阳性率(%) | 阳性例数 | 阳性率(%) | (HBsAg,%) | 阳性例数 | 阳性率(%) | 阳性例数 | 阳性率(%) | (HBV,%) |
| 1 | 765 | 85 | 11 | 1.4 | 7 | 8.8 | 84.1 | 12 | 1.5 | 28 | 32.6 | 95.4 |
| 5 | 874 | 98 | 25 | 2.8 | 17 | 17.0 | 83.5 | 33 | 3.7 | 56 | 56.9 | 93.5 |
| 6 | 687 | 77 | 7 | 1.1 | 13 | 17.2 | 93.6 | 7 | 1.1 | 53 | 68.8 | 98.4 |
| 7 | 464 | 52 | 14 | 2.9 | 10 | 19.6 | 85.2 | 15 | 3.1 | 36 | 68.9 | 95.5 |
| 8 | 848 | 95 | 16 | 1.9 | 18 | 19.2 | 90.1 | 17 | 2.0 | 68 | 71.4 | 97.2 |
| 9 | 338 | 38 | 6 | 1.8 | 8 | 20.0 | 91.0 | 6 | 1.8 | 30 | 78.3 | 97.7 |
| 10 | 433 | 48 | 8 | 1.9 | 10 | 20.0 | 90.5 | 22 | 5.1 | 38 | 79.7 | 93.6 |
| 13 | 1168 | 130 | 8 | 0.7 | 27 | 20.6 | 96.6 | 20 | 1.7 | 105 | 81.0 | 97.9 |
| 14 | 1208 | 135 | 8 | 0.7 | 28 | 20.6 | 96.6 | 18 | 1.4 | 111 | 82.4 | 98.3 |
| 合计 | 6785 | 758 | 103 | 1.5 | 138 | 18.2 | 91.8 | 152 | 2.2 | 525 | 69.3 | 96.8 |

注：两比较组 $\chi^2$ 检验结果显示差异均存在统计学意义（$P$<0.05）。

3)乙肝疫苗预防效果：乙肝疫苗普种后 15 年，1～14 岁年龄组的乙肝发病率由 1985—1987 年的 18.4/10 万降至 2002 年的 1.4/10 万，下降了 92.4%(表 4-12)；但乙肝疫苗未接种者的乙肝发病率为 14.0/10 万，与历史对照相比差异无显著性($P$=0.78)。

**表 4-12　L 县 1987—2002 年出生儿童急性乙肝发病率**

| 分组 | 观察人数 | 病例数 | 发病率(10 万) | 保护率(%) | $\chi^2$ 值 | $P$ 值 |
|---|---|---|---|---|---|---|
| 免疫组 | 64 866 | 0 | 0.0 | 100.0 | | |
| 未免疫组 | 7 246 | 1 | 13.8 | 25.0 | 0.08 | 0.78 |
| 合计 | 72 112 | 1 | 1.4 | 92.4 | | |
| 历史对照 | 342 772 | 63 | 18.4 | | | |

注：历史对照为 1985—1987 年。

4)乙肝疫苗预防肝癌效果：由表 4-13 可见，在新生儿乙肝疫苗普种后 15 年，L 县自然人群肝癌的初发年龄后移，肝癌发病年龄高峰也明显后移。同期人群肝癌死亡率也呈下降趋势，由 1969—1988 年的 48.18/10 万降至 1996—2001 年的 27.86/10 万。

**表 4-13　L 县乙肝疫苗免疫前后人群肝癌死亡率(/10 万)比较**

| 年龄组(岁) | 1969—1988 年 | | | 1989—1995 年 | | | 1996—2002 年 | | |
|---|---|---|---|---|---|---|---|---|---|
| | 人口数 | 发病例数 | 死亡率 | 人口数 | 发病例数 | 死亡率 | 人口数 | 发病例数 | 死亡率 |
| 0～ | 1 475 409 | 9 | 0.61 | 561 483 | 0 | 0.00 | 573 968 | 0 | 0.00 |
| 10～ | 1 585 365 | 91 | 5.74 | 677 726 | 10 | 1.48 | 565 504 | 2 | 0.35 |
| 20～ | 836 197 | 438 | 52.38 | 474 452 | 133 | 28.03 | 484 681 | 57 | 11.76 |
| 30～ | 615 279 | 807 | 131.16 | 298 843 | 300 | 100.39 | 305 588 | 174 | 56.93 |
| 40～ | 530 998 | 758 | 142.75 | 222 526 | 298 | 133.92 | 227 588 | 183 | 80.41 |
| 50～ | 388 921 | 469 | 120.59 | 182 625 | 243 | 133.09 | 186 535 | 166 | 88.99 |
| 60～ | 456 126 | 265 | 58.09 | 271 160 | 311 | 114.69 | 222 450 | 133 | 59.79 |
| 合计 | 5 888 295 | 2 837 | 48.18 | 2 183 480 | 1 295 | 59.31 | 2 566 314 | 715 | 27.86 |

问题 1：开展本试验前，对该地居民 HBV 感染情况进行基础研究有无必要？为什么？

问题 2：本研究选择试验现场及对象是否合适？

问题 3：本研究关于样本量大小的计算方法是否正确？

问题 4：你对疫苗组和对照组资料可比性是否满意？为什么？

问题 5：还有哪些重要结果需要分析？

问题 6：你认为从本研究结果可以得出哪些结论？

问题 7：请总结现场试验研究设计的基本原则。

**2. 预防接种效果评价**

(1)疫苗安全性及效果评价

【课题一】　G 省 L 县自 1996 年开始使用重组酵母乙肝疫苗，疫苗纳入计划免疫轨道管理，每 2 个月运转一次。1997 年，在该县整群抽样选取 5 个乡(镇)的新生儿 2807 人，按 3∶1

的比例随机分成接种组和对照组，接种组按要求接种 5 μg×3 剂重组酵母乙肝疫苗，对照组未接种此疫苗，免疫 4 年后随访结果见表 4-14。

**表 4-14　重组酵母乙肝疫苗预防乙肝的效果**

| | 接种人数 | 发病数 | 发病率(%) | 效果指数 | 保护率(%) |
|---|---|---|---|---|---|
| 接种组 | 2 097 | 3 | | | |
| 对照组 | 710 | 7 | | | |

问题 1：计算对照组和接种组的发病率，并比较是否存在差异。

问题 2：计算重组酵母乙肝疫苗的效果指数和保护率。

【课题二】 为探讨乙肝疫苗，白喉、破伤风、百日咳联合疫苗(DTP)，A 群脑膜炎球菌多糖疫苗(流脑)，流行性乙型脑炎(乙脑)减毒活疫苗，卡介苗(BCG)，麻疹疫苗(MV)，口服脊髓灰质炎疫苗(OPV)7 种疫苗接种后不良反应的发生情况，1999—2000 年对某防疫站预防接种门诊的接种对象进行不良反应观察，结果见表 4-15。

**表 4-15　不同疫苗不良反应发生率**

| 疫苗 | 接种人次 | 不良反应例数 | | | 发生率(‰) | 构成比(%) |
|---|---|---|---|---|---|---|
| | | 一般反应 | 加重反应 | 异常反应 | | |
| 乙肝 | 1 835 | 6 | | | | |
| DPT | 1 478 | 23 | 8 | 1 | | |
| 流脑 | 370 | 4 | | | | |
| 乙脑 | 1 000 | 8 | | | | |
| BCG | 815 | 3 | 1 | | | |
| MV | 1 237 | 22 | | | | |
| OPV | 1 852 | 1 | | | | |

问题 1：请计算表中不同疫苗的不良反应发生率和构成比，并对结果进行评述。

问题 2：疫苗的主要不良反应的表现形式有哪些？其发生原因是什么？

问题 3：你认为应如何进行疫苗质量评价。

问题 4：疫苗质量评价的重要性有哪些？

(2)预防接种成本效益分析：疫苗在人群中普遍推广应用，因此，不仅要求疫苗安全有效，而且应有较低的成本和较高的收益。成本效益分析(cost-benefit analysis)就是通过对成本和效益（节省的因病费用）两方面分别进行计算和相互比较，从整个社会角度来考查某项预防接种计划的收益。

效益用接种疫苗后因发病率下降而减少的直接费用和间接费用之和与保护率的乘积表示。免疫预防效益的估算方法及常用指标如下：

净效益(net benefit，NB)＝(年直接效益＋年间接效益)－年成本投资

效益成本比(benefit cost ratio，BCR)＝总效益/总成本

直接 BCR＝直接效益/总成本

【课题三】 G 省 L 县在新生儿乙肝疫苗高剂量免疫策略指导下，对接种乙肝疫苗（10

$\mu g\times 3$）达到一定保护率水平所需的成本与效益进行分析，结果报告见表 4-16。

**表 4-16　G 省 L 县 1991 年 3828 名新生儿因预防接种取得的经济效益（万元）及效益成本比**

| 病名 | 成本 | | | 效益 | | | 净效益 | BCR | 直接 BCR |
|---|---|---|---|---|---|---|---|---|---|
| | 直接费用 | 间接费用 | 总费用 | 直接效益 | 间接效益 | 总效益 | | | |
| 急性肝炎 | 20 144 | 6 158 | | 18 142 | 5 193 | | | | |
| 慢性肝炎 | 151 101 | 68 100 | | 136 112 | 61 130 | | | | |
| 肝癌 | 240 127 | 105 149 | | 216 158 | 95 109 | | | | |
| 合计 | | | | | | | | | |

问题：计算对于不同肝病乙肝疫苗接种的净效益、效益成本比（BCR）和直接 BCR，并简述其意义。

（3）预防接种效果评价实验设计

【课题四】 国产重组酵母乙肝疫苗从 1986 年问世以来，在部分地区接种显示该疫苗是安全有效的。G 省疾病预防控制机构于 1993 年起拟在 L 县开展该疫苗的现场试验研究，对 L 县新生儿大规模接种国产重组酵母乙肝疫苗 4 年后进行现场效果考核。据以往疫情监测结果显示，当地新生儿 HBsAg 携带率为 16.5%，据文献报道该疫苗接种组 HBsAg 携带率为 1.7%。

问题：请拟订一份国产重组酵母乙肝疫苗效果现场试验研究计划。主要内容包括：

1）实施疫苗效果现场试验研究的目的和意义；

2）现场选择应遵循的原则；

3）选择何种人群，观察人数的确定和分组；

4）实施的主要步骤；

5）选择何种指标进行效果评价；

6）实施质量控制要求。

### （七）思考题

针对不同人群、不同疾病，如果使用疫苗进行疾病防控，如何根据具体情况评价相关疫苗的效果？

### （八）参考文献


1. 王建华．流行病学［M］．7 版．北京：人民卫生出版社，2008.

2. 仇玉兰，施榕．现代流行病学［M］．上海：科学技术出版社，2005.

3. BrownsonRC. Applied Epidemiology［M］. New York：Oxford university Press，1998.

4. Brain MacMahon. Epidemiology Principle & Methods［M］. 2nd ed. Lippincott Williams and Wilkins，1996.


（朱 红　职心乐　马 菲）

# 五、科研论文中常见的统计学误用分析

## Misuse of statistics in medical research paper

随着现代医学的进步和计算机技术的迅猛发展，统计学日益成为科研工作者开展科学研究的重要工具。一些新的统计学方法和技术日臻成熟并得到广泛应用，辅以功能强大、计算精确、操作便捷的统计软件，推动着医学研究向深度和广度发展。

科研论文是科学研究新理论、新技术、新方法、新发现、新成果的书面报告，是记录科学进步和发展的有效载体，是信息交流的重要媒介；同时，科研论文也是反映研究者科研水平高低、成果价值优劣的一面镜子，可以折射出科研中存在的问题。其中，科研论文中统计学的误用已经成为一种令学术界十分担忧的现象。误用统计学可能会将一次实验的偶然结果看做必然规律，导致一些论证并不充分的所谓“新成果”或“新理论”等残次品输出，这些错误的推论大大降低了论文的学术质量，轻者会使医学科研多走弯路，重者甚至会加害于医学自身。因此，科研论文中的统计学误用和滥用应该引起我们足够的重视。

### （一）实验目的

1. 使学生掌握科研论文中统计学分析的规范，为日后的工作、科研中准确应用统计学方法提供参考。

2. 通过实例分析，使学生认识到统计学误用的危害，同时深化对统计学基本知识点的理解和掌握，提高在实践中分析问题、解决问题的能力。

### （二）实验安排和涉及的知识点

同学们结合实际案例，分析是否存在统计学误用，误用的表现形式及解决方案。

### （三）实验任务与要求

1. 分组讨论各案例的统计学误用情况，并提出解决方案。

2. 检索近 5 年发表的医学文献，找到 10 篇认为存在统计学误用的文献，分别分析其误用分类，提出解决方案。

### （四）要求学生做的工作

1. 认真复习常见的统计描述和统计推断方法。

2. 分组讨论。

3. 课下检索文献，找到 10 篇认为存在统计学误用的文献，分别分析其误用分类，提出解决方案。

4. 上交误用文献原文及解决方案。

### （五）学时

分 4 次课完成，共 12 学时。

（六）实验内容

**1. 从以下各方面考虑，找出实例中存在的统计学误用情况，分析后纠正**

（1）材料与方法中，统计描述指标、统计推断方法、检验水准、统计分析软件及其版本等交代不明、表达错误或根本未交代。

在《脂多糖对中性粒细胞核转录因子活性的影响》一文中，作者在统计方法中写道："以 SPSS 10.0 软件进行统计分析，结果以均数±标准差（$\bar{x}\pm s$）表示，$P<0.05$ 为差异有统计学意义。"

在《感觉神经参与大鼠慢性应激所致的内脏高敏感性》一文中，作者在统计方法中写道："结果以 $\bar{x}\pm s$ 表示，经 ANOVA 变异性分析后组间行 Student $t$ 检验进行比较。$P<0.05$ 为差异有统计学意义。"

在《下肢深静脉血栓形成的流行病学调查》一文中，作者在统计方法中写道："结果以 $\bar{x}\pm s$ 表示，两组间比较采用 $\chi^2$ 检验。"

（2）统计描述方面的统计学误用

1）不考虑资料类型和分布特点的统计描述：鉴于医学研究资料的复杂性，若对资料的性质和分布特点不能充分了解，很容易在描述资料时错选统计指标。

在《氟尿嘧啶通道基因对直肠癌预后影响》一文中，作者记录了三种通道基因在直肠癌肿瘤组织和正常组织中的表达水平，结果见表 4-17。

**表 4-17　三种通道基因在直肠癌肿瘤组织和正常组织中的表达水平（$\bar{x}\pm s$）**

| 通道基因 | 肿瘤组织 | 正常组织 |
|---|---|---|
| TS-mRNA | 0.59±0.93 | 0.76±1.92 |
| DPD-mRNA | 0.77±1.26 | 0.50±1.64 |
| OPRT-mRNA | 0.98±1.83 | 0.78±0.67 |

2）概念混淆导致的统计描述错误，如以比代率，死亡率与病死率、患病率与发病率混淆等。

在《下肢深静脉血栓形成的流行病学调查》一文中，作者分析了下肢深静脉血栓（DVT）患者的年龄、性别特征，结果详见表 4-18。

①DVT 患者的年龄特征：男性在 50～59 岁、女性在 40～49 岁 DVT 高发，结果见表 4-18。

**表 4-18　2742 例 DVT 患者的年龄特征**

| 年龄（岁） | 男性 | | 女性 | |
|---|---|---|---|---|
| | $n$ | % | $n$ | % |
| 0～ | 1 | 0.06 | 0 | 0.00 |
| 10～ | 12 | 0.76 | 13 | 1.11 |
| 20～ | 96 | 6.11 | 93 | 7.94 |
| 30～ | 239 | 15.21 | 196 | 16.74 |
| 40～ | 349 | 22.22 | 281 | 24.00 |

续表

| 年龄（岁） | 男性 | | 女性 | |
|---|---|---|---|---|
| | $n$ | % | $n$ | % |
| 50～ | 390 | 24.82 | 237 | 20.24 |
| 60～ | 298 | 18.97 | 203 | 17.34 |
| 70～ | 156 | 9.93 | 135 | 11.53 |
| 80～ | 30 | 1.91 | 13 | 1.11 |
| 合计 | 1 571 | 100.00 | 1171 | 100.00 |

②DVT 患者的性别特征：该研究中，下肢深静脉顺行造影患者共12 248例，其中男性 6936 例，女性 5312 例。经造影确诊的 DVT 患者共 2742 例，其中男性 1571 例，女性 1171 例。男性发病率为 22.65%（1571/6936），女性发病率为 22.04%（1171/5312），男、女性患者间发病率差异无统计学意义（$\chi^2=0.64$，$P=0.43$）。

（3）统计推断方面的错误和缺陷

1）推断方法与研究目的、设计类型不符

①忽视实验设计类型，用 $t$ 检验或单因素方差分析等差异性检验方法解决所有设计问题。

在《结缔组织生长因子对肝星状细胞激活的影响》一文中，作者用 RT-PCR 和 Western blot 分别检测了各组 TGF-$\beta_1$ mRNA 和Ⅰ型前胶原 mRNA 表达。结果显示：RNA 干扰对 TGF-$\beta_1$ mRNA 表达无明显影响，但使Ⅰ型前胶原 mRNA 表达降低。组间比较采用 $t$ 检验，结果详见表 4-19。

**表 4-19 各组 TGF-$\beta_1$ mRNA 和Ⅰ型前胶原 mRNA 表达（$\bar{x}\pm s$）**

| 组别 | TGF-$\beta_1$ mRNA | Ⅰ型前胶原 mRNA |
|---|---|---|
| 对照组 | $1.11\pm0.16$ | $0.84\pm0.04$ |
| 空载体组 | $1.12\pm0.18$ | $0.84\pm0.06$ |
| RNA 干扰组 | $1.11\pm0.07^a$ | $0.53\pm0.05^b$ |

注：与对照组比较，$^aP>0.05$；$^bP<0.01$。

在《人工髋关节置换术中髋臼骨缺损的重建》一文中，作者根据 AAOS 分型采用颗粒性或结构性植骨等方法对骨缺损进行重建，利用 Harris 评分判断髋关节功能改善情况。采用成组 $t$ 检验，结果显示，患者术后 Harris 评分与术前相比有统计学意义（$P<0.05$），详见表 4-20。

**表 4-20 术前与术后患者 Harris 评分比较（$\bar{x}\pm s$）**

| AAOS 分型 | 例数 | 术前 Harris 评分 | 术后 Harris 评分 | $P$ |
|---|---|---|---|---|
| Ⅰ型 | 9 | 48±6 | 89±3 | <0.05 |
| Ⅱ型 | 13 | 46±6 | 91±4 | <0.05 |
| Ⅲ型 | 15 | 36±4 | 84±4 | <0.05 |
| 合计 | 37 | 42±8 | 87±5 | <0.05 |

在《坐骨神经痛动物模型中辣椒素敏感初级传入纤维的作用》一文中，作者建立了椎间盘突出导致坐骨神经痛的动物模型，然后用辣椒素处理坐骨神经，观察脊髓后角 c-fos 蛋白表达。统计分析采用单因素方差分析，结果显示，与对照组和溶媒组相比，c-fos 阳性神经元的表达降低（$P<0.01$），详见表 4-21。

**表 4-21　三组大鼠脊髓后角 c-fos 阳性细胞数（$\bar{x}\pm s$，个/切片）**

| 组别 | 术侧 | 非术侧 |
|---|---|---|
| 辣椒素组 | 7.83±0.69 | 8.05±1.12 |
| 溶媒组 | 34.30±2.01 | 6.98±0.76 |
| 对照组 | 35.90±2.40 | 1.01±0.29 |

在《多发伤患者外周血髓系细胞触发受体-1 的表达》一文中，作者以 52 例严重多发伤患者为研究对象，使用创伤严重程度评分（ISS）给患者分级，分别于患者入院后的第 1、2、7 天采集静脉血，检测外周血髓系细胞触发受体-1（sTREM-1）的表达。数据分析用单因素方差分析，结果显示，不同 ISS 分级的患者 sTREM-1 表达水平不同（$P<0.05$），详见表 4-22。

**表 4-22　不同 ISS 分级的多发伤患者入院后不同时间 sTREM-1 的表达（$\bar{x}\pm s$）**

| ISS 分级 | $n$ | 第 1 天 | 第 2 天 | 第 7 天 |
|---|---|---|---|---|
| 16≤ISS<25 | 21 | 16.3±1.2 | 25.6±2.4 | 14.5±1.3 |
| ISS≥25 | 31 | 26.4±2.7 | 31.5±1.9 | 27.3±2.6 |

②定性资料的关联性分析误用卡方检验解释相关

在《CXCR4 的表达和胰腺癌临床病理因素的关系》一文中，作者写道："CXCR4 蛋白表达与胰腺癌的分化程度无关（$P=0.311$），但与淋巴结转移具有密切关系（$P=0.004$）。"结果详见表 4-23。

**表 4-23　CXCR4 的表达和胰腺癌临床病理因素的关系**

| 病理因素 | $n$ | CXCR4 的表达（例，%） | | $\chi^2$ 值 | $P$ 值 |
|---|---|---|---|---|---|
| | | 阴性 | 阳性 | | |
| 分化程度 | | | | 1.026 | 0.311 |
| 高 | 17 | 5（29.4） | 12（70.6） | | |
| 中-低 | 13 | 1（7.7） | 12（92.3） | | |
| 淋巴结转移 | | | | 8.342 | 0.004 |
| 阴性 | 12 | 6（50.0） | 6（50.0） | | |
| 阳性 | 18 | 0（0.0） | 18（100.0） | | |

2）推断方法与资料性质、分布特征不符

①忽视参数检验的应用条件导致的滥用

在《高风险患者腹主动脉瘤手术与腔内治疗效果的比较分析》一文中，作者用 $t$ 检验比较了接受手术治疗（OSR）和腔内治疗（EVAR）患者的术中出血、ICU 时间和住院时间，结果如表 4-24 所示。

**表 4-24　两组患者术中出血、ICU 时间及住院时间比较（$\bar{x}\pm s$）**

| 分组 | 例数 | 术中出血（ml） | ICU 时间（d） | 住院时间（d） |
|---|---|---|---|---|
| OSR | 20 | 1110±1179 | 2.10±4.40 | 28±12 |
| EVAR | 35 | 287±67 | 0.29±1.20 | 12±5 |
| $t$ 值 | — | 3.582 | 4.431 | 6.346 |
| $P$ 值 | — | <0.01 | <0.01 | <0.01 |

②滥用 $\chi^2$ 检验"包办"一切定性资料的统计推断

在《对海员健康状况调查》一文中，作者采用四格表的 $\chi^2$ 检验分析资料，得出"海员高血压的患病率高于一般人群"的结论。结果详见表 4-25。

**表 4-25　海员与一般人群的高血压患病率比较**

| 组别 | 高血压 | | 合计 | $\chi^2$ 值 | $P$ 值 |
|---|---|---|---|---|---|
| | 有 | 无 | | | |
| 船员 | 12 | 207 | 219 | | |
| 一般人群 | 1 | 113 | 114 | 4.233 | 0.040 |
| 合计 | 13 | 320 | 333 | | |

在《两种方案治疗强迫性障碍的随机化临床对照试验》一文中，作者采用 $\chi^2$ 检验比较两种治疗方案，认为 B 方案的疗效优于 A 方案（$\chi^2=6.41$，$P<0.05$）。结果详见表 4-26。

**表 4-26　两种方案治疗强迫性障碍的效果比较**

| 方案 | 显效 | 有效 | 无效 | 合计 |
|---|---|---|---|---|
| A | 10 | 19 | 21 | 50 |
| B | 18 | 22 | 10 | 50 |
| 合计 | 28 | 41 | 31 | 100 |

在《三种药物治疗慢性萎缩性胃炎的疗效分析》一文中，作者采用独立性 $\chi^2$ 检验分析资料，得到 $\chi^2=30.355$，$P<0.001$。在此基础上，作者又进一步分析了治疗效果和治疗方法的关联性，根据公式 $r=\sqrt{\dfrac{\chi^2}{\chi^2+n}}$ 计算 Pearson 列联系数，$r=0.483$，作者认为治疗效果和治疗方法有较强的相关性（$P<0.001$）。结果详见表 4-27。

**表 4-27　三种药物治疗慢性萎缩性胃炎的疗效分析**

| 药物 | 治疗效果 | | 合计 | 有效率（%） |
|---|---|---|---|---|
| | 有效 | 无效 | | |
| A 药 | 35 | 5 | 40 | 87.5 |
| B 药 | 20 | 10 | 30 | 66.7 |
| C 药 | 7 | 23 | 30 | 23.3 |
| 合计 | 62 | 38 | 100 | 62.0 |

**2. 医学科研数据统计分析方法的合理应用**

医学科研论文中报告的研究结果应当是经过科学的统计学处理得来的数据，它是论证的重要依据，是形成观点的基础。合理应用统计分析方法可以增加论证的科学性和可信度，更好地体现论文的学术水平和价值。

统计分析是从获取的资料中提取有关信息的过程，研究者根据研究的目的和资料的分布特征，运用适当的统计指标、统计图、统计表和统计分析方法，反映资料的综合特征，揭示事物的内在联系和规律。统计分析包括统计描述（descriptive statistics）和统计推断（inferential statistics）。

（1）数据资料的类型：医学科研的质量取决于科学严谨的设计和准确无误的实施，任何统计分析方法都无法弥补设计的缺陷和实施中的错误，而在研究的设计阶段就已经决定了数据的类型和相应的统计分析方法。

1）定量变量（quantitative variable）：又称数值变量（numerical variable）或计量变量（quantitative variable），是指观察单位的某个变量是用测量或其他定量方法获得观察结果，表现为具体数值的大小，一般有度量衡单位，如正常成年男性的身高（m）、体重（kg）、血压（mmHg）等。

医学科研中，定量变量常表现为以下三种类型：

①测量数据：也就是通常我们所说的定量变量。根据变量的测量取值又分为连续型变量（continuous variable）和离散型变量（discrete variable）两种。连续型变量是定量方法测得的可以取实数轴上任意数值的变量，如身高、体重、血红蛋白含量等。离散型变量是只能取整数值的定量变量，如某地区一年内的新生儿数、育龄妇女生育的子女数等。

②反应时间：通常以时间长短作为计量单位，如肝癌患者手术后的生存时间、肾结石患者碎石治疗后的复发时间等。这类资料的统计学处理较为特殊。以白血病患者化疗后的生存时间为例，若仅将其视为定性反应（如一年内是否存活），会损失时间长短的信息；若将其视为定量反应，则会因有些患者可能存活几年或几十年而无法终止观察。统计学中专门用生存分析（survival analysis）处理这类资料。

③量表评分：如果说测量数据是硬数据的话，量表评分就是软数据，前者是仪器测量，后者是主观评价。比如，统一帕金森病评定量表（UPDRS）是目前国际上诊断帕金森病时普遍采用的量表，它从精神、行为和情绪，日常生活活动，运动检查，治疗的并发症，修订Hoehn 和 Yahr 分期，Schwab 和英格兰日常生活活动量表六个方面对受试者做出评价，将量表中的几十个问题得分加权综合后，得到总分。

2）定性变量（qualitative variable）：又称分类变量（categorical variable）或名义变量（nominative variable），是指将观察单位按照互不相容的某种属性或类别分类汇总获得的观察结果，如性别、血型、职业、癌症分期等。

定性变量又分为无序分类变量（unordered categorical variable）和有序分类变量（ordinal categorical variable）两种。

①无序分类变量：变量的所分类别或属性之间无程度和顺序的差别，按照类别的数目又可分为二项分类变量（binary variable）[如性别（男、女）、疾病（无、有）、过敏反应（阴性、阳性）] 和多项分类变量（multiple categorical variable）[如血型（A、B、AB、O）、职业（工、农、商、学、兵）]。

②有序分类变量（ordinal variable）：又称等级资料（ranked data）。变量的各类别之间

有程度的差别，存在着自然的次序，具有半定量的性质。如尿蛋白的临床检验结果按“－、±、＋、＋＋、＋＋＋”分类，疗效按“治愈、显效、好转、无效、恶化”分类。由于等级变量的各类别不能用数据大小准确表示，多受观测者、受试对象的主观因素影响，其准确性和客观性不如定量变量。

（2）常用的统计描述方法：统计描述是运用统计图、统计表和统计指标等方法对资料的数量特征和分布规律进行测量和描述，反映数据的基本特征及分布规律，便于研究者进一步统计推断。统计图和统计指标的选取既要结合研究目的、样本含量，还要考虑资料的数据类型和分布特征，否则，不但达不到准确反映样本特征的目的，反而会扰乱研究者的思维，导致错误的分析和推论。

（3）正确选择假设检验方法的准则：医学科研数据的统计分析中，统计方法的选择至关重要，它是得出准确、可靠的统计结论的基本保证。但在实际应用中，林林总总的假设检验方法令很多研究者眼花缭乱，难以抉择。要正确选择假设检验方法，应从以下几个方面综合考虑：

1）研究目的：选择假设检验方法，首先应考虑研究的目的：或比较处理组间处理因素效应指标的差异，或探索某两个指标之间的关联性，或检验事物的变化是否呈直线趋势，或研究变量间依存变化的数量关系，或对混杂因素进行校正，或简化复杂数据的结构等等。研究目的不同，选择的假设检验方法也不同。很多研究者习惯于用差异性检验来解释一切问题，这种越俎代庖的做法严重影响了检验方法的效能，研究结果很难令人信服。

2）研究设计类型：研究设计是研究者根据研究目的和实际情况，对即将开展的研究过程制订的科学、周密的实施方案和规划，以最少的人力、物力、财力和时间消耗，最大限度地获取丰富、准确、可靠的信息资料。应用中研究者一般可以选择观察性研究或实验性研究。观察性研究包括横断面调查、病例对照研究、队列研究等，实验性研究设计包括完全随机设计、随机区组设计、析因试验设计、正交设计、拉丁方设计、重复测量设计等。很多研究者在选择研究方法时往往误用单因素的统计检验方法解释多因素的设计问题，得出不可靠的推论。

3）资料类型和分布特征：一般而言，资料的类型不同，数据的分布特征亦有差别，统计推断时应当采用适当的检验方法分析资料。对于不同类型、不同分布特征的资料，即使出于相同的研究目的，所需的假设检验方法也有区别。例如进行差异性检验时，对于定量资料，需要考虑采用参数或非参数检验统计方法；对于定性资料，需要考虑卡方检验；对于等级资料，需要考虑秩和检验或 Ridit 分析。探索未知变量间的关联性时，对于双变量正态分布的随机定量资料，可以进行 Pearson 相关分析；对于等级资料，则需进行 Spearman 等级相关分析，若观察变量是无序分类的定性资料，则要计算列联系数。

4）样本含量：选择假设检验方法时，还要考虑样本含量的影响。例如，对定性资料做差异性检验，若样本含量过小（$n<40$），可能会出现理论频数过小（$T<1$）的情况，对于 $2\times2$ 的列联表（即四格表），需要考虑使用 Fisher 确切概率法；对于 $R\times C$ 列联表，则需要考虑合理并组以增大理论频数。进行多元线性回归分析时，观察单位数应当以自变量数目的 20 倍以上为宜，否则可能会出现检验效能不足、回归系数不稳定等问题。而适宜的样本含量则会给分析工作减少很多不必要的麻烦，比如样本含量较多时，数据可视为近似正态分布，此时方差分析对于正态性并不苛求；处理各组例数相等的平衡设计资料时，方差分析对于方差齐性亦不苛求。

5）检验方法的适用条件：任何一种假设检验方法都有其适用条件和应用范围，只有在适当的条件和范围内使用，才能最大限度地发挥其功用。如应用定量资料的 $t$ 检验或方差分析时，要求各样本满足正态性和方差齐性的条件；进行直线相关分析时，要求双变量皆为随机变量，且服从正态分布；完全随机设计的两样本率比较的四格表卡方检验，要求 $n \geqslant 40$ 且 $T \geqslant 5$；做多变量回归分析时，要求自变量不应有多重共线性。可见，应用假设检验方法前要充分考查数据资料是否满足其应用条件，如进行正态性检验、方差齐性检验、共线性诊断等，才能做到有的放矢。

（4）常用的假设检验方法

1）差异性检验：差异性检验是比较未知总体间的参数（如总体均数、总体率等）或分布是否有差异的一类假设检验方法，常见的差异性检验方法包括 $t$ 检验、方差分析（$F$ 检验）、$\chi^2$ 检验、秩和检验等。常用的差异性检验方法见表 4-28。

2）关联性分析：医学领域中我们经常要研究两个或多个变量间相互联系、相互制约的关系，相关分析是研究这类问题的基本统计方法。按照变量间的线性关系划分，相关分析可分为直线相关和曲线相关。虽然自然界的生命现象中绝对的线性关系并不常见，但从近似和易化的观点出发，我们习惯上仍采用线性关系解释和解决实际问题。对于曲线相关分析，一般采用曲线拟合（curve fitting）的方法，通过变量变换，待曲线直线化后再进行分析，或者直接采用曲线回归的方法来处理资料。

**表 4-28　常用的差异性检验方法一览**

| 资料类型 | 设计类型 | 方法 | 应用条件 |
|---|---|---|---|
| 定量资料 | 单组设计 | $t$ 检验 | 正态分布或近似正态分布 |
| | 配对设计 | 符号秩和检验 | 不满足正态分布条件 |
| | 单因素 2 水平设计 | 配对 $t$ 检验 | 正态分布或近似正态分布 |
| | | 符号秩和检验 | 不满足正态分布条件 |
| | | 两独立样本 $t$ 检验 | 正态性和方差齐，或变量转换后满足上述条件 |
| | 单因素 $k$ 水平设计（$k>2$） | 两独立样本 $t'$ 检验 | 正态性但方差不齐 |
| | | Wilcoxon 秩和检验 | 偏态分布或方差不齐 |
| | | 单因素方差分析 | 正态性和方差齐，或变量变换后满足上述条件 |
| | 随机区组设计 | Kruskal-Wallis 秩和检验 | 偏态分布或方差不齐，变量变换无效 |
| | | 随机区组设计的方差分析 | 正态性和方差齐，或变量变换后满足上述条件 |
| | | Friedman 秩和检验 | 偏态分布或方差不齐，变量变换无效 |
| | 析因设计、交叉设计、重复测量设计等 | 相应设计的方差分析 | 正态性和方差齐性；若不满足条件，应尽量尝试变量变换，替代方法较少 |
| | 生存资料 | Log-rank 检验或 Cox 回归分析 | 生存资料中生存率的比较，单因素分析用 Log-rank 检验，多因素分析用 Cox 回归 |

续表

| 资料类型 | 设计类型 | 方法 | 应用条件 |
| --- | --- | --- | --- |
| 定性资料 | 配对设计 | Mcnemar $\chi^2$ 检验 | $b+c\geqslant 40$ |
| | 单因素 2 水平设计 | 校正 Mcnemar $\chi^2$ 检验 | $b+c<40$ |
| | | 四格表 $\chi^2$ 检验 | $N\geqslant 40$ 且 $T\geqslant 5$ |
| | | 校正四格表 $\chi^2$ 检验 | $N\geqslant 40$ 且 $1\leqslant T<5$ |
| | 单因素 $k$ 水平设计（$k>2$） | Fisher 确切概率法 | $N<40$ 或 $T<1$ |
| | | 列联表 $\chi^2$ 检验 | 所有格子的 $T>1$，且 $1\leqslant T<5$ 的格子数不能超过总格子数目的 1/5 |
| | | 确切概率法 | $T<1$ 或 $1\leqslant T<5$ 的格子数超过总格子数目的 1/5 |
| | 多因素设计 | logistic 回归分析 | 见回归分析 |
| 等级资料 | 配对设计 | 符号秩和检验 | — |
| | 单因素 2 水平设计 | Wilcoxon 秩和检验 | — |
| | 单因素 $k$ 水平设计（$k>2$） | Kruskal-Wallis 秩和检验 | — |
| | 随机区组设计 | Friedman 秩和检验 | — |
| | 多因素设计 | logistic 回归分析 | 见回归分析 |

简单线性相关分析简称相关分析，是用线性相关系数 $r$ 来描述两个变量间的直线关系，并判断线性关系的密切程度和方向的统计方法，是直线相关分析中最基本的方法。对于定性资料或等级资料，可分别用 Pearson 列联相关系数和 Spearman 等级相关系数刻画变量间的直线关系。

如果要分析一个变量与一组变量间或一组变量与另一组变量间的直线关系，则属于多元线性相关分析的范畴。常用的多元线性相关分析包括偏相关分析、复相关分析和典型相关分析等。

**表 4-29　常用的关联性分析方法一览**

| 关联性分析 | 资料类型 | 关联性指标 | 应用条件 |
| --- | --- | --- | --- |
| 简单线性相关分析 | 定量资料 | 相关系数 $r$ | 服从正态分布的双变量资料，且两个变量都是随机变量 |
| Spearman 等级相关分析 | 定量资料或等级资料 | Spearman 等级相关系数 $r_s$ | 必须是随机分布的双变量资料，对不服从正态分布的资料、总体分布未知的资料或等级资料适用 |
| 列联相关分析 | 定性资料 | Pearson 列联系数 | 基于一份含两个分类变量的随机样本 |
| 多元相关分析 | 定量资料或定性资料 | 偏相关系数、复相关系数、典型相关系数 | 原始资料服从多元正态分布，分析变量均为随机变量，无自变量和应变量的区别 |

3）回归分析：不同于相关分析，回归分析更侧重于研究变量间依存变化的数量关系，并据此建立回归方程（模型），可用来分析自变量对应变量的影响，筛选危险因素，校正混杂因素，或是利用回归方程完成预测判别和统计控制等。

直线回归又称简单回归，通常用来探讨两变量间直线依存关系或反映一个变量随另一个变量变化而变动的客观规律，是回归分析中最简单、最基本的一种。进行回归分析前，一般要先绘制散点图，判断两变量间是否有线性关系的趋势。若线性关系不明显，需要对自变量或应变量进行变量变换后，呈线性关系时再进行回归分析，或者可以直接拟合曲线回归方程。

随着现代医学的发展，医学研究的设计也日趋复杂化、多样化，研究中经常会收集到含有多个变量或指标的资料。将直线回归的原理和方法加以推广和拓展，定量刻画应变量 $Y$ 与多个自变量 $X$ 间的直线依存关系，这种分析方法称为多元线性回归。在实际工作中经常会遇到应变量为分类变量的情况，当研究分类变量与一组自变量依存变化的数量关系时，线性回归分析将不再适用，可以用 logistic 回归模型解决这类问题。

**表 4-30　常用的回归分析方法一览**

| 回归分析 | 应变量类型 | 应用条件 |
|---|---|---|
| 简单线性回归 | 定量资料 | 自变量 $X$ 与应变量 $Y$ 呈线性；个体观察值间相互独立；应变量 $Y$ 是服从正态分布的随机变量；在自变量 $X$ 的取值范围内，$Y$ 方差相等 |
| 多元线性回归 | 定量资料 | 与简单线性回归相同 |
| logistic 回归 | 定性资料或等级资料 | 个体观察值间具有独立性。对样本含量和自变量个数的要求：一般认为足够大的样本含量应为自变量个数的 5～10 倍；更严格的要求认为，反应变量的各水平中，例数最少的水平的样本含量为自变量个数的 5～10 倍 |
| 两分类反应变量的 logistic 回归 | 二项分类资料 | 见 logistic 回归 |
| 多分类无序反应变量的 logistic 回归 | 多项分类资料 | 见 logistic 回归 |
| 有序反应变量的 logistic 回归 | 等级资料 | 见 logistic 回归 |

（5）医学论文中统计分析的解释和表达规范

目前，国内外绝大多数观察性或实验性研究论文的书写格式和要求普遍采用国际医学期刊编辑委员会（International Committee of Medical Journal Editors，ICMJE）推荐的 IMRaD 格式，由引言或前言（introduction）、材料与方法（material and methods）、结果（results）、讨论（discussion）四部分内容构成论文的主体。

ICMJE 制订的统计学准则的基本原则是“科学和技术著作应能使普通的、具有一般科学素养的读者（而不是特定研究领域内的专家）在初次阅读时就能够看懂”。

1）描述具有足够细节的统计学方法，使有素养的读者能够通过原始资料核实报告的结果。作者应该报告研究中所使用的统计学方法，并阐明原因。必须将研究设计中的优缺点尽可能详细地告诉读者，从而使其对资料的可靠性有正确的了解；同样也应告诉读者研究结果和解释中可能存在的偏倚，尽管研究者们可能知道这些，但这些细节经常被忽略。

2）若有可能，定量给出测量误差或不确定性（如可信区间）的适当指标。研究者必须选择一种最有效的方法（如列出均数、标准差，报告可信区间等），揭示其研究成果的有效信息，不提倡只报告假设检验而忽视资料特征数等信息的倾向。在报告结果时，应该为读者提供每一个变量的描述性统计结果、检验水准、统计量和精确的 $P$ 值，这是最基本的要求。

3）避免单独地依赖假设检验，如只使用 $P$ 值，这样不能表达出重要的数量信息。在统计分析中，可信区间要比单纯使用 $P$ 值能提供更多的信息——平均水平和抽样误差。可信区间不仅能回答差值有无统计学意义，还能提示差别有无实际的专业意义。

4）适宜地选择实验对象。应报告选择患者或其他研究对象的原因和方法，阐明研究范围，制订纳入标准和排除标准，这样才能把研究结果无偏地推论到事先界定好的抽样总体中。

5）给出受试对象随机化的细节。首先，某些作者可能会将“随机化”作为“偶然性”的同义词而误用。为防止误解，简略地叙述随机化的实施过程，可以使读者看到随机化的作用，也能判断是否存在“伪随机”的可能。其次，研究中的随机化可以体现在多个方面，如随机抽样、随机分组、随机开展实验，报告随机化的细节可以保证不发生模棱两可的解释。

一般我们在行文中，要陈述实验对象分组原则、标准及方法，包括是否随机分组、每组例数、是否设对照组及每组实验环境和条件是否一致等。

6）对任何采用盲法的观察，应描述其实验方法及成功之处。盲法能起到减少偏性的作用，但由于有多种设盲的方法，研究报告必须阐明盲法是针对谁的。仅说某研究采用“盲法”或“双盲”，而不加任何解释，则不能令人信服。

7）报告治疗的并发症。任何干预或治疗，无论是细胞培养、人体试验，还是生态群体或医院管理系统的研究，都有发生某些意外结果——副作用的可能性。副作用可能是有益的（比如戒烟能同时减少心脏病和肺癌发生的危险），也可能是有害的（如药物的毒性），可能被预见，也可能意料不到。在大多数研究中，副作用将是读者感兴趣的重要内容。

8）给出观察的例数。分析实验效应指标时，应同时给出观察单位的例数。报告中关于观察的基本单位、样本含量及适当的统计分析方法的描述，需要研究者对统计学有深刻理解，必要时还需要统计学专家的指导和帮助。

9）报告观察中的丢失（如临床试验中的丢失）。研究中很可能会有观察单位丢失（如调查对象失访、患者不合作、样本污染或实验失败等），不能简单地将丢失的观察单位排除，而应深入讨论。

例如，患者中途退出造成的丢失可能会对结果推论造成影响：患者是否已痊愈而未在检查？或许仍在病中寻找其他的治疗？或者患者已经死亡？或许他们不希望从医生那里得到难以承受的坏的结果而拒绝合作？丢失患者而不做讨论或忽视不合作的结局（原因和数目）是常见但令人担心的问题。

10）研究设计和统计学方法中所引用的参考文献必须是标准的出版物（给出所在的页数），如有可能，最好引用报道该设计和方法的原始论文。

11）指明所用的任何计算机通用程序。应当指明所使用的计算机程序及其操作方法，因为有时会发现这些程序有错误，而读者也希望了解这些程序以便自己使用。

12）在方法部分对所用的统计方法进行综合描述，在结果部分总结数据时应详细说明分析资料所采用的统计方法。我们通常在论文的方法部分综合描述文中所用的统计方法。在结果部分，针对不同的资料详述统计方法。有时在对特殊情况下为什么选择特殊方法会引发更多的思考和进一步的讨论。

13）图表仅限于说明文章的论据并提供支持，不要使图和表的资料重复。作者希望告诉读者能从资料中推测到的所有事情，并希望被理解，但编辑和读者更珍视“节约”。写作和解释的“节约”能使一篇文章具有更高的可读性。

14）在统计中避免非专业性地使用专门术语，如“显著”“随机化”等。统计中的很多词汇来自于日常用语，但有其特殊含义。一般在统计学或科研论文写作中使用“显著性”（significance）及其相关的词时，涉及统计学假设检验的检验结果。显著性在统计学中意味着这些检验结果超出被选择的预定范围（无效假设），应当同日常用语的含义区分开来。比如，一个足够大的样本可以得出各组发热患者平均体温 0.1 度的差别在统计学上是“显著的”，但这样的差别在生物学或医学上可能被认为是不显著（无意义）的。

15）规范统计术语、缩写及常用符号。尽管一些统计术语如平均数、中位数、标准差、相关系数、样本含量等，以及它们的符号 $\bar{x}$ 、$M$、$s$、$r$、$n$ 等已经被广泛接受，但当作者试图表达“可靠性”或“有效性”等术语时，应对术语进行定义。若过多的符号或术语未定义，则读者会因为理解困难而放弃阅读。统计量的书写惯例是斜体，这样就可以和生理量或数学量的指标有效区分，避免混淆。

### （七）结果评价

学生按照要求分析、讨论案例中统计学误用的情况，在课下广泛阅读医学文献，找出可能存在误用情况的近 5 年发表的医学文献。

### （八）思考题

1. 医学研究中，常用的假设检验方法有哪些？
2. 医学论文中，应用统计学的基本原则是什么？
3. 医学论文中常见的统计学误用有哪些？试举例说明。

### （九）选用教材及参考书

1. 王建华．医学科研方法概论［M］．北京：高等教育出版社，2010.

2. 胡良平，李子健．医学统计学基础与典型错误辨析［M］．北京：军事医学科学出版社，2003.

3. 方积乾，孙振球．卫生统计学［M］．6 版．北京：人民卫生出版社，2008.

4. John C. Bailar, Frederick Mosteller. Guidelines for statistical reporting in articles for medical journals [J]. Ann Intern Med, 1988, 108: 266-273.

（崔 壮　孙 忠）